Margot Scheufele-Osenberg

Atemschulung für seelisches und körperliches Gleichgewicht

Atmung, Haltung, Stimmstütze

ECON Taschenbuch Verlag

Die Deutsche Bibliothek – CIP-Einheitsaufnahme

Scheufele-Osenberg, Margot:
Atemschulung für seelisches und körperliches Gleichgewicht: Atmung, Haltung, Stimmstütze / Margot Scheufele-Osenberg. – Orig.-Ausg., 3., aktualisierte und erw. Aufl. – Düsseldorf; Wien: ECON-Taschenbuch-Verl., 1993
(ETB; 20223: ECON-Ratgeber: Gesundheit)
ISBN 3-612-20223-5
NE: GT

Originalausgabe

© ECON Taschenbuch Verlag GmbH, Düsseldorf und Wien
3., aktualisierte und erweiterte Auflage 1993
Umschlaggestaltung: Molesch/Niedertubbesing, Bielefeld
Die Ratschläge in diesem Buch sind von Autor und Verlag sorgfältig erwogen und geprüft; dennoch kann eine Garantie nicht übernommen werden. Eine Haftung des Autors bzw. des Verlags und seiner Beauftragten für Personen-, Sach- und Vermögensschäden ist ausgeschlossen.
Satz: Formsatz GmbH, Diepholz
Druck und Bindearbeiten: Ebner Ulm
Printed in Germany
ISBN 3-612- 20223-5

Inhalt

Widmung

»Zeit ist eine Illusion«

Einigen Kolleginnen und Kollegen, die sich selbst
»Suchende« nannten und denen ich wegen ihrer Bücher zu Dank verpflichtet bin, ist dieses Buch gewid-
met:

Meiner Lehrerin, Louise Dumont, Schauspielerin und
ehemals Inhaberin des Düsseldorfer Schauspielhauses,
Dr. Heinrich Egenolf, Franziska Martienssen-Lohmann, Gesangspädagogin, Prof. Karlfried Graf Dürckheim, Prof. Hilde Langer-Rühl, Musikhochschule
Wien, Dr. Julius Parow, meinem Lehrer.

Dank auch an die berühmte Koloratursopranistin Ce-
lina Lindsley Fisher, die mich auf meinem Weg als
»Suchende« tatkräftig unterstützt hat, sowie an Prof.
Hartmut Schmidt, der als Chordirektor des Städtischen
Musikvereins zu Düsseldorf und anderer großer Chöre
meine Liebe zum Chorgesang geweckt und mir dadurch Anlaß gegeben hat, eine falsche bzw. richtige
Atem- und Stütztechnik beim einzelnen Chormitglied
zu erkennen.

Ein großer Teil der menschlichen Krankheiten könnte durch richtige Atmung geheilt werden.

Voltaire

Es atmet der Mensch – nicht nur das Zwerchfell,
nicht nur die Lunge,
nicht der Bauch.
Es atmet der Mensch!

Prof. Graf Dürckheim

Atem und Seele sind eins.

Christus

Die Übungen der Achtsamkeit:
1. Der Atem und Körper (Haltung)
2. Das Gefühl
3. Der Zustand des Geistes (oder des Gemütes)
4. Die Gedanken (die Inhalte des Bewußtseins)

Buddha

In allem hat sich der Europäer weiterentwickelt, nur im Bewußtsein seiner Selbst ist er zurückgeblieben.

Rudolf Steiner

Sehr wenige in dieser Welt wissen, bis zu welchem Ausmaß Erscheinungen durch die Kraft der Stimme hervorgebracht werden können. Wenn es wirkliche Spuren von Wundern und Erscheinungen gibt, dann liegen sie in der Stimme.

Hazrat Inayat Khan, Sufi-Meister

Jeder Sänger ist auch ein Streiter.

Julius Langben

Vorwort zur ersten und zweiten Auflage

Mit diesem Buch möchte ich Rat und Hilfe geben, denn während meiner jahrzehntelangen Tätigkeit als Sprech- und Atempädagogin in meiner Atemschule in Düsseldorf mußte ich erkennen, daß der Schüler, bedingt durch die verständlicherweise unterschiedlichen Therapieformen und Lehrmeinungen, durch das reichliche Angebot an Büchern über den Atem – eher verwirrt und mutlos ist, als daß er bei seiner Wahl unterstützt wird.

Sowohl der Atemschüler als auch der interessierte Arzt können sich mit diesem Buch einen Überblick über die bekanntesten Atemschulrichtungen und Übungsprogramme verschaffen und sich damit entweder selbst weiterbilden oder einen Lehrmeister suchen.

Mein Ziel ist es auch, in kurzer und allgemeinverständlicher Art ein umfassendes Wissen über den Atem, der uns scheinbar so selbstverständlich vom ersten Schrei bis zum letzten Atemzug begleitet, zu vermitteln. Neben den organischen Funktionen, die der Atem aufweist, ist er der Träger der eigentlichen Lebenskraft in uns und macht uns erst zu einem lebendigen Seelenwesen. Denn der Atem ist nicht nur in uns, sondern wir sind auch im Atem.

Wenn wir dieses erkannt haben, sind wir dem Geheimnis des Atems schon näher!

Da das gesprochene Wort eine andere Art der Mitteilung ist als das geschriebene, danke ich Frau Liselotte Ruckteschler für ihre tätige Mithilfe bei der Abfassung.

Vorwort zur dritten, erweiterten Auflage

In den ersten zwei Auflagen war es mein Ziel, durch bessere Kenntnisse über die Atemvorgänge im menschlichen Körper dem Gesunden wie dem Kranken hilfreich zu sein. In der nun vorliegenden, dritten, erweiterten Auflage habe ich die berühmtesten verstorbenen und lebenden Kolleginnen und Kollegen mit ihren persönlichen Ansichtungen über Atmung, Haltung und Stütze zitiert. Dies hat den Sinn, daß ich den Musikstudenten und auch deren Dozenten sowie den bereits im Berufsleben stehenden Künstlern, die ja vorwiegend zu meinem Buch greifen werden, vor Augen führen möchte, daß alle diese Persönlichkeiten auf demselben Weg waren und sind, daß die bereits Verstorbenen wie Franziska Martienssen-Lohmann und Dr. Heinrich Egenolf schon damals die falschen Lehr- und Arbeitsmethoden und deren negative Auswirkungen erkannt haben und daß die inzwischen entwickelten, verbesserten Übungsmethoden mutig in Angriff genommen werden müssen. Die richtigen Lehr- und Arbeitsweisen sind besonders gut herausgearbeitet bei Dr. Parow, der eine *Grundschulung* von Atmung, Haltung und Stütze herausgegeben hat.

Der zweite Teil enthält Passagen und Übungen aus dem wenig bekannten Buch von Dr. med. Parow »Stimmschulung«. Ich empfinde es als großes Glück, daß ich diese wissenschaftlich fundierten Kenntnisse und Techniken zur Atmung, Haltung und Stützfunktion seit Jahren in meinem Institut mit und an Sängern, Instrumentalisten und Schauspielern praktisch und theoretisch weiterentwickeln und erproben konnte (siehe meine Übungen am Ende des Buches).

Bei Parow geht es um die maßgebliche Rolle der willkürlich lenkbaren Muskeln, d. h. um die mechanischen, funktionell anatomischen Vorgänge, die Voraussetzung sind für die Tonerzeugung.

Die Grundschulung nach Dr. med. Parow wird in Weiterbildungslehrgängen in meinem Institut gelehrt. Adressen von bei uns weitergebildeten Atempädagoginnen, die sich entweder speziell mit Atemwegskranken befassen oder solcher, die ausschließlich mit Sängern/-innen, Musikern/-innen an Blasinstrumenten und Schauspielern/-innen arbeiten, können Sie bei uns erfragen.

Für ein lebhaftes und fruchtbares Echo auf die meinem derzeitigen theoretischen und praktischen Wissensstand entsprechenden Darlegungen wäre ich sehr dankbar.

ERSTER TEIL

Ohne Atem kein Leben

Die meisten Menschen betrachten Atmung als etwas Selbstverständliches, um das man sich nicht viel zu kümmern braucht. Überhaupt steht der heutige Mensch seinen leiblichen Vorgängen recht fremd gegenüber. Er beurteilt den Körper nach äußerlichen Kriterien, wie Schönheit oder Leistung, und erst wenn er krank wird, dämmert ihm die Bedeutung dieses wunderbaren, anpassungsfähigen Organismus. Gerade die Atmung reagiert empfindlich auf physische und psychische Veränderungen.

- Mechanisch besteht eine Wechselwirkung zwischen Atembewegung und zahlreichen Körperorganen.
- Kreislaufdynamisch hängt die Atmung eng mit der Herzarbeit und dem Lungenkreislauf zusammen.
- Chemisch besteht eine Beeinflussung des Sauerstoffversorgungssystems, des Kohlendioxidspiegels, der Ionenkonzentration und damit der gesamten Stoffwechsellage.
- Nervös reflektorisch wirkt sich der Atemvorgang auf die nachbarlichen Organvorgänge durch entsprechende nervliche Verflechtungen aus.
- Zentralnervös besteht ein tiefgreifender Einfluß der Organmotorik, vor allem der Atemmotorik, auf die Großhirn- und Bewußtseinsvorgänge des Menschen.

Man kann feststellen, daß die vegetativen Reflexe des heutigen Menschen oftmals nicht mehr angemessen funktionieren, da Gehirn und Nerven durch unmäßige Anforderungen überlastet sind. Dem Menschen gelingt es nicht mehr, in seinem natürlichen Atemrhythmus zu schwingen. Bestenfalls kann sich im Schlaf eine richtige Atmung einstellen und psychische wie physische Kräfte bringen.

Tagsüber ist der moderne Mensch entweder abgestumpft oder übererregt. So versperrt er sich zunehmend den Zugang zu seinen tieferen Schichten, bis er nur noch eine dumpfe Ahnung davon hat, was es bedeutet, sich in seiner gesamten Erscheinung bewußt zu sein.

Die Frage nach dem Sinn unseres Daseins wird seit einigen Jahren wieder verstärkt gestellt. Vorwiegend die jüngeren Generationen, die unter dem Einfluß des stetig wachsenden Fortschritts von Wissenschaft und Technik in der Welt der Ratio aufgewachsen sind, fragen nach anderen Werten. Sie haben das Empfinden, daß die gepriesenen Instrumente des Rationalismus, Gehirn und Kopf, diese Frage nicht allein zu lösen vermögen. Vielmehr erkennen sie, daß es notwendig ist, anders mit sich selbst umzugehen, und dieses Selbst wird oftmals nach östlichem Vorbild auch mit Hilfe der leiblich betonten Wege gesucht. Das Bemerkenswerte für denjenigen, der den Weg des Atems gewählt hat, ist die Tatsache, daß er nicht die Symptome einer Unpäßlichkeit oder eines Leidens wegzuatmen, sondern *ursächlich* anzusetzen lernt. Gerade diese Vorgehensweise ist heute immer noch rar, leider auch im medizinischen und psychologischen Bereich.

Derjenige, der intensiv am Atem arbeitet, wird recht

bald merken, wie stark der Atem in die Dimension des Denkens, Fühlens, Empfindens und schließlich der Intuition hineinreicht, nach dem Schweizer Psychoanalytiker Carl Gustav Jung in die 4 Funktionen der Weltbegegnung: »Die Empfindung sagt mir, daß da etwas ist; das Gefühl sagt mir, ob es mir gefällt oder nicht; das Denken sagt mir, was es ist; die Intuition sagt mir, woher es kommt und wohin es geht.« Der Mensch erhält die Möglichkeit, atmend den Leib wieder als Tempel des innewohnenden Selbst wahrzunehmen.

So gewinnt der Mensch mit der Bewegung seines Atems Zugang zu seinen Tiefen. Die Einatmung bringt uns Anregung aus der Umwelt. Wir nehmen die Welt – das Du – auf, lassen uns gleichsam aufladen. Mit der Einatmung kann ich in den sich weitenden Körperräumen die Bildung von Kräften spüren.

Bei der Ausatmung schwingt alles Gedehnte wieder in die Ausgangslage zurück. Die Ausatmung ist die Entladung in Form von Sprechen, Schreien, Singen, Lachen oder Schluchzen. Bekannterweise kann nach starken seelischen Eindrücken und Erschütterungen das Gleichgewicht schneller wiederhergestellt werden, wenn diese im Körperlichen abklingen dürfen; sprachlich bezeichnend ist hierfür der Ausspruch »sich Luft machen«. Ausatmen bedeutet aber auch ein Hergeben, ein Freiwerden von Kräften, mit denen ich in der Welt formen, gestalten und wirken kann.

Die ungezwungene Atempause nach der Ausatmung gibt mir die Möglichkeit, in mir selbst zu ruhen, losgelöst von der Außenwelt oder auch nicht. Hier kann das in der Atmung Erfahrene in Ruhe ausklingen und angeschlossen werden. So bedeutet die schöpferische Pause eine Vorbereitung des Neubeginns, die sowohl Lockerung als auch Konzentration mit einschließt.

Nach Heinrich Egenolf, einem bekannten Lehrer der Gesangschule, kann ein Mensch nur dann einschlafen, wenn die Länge seiner Atempausen ausreichend ist. Dies ist unter anderem eine Erklärung für die stark verbreiteten Schlaf- und Einschlafschwierigkeiten des heutigen Menschen; denn nur allzu leicht neigt der in Streß befindliche Mensch dazu, seine Atempause zu übergehen. Er kehrt nicht zu sich selbst zurück bzw. verarbeitet seine Umwelt unzureichend.

Die Entwicklungspsychologie lehrt uns, daß die Bewältigung der Umwelt einer Einverleibung und Verdauung gleichkommt. Schon beim Säugling prägt der Lebensrhythmus den Atemrhythmus. Vorgänge, die mit Spannung und Lösen zu tun haben, wie Hunger und Sättigung, Verlassenheit und Zuwendung, tragen schließlich zu einer vegetativen Ordnung bei, die das *Urvertrauen* (nach dem deutsch-amerikanischen Entwicklungspsychologen Erik H. Erikson) begründet. So lernt der heranwachsende Mensch allmählich, Wertvolles von Schädlichem zu unterscheiden und sich selbst in der Unterscheidung zur Umwelt aufzubauen.

Wie dem einzelnen die Verbindung zwischen Innen- und Außenwelt, der Aufbau der eigenen Person, gelungen ist bzw. gelingt, läßt sich an dessen Atembewegung und Atemrhythmus ablesen, da der gesamte Lebenszustand seinen Atem prägt. Pneumografische Kurven sind nach Dr. med. Ludwig Schmitt die beste medizinische Methode, über den Gesamtzustand des Nervensystems Auskunft zu geben. Man bedenke, daß Atemmuskeltonusstörungen und als deren Folge Atemrhythmusstörungen den breitesten Raum der psychischen Störungen einnehmen.

So kann man feststellen, daß die Zwerchfelltätigkeit eines Menschen um so gestörter ist, je mehr er aus seinem körperlichen und seelischen Gleichgewicht, aus seiner Mitte, gerät. Gestörter Rhythmus aber bedeutet gestörtes Lebendigsein und damit auch gestörter Zugang zum Lebensgrund. So bedingt die Atemweise den Bewußtseinszustand.

Sehen wir uns den Atemrhythmus eines Willensmenschen noch einmal näher an. Oftmals fühlt er sich durch das Zuviel der Dinge überfordert. Die unablässig strömenden Eindrücke können nicht verarbeitet und geordnet werden. So neigt er in der Regel dazu, den Atem *einzuziehen* oder *festzuhalten*. Da jedoch das Einatmen bald seine Grenze in der Bewegungs- und Ausdehnungsmöglichkeit von Zwerchfell und Brustkorb findet, kann die nun eintretende, übermäßige Zwerchfellspannung im Laufe der Zeit zu einer Zwerchfellverkrampfung führen. Weitere Muskelschichten können sich verkrampfen, selbst diejenigen, die nicht unmittelbar dem Atemapparat angehören, wie z. B. Schultern und Bauch.

Je intensiver der Betreffende dem Streß ausgesetzt ist, desto mehr neigen seine Muskeln zur Verhärtung. Dies wiederum zieht die Erschlaffung anderer Muskelgruppen nach sich und beeinträchtigt insgesamt die Arbeit der Organe. Das Ausatmen, das *Hergeben* und *Loslassen*, gelingt ihm auch nicht mehr naturgemäß. Entweder stößt er die Luft in aggressiver Weise von sich, oder der Atem versickert schlapp und kraftlos. Eine schöpferische Atempause gönnt er sich nicht. Oftmals steckt unbewußt eine von Mißtrauen getriebene Angst dahinter, den Atem abzugeben und zu verlieren.

Doch erst im Loslassen kann der Mensch Zugang zu seiner eigenen Tiefe bekommen. Er muß sich Zeit lassen und das Kommen des ein- und ausströmenden

Atems abwarten können. Er muß Vertrauen zu sich selbst und zu den in ihm wirkenden Kräften entwikkeln. Vertrauen zum eigenen inneren Rhythmus des Atems, der von selbst kommt und geht. Je besser er seinem eigenen Rhythmus gemäß atmet, desto weniger kommt er in Gefahr, kraftlos der Umwelt ausgeliefert zu sein und sich in ihr zu verlieren.

Was ist Atem?

Atem bedeutet Leben! Atem ist nicht nur ein funktionaler Austausch lebensnotwendiger Stoffe, sondern eröffnet dem Menschen auch eine *Beziehung zur Umwelt*, eine Verbindung zwischen seinem Innen und Außen. Im Griechischen steht der Begriff Pneuma sowohl für Atem und Hauch als auch für Geist und Seele.

Atem bedeutet Leben! Er ermöglicht somit auch Bewußtsein – bewußtes Sein. Schon in alten und hochentwickelten Kulturen pflegte man den Atem als Träger der Lebens- und Bewußtseinskraft, doch wurden Atemübungen nur geheim an geeignete Menschen weitervermittelt. Man wußte, daß die dem Atem innewohnenden Kräfte den Menschen nur dann zum bewußten Sein, zum Selbst führen konnten, wenn er bereit war, sich von der Umklammerung seines vordergründigen Ichs zu befreien. Eben zu dieser Befreiung diente, neben anderen Mitteln und Übungen, der Atem selbst als Instrument. Die alte chinesische Atemlehre spricht von der Aufnahme der Lebenskraft Ch'i. Auch hier gilt der Atem als Nahrung für Körper und Seele.

Es ist nun eines der eigenartigsten Phänomene des Menschen, daß er Voraussetzungen am liebsten und bequemsten als scheinbare Selbstverständlichkeit hinnimmt und sich nicht um sie kümmert. Viele Menschen erklärten mir im Laufe meines Lebens: »Was wollen

Sie denn mit dem Atem? Ich atme doch, das genügt.« Die Nutzung des Atems reicht aus, das *Was* genügt, dem *Wie* wird kein Interesse entgegengebracht. Daß der Mensch mit dieser *Nutzungsdenkweise* den Atem und sich selbst aus der eigentlichen Mitte alles Lebendigen herauszerrt, wird oftmals nicht erkannt.

Aus dieser Sicht heraus wird auch der westliche und der östliche Umgang mit dem Atem erkennbar. Im Westen kreist im allgemeinen das Sinnen und Trachten um den Zweck. Im Osten vollzieht sich das Spiel der inneren und äußeren Kräfte um den Sinn, während in der stärksten Lehre des Ostens, im Buddhismus, die Gleichberechtigung von Leib, Seele und Geist ihre Gültigkeit hat. Dies führte zur bekannten Lehre der 3 Erscheinungsformen Leib, Seele, Geist als Erscheinungen ein und desselben dahinter wirkenden Inhaltes, des göttlichen »Es«, lediglich auf verschiedenen Ebenen.

Wer sich in der Welt des Atems – der Mitte des Lebendigen – bewegt, kann weder im Vergleichen mit der Umwelt ein Höchstmaß an Leistung anstreben, noch kann er in einer mit Neid, Angst und Schadenfreude erfüllten Karriere und im Konkurrenzkampf die Aufgabe des Seins erblicken.

Zu glauben, das Gehirn sei die Mitte des Lebens in uns, ist schon deshalb falsch, weil der geringste Mangel an Sauerstoff die größten Schäden im Gehirn auslöst. Kein Organ ist erwiesenermaßen so abhängig von der Atmung wie das Gehirn.

Zwei lebenswichtige Vorgänge im Körper zeigen noch besonders deutlich die Wichtigkeit des Atems. Denn wenn wir vom Atem sprechen, ist unsere Blickrichtung im allgemeinen auf die äußere, die Lungenatmung gerichtet. In Wirklichkeit ist die äußere Atmung nur Teil: Der gegenüberliegende Pol des Atemspiels ist die *innere Atmung* um das Zellgeschehen, sie hat wiederum ihre eigene Gesetzlichkeit bei der Aufnahme des zugeführten Sauerstoffs.

Das Gegenspiel der inneren und äußeren Atmung ist so wundersam eingerichtet, daß das *sauerstofffreie Zellinnere* eine kontinuierliche Zugkraft auf den Sauerstoff ausübt und ein Gefälle zur *sauerstoffreichen Zelloberfläche* besteht. Umgekehrt kommt der Sauerstoff unter einem bestimmten Druckgefälle, das sich von der Lunge bis hin zu den Geweben fortsetzt, an die Zelloberfläche. Der Atem also bestimmt letztendlich die Umkehrbarkeit im gesamten Zellgeschehen und damit das Lebendige in uns schlechthin. Dieses Spiel des Drucks der äußeren Atmung und des Gegendrucks der inneren Atmung zueinander ist z. B. für die Inder ein heiliges Spiel, das zu erleben dem bewußten Menschen Offenbarung bedeutet.

Wenn den Menschen solches *Erleben*, und nicht nur Wissen, durchdringt, wird klar, daß z. B. nicht die Vielzahl mühsam heruntergeschlungener Vitamine ausschlaggebend ist, sondern das Wie der *Verwandlungsmöglichkeiten*. Wenn durch mangelhafte Atmung das Redox-Potential, also das Austauschsystem des Sauerstoffs, vielleicht nur noch abgeschwächt funktioniert, werden das Lebendige in uns, die Leistung und das Lebensgefühl gemindert.

Jeder von uns kann beobachten, daß Gefühle, wie z. B. Neid, Eifersucht, Geiz, nicht nur psychische und andere ebenso erhebliche physische Negativwirkungen haben, sondern die Gesundheit des ganzen Menschen erheblich bestimmen. Ich selbst habe beobachten können, daß sich nicht wenige Menschen durch das »Zurechtrücken« des Atems von einer Unsumme kleinlicher und egoistischer Denk- und Gemütsvorgänge befreien konnten. Es wird deutlich, daß die richtige Atemtechnik seelische Vorgänge positiv beeinflussen kann. Allein vom Verstand her kann eine so umfassende und vor allem so krampflose Lebenskunst nicht erworben werden.

Wenn wir nun noch bedenken, daß wir in 24 Stunden durchschnittlich etwa 23 000 Atembewegungen machen, während ein tibetanischer Mönch lernen muß, möglichst mit nur 1/4 dieser Zahl, am besten mit nur 3000 am Tag, das sind 125 pro Stunde, auszukommen, dann ahnen wir die Variationsbreite der Atemwelt schon in diesem kleinen Detail.

Der Atem hängt so auch untrennbar mit dem psychosomatischen Zustand eines jeden Menschen zusammen. Wenn wir aber den im Augenblick vorherrschenden Zustand nicht berücksichtigen und nur willkürlich, übungsmäßig am Atem »herummachen«, dann bleiben wir an der Oberfläche hängen. Erst durch Entspannung, Bewegung und Dehnung können wir uns in die viel tieferen Schichten unseres Körpers einfühlen.

Die Entwicklungshilfe für uns selbst beginnt bei der notwendigen, bewußten Wiedereinsetzung des Atems in die Mitte der Lebensvorgänge.

Hier offenbart sich die Bedeutung des Atems als *Lehre* und nicht als Wissen. Wissen kann man weitergeben, ohne sich selbst, sein Leben, seine Lebensführung, seinen Charakter oder gar seine Persönlichkeit weiterzuentwickeln. Lehre kann man nur haben und weitergeben, wenn man sie in der Wirklichkeit anwendet, d. h. also mit all ihren Folgen und Forderungen *erlebt*.

Ferner werden, wenn der Atem unseren Organismus nicht optimal mit genügend Sauerstoff ausstattet, der Kreislauf eingeschränkt und weniger lebenswichtige

Körperregionen unterversorgt. Diese Sparmaßnahme unseres Körpers führt nicht selten zu einer Art Schattendasein der vernachlässigten Regionen.

Wie viele Darmerkrankungen haben hier ihre Ursache!

Auch das geheimnisvolle Spiel des Säure-Basen-Gleichgewichts in unserem Körperhaushalt kreist mittelbar und unmittelbar um das Atemgeschehen. Das Atmungsorgan als das Ausscheidungsorgan der quantitativ bedeutungsvollsten Säure, der Kohlensäure, scheidet in 24 Stunden etwa 1 kg Kohlensäure aus. Die Atmung ist für die Blutkohlensäure der Regulator, für das Säure-Basen-Gleichgewicht des Blutes ein wichtiger Moderator.

Atmung aus religiöser Sicht

In der Religionslehre Buddhas nimmt die *Pflege der Atmung* einen wichtigen, offenbar unentbehrlichen Platz ein. In keiner anderen Religion ist ein ähnliches Bemühen anzutreffen. Bei dem Bemühen um eine Pflege der Atmung, wie sich seit Jahrzehnten schon auch bei uns bemerkbar macht, ist in christreligiösen Kreisen häufig noch die Besorgnis anzutreffen, daß Atemübungen zum Sprechen und Singen nicht auf die rein körperlichen Vorgänge beschränkt bleiben würden, sondern auch die Gefahr einer Beeinflussung von Glaubensinhalten bringen könnten. Davon kann überhaupt keine Rede sein.

Atemübung ist z. B. in Japan eine Angelegenheit des ganzen Volkes. Sie ist eine Dauerübung auf dem Weg des menschlichen *Reifens*, sie ist die Grundlage zu allen Künsten, die in Meisterschulen gelehrt werden, und wird auch zum Gegenstand individueller Übung.

Wichtig sind hier die 4 Übungen der Achtsamkeit von Buddha:

- Auf den Atem achten (sich über seinen Atem erkennen und erfahren lernen);
- auf seine Gefühle achten;
- auf den Zustand des Geistes oder Gemüts achten;
- auf seine Gedanken achten, d. h. auf die Inhalte des Bewußtseins.

Dem Christen, dem es darauf ankommt, das Wort, das in allen Dingen ist und ohne das nichts ist, herauszuheben aus dem Raum abstrakter Bedeutsamkeiten, muß daran gelegen sein, sein Bewußtsein von allem zu reinigen, was einer Wahrhaftigkeit im Wege steht. Dazu verhilft das Leerwerden in der christlichen Meditation *und* in den Za-Zen- und Yoga-Meditationen. Beides steht *nicht* im Widerspruch zueinander.

Karlfried von Dürckheim sagt in seinem Buch »Erlebnis und Wandlung. Grundfragen der Selbstfindung«, München [3]1983, S. 160 ff.:

»Alles hängt davon ab, daß der einseitig gepolte und daher in eine Sackgasse geratene Mensch des Westens östliches Denken nicht als Produkt einer ihm fremden Welt ansieht, sondern als Ausdruck einer zur Ganzheit des Menschen gehörenden Seite, von deren Einbeziehung und Ausbildung letztlich auch das Heilbleiben seiner westlichen Weise, Ganzheit zu leben, abhängt. Unter Östlich und Westlich sind zwei Prinzipien zu verstehen. Jedes der beiden bedeutet eine besondere Weise, ›Wirklichkeit‹ zu verstehen. Der entscheidende Faktor in der Verfehlung der Ganzheit im westlichen Denken ist die einseitige Ausbildung eines Wirklichkeitsbewußtseins, darin das Dasein des Menschen als lebendiges Subjekt keinen Platz mehr hat.

Der Mensch ist hier einseitig an der Erkenntnis, Meisterung und Gestaltung einer Welt orientiert, die als objektiv, d. h. unabhängig vom Menschen bestehend, begriffen wird. Der materielle Wohlstand und die Sicherheit des Lebens, die in jeder Hinsicht mit technischen Mitteln gewährleistet werden sollen, können dem Menschen nicht als Person ersetzen, was sie ihm an inneren Entwicklungsmöglichkeiten nehmen. Aus der Abdrosselung der Kräfte des Gemütes in der auf bloß weltliche Leistung gestellten Gesellschaft, also aus der Wurzel des Übels selbst, springt heute die Quelle der Erneuerung hervor. Die Stätte des tiefsten Leidens wird zur Stelle der Umkehr.

So kommt es, daß die Weisheit des Ostens, die die ganzheitsbezogene Reifung des Menschen immer an die erste Stelle gesetzt hat und die Richtlinien für sein Selbstverständnis, sein Selbstbewußtsein, seine Selbstverwandlung und Selbstverwirklichung, immer vom transzendenten Grund her, d. h. vom übergreifenden Ganzen, genommen hat, heute zu einem wirkkräftigen Spiegel der verzweifelten Lage wird, in die der allein vom westlichen Geist beherrschte Mensch geraten ist. Dabei schlägt heute der östliche Geist den westlichen mit seinen eigenen Waffen.

Der östliche Mensch verläßt sein Prinzip der Zurückhaltung und überfällt den Westen mit seiner Lehre des inneren Weges.

Wenn nun heute eine neue Empfindsamkeit für jene ganz anderen Dimensionen hochkommt, für den immer nur unterdrückten Ganzheitswillen, so ist es verständlich, daß Erkenntnisse und Übungen fernöstlicher Herkunft, die der verlorenen Dimension die rechte Ehre erweisen, im Westen wachsende Bedeutung gewinnen.

Im Zeichen des westlichen Prinzips aber fragt sich der Mensch am Ende seines Lebens: ›Was habe ich geleistet? Was habe ich an Bleibendem, Überdauerndem geschaffen?‹

Im Zeichen des östlichen Prinzips aber fragt sich der Mensch: ›Wohin bin ich auf dem inneren Weg gelangt? Wer bin ich geworden?‹

Während für den einseitig westlichen Menschen Innerlichkeit als erlebtes Gefühl und innere Triebkraft höchstens als positive oder negative Voraussetzung für das Werk in der Welt erscheint und der innere Weg nur, sofern er dafür überhaupt Zeit hat, ›hinzukommt‹, ist für den voll im Zeichen östlichen Denkens stehenden Menschen die Welt als Gefahr, Auftrag oder Verlockung nur ewig neuer Stein des Anstoßes, in immer größerer Reinheit den inneren Weg als das Eigentliche und Wesentliche zu leben und zu spüren. So sieht der eine die Versuchung, das Leben zu verfehlen, gerade dort, wo der andere seinen Auftrag erkennt.

Zwei Antriebswurzeln sind es, aus denen der menschliche Geist wächst, sich vollendet und – gefährdet. Die eine ist das Staunen (und die Neugier), die andere das Leiden. Die Welt des westlichen Geistes wächst mehr aus dem Staunen (Neugier), die Tradition des östlichen Geistes ernährt sich aus der Bedeutung des Leidens.

Das Staunen stellt die Frage: ›Wie ist das? Wie hängt das alles zusammen? Woher kommt es? Was wird aus ihm folgen?‹ Mit solchen Fragen stellt der Mensch sich jeweils einem Anderen gegenüber, stellt das ihm Gegenüberstehende in den Vordergrund seines Interesses.

Wo dagegen das Leiden zum Ausgangspunkt der geistigen Bewegung wird, wird der vom Leiden Betroffene selbst zum maßgebenden, entscheidenden und richtunggebenden Faktor des Lebens.«

Der gläubige Christ nimmt das Leiden als von Gott gegeben an und trägt es, wie Christus sein Leid stellvertretend für uns getragen hat. Aber er will seinen Anteil nicht wahrhaben. Der östliche Mensch sieht dagegen das Leiden und die Krankheit als Erkenntnis. Durch seine Wiedergeburtslehre weiß er, daß kein Haar vom Haupt des Menschen fällt, ohne daß es eine Ursache hat. Für ihn ist dieses die Gerechtigkeit.

Atmung aus psychologischer Sicht

Die an Atemschulung interessierten Ärzte, Diplompsychologen und Psychotherapeuten weisen darauf hin, daß Fehlatmung eine Frage fehlerhafter psychischer Verhaltensweise ist (siehe auch Seite 128).

Zu dem Thema Krankheit und Atem verweise ich auf das Buch von Thorwald Dethlefsen und Rüdiger Dahlke »Krankheit als Weg, Deutung und Be-deutung der Krankheitsbilder«, München 1983. Für die Verfasser ist Atem Rhythmus, umfaßt Atmung die Polarität von Aufnahme und Abgabe, von Nehmen und Geben, schafft man mit der Atemluft Kontakt und Beziehung.

Karlfried von Dürckheim schreibt in einem anderen Buch: »Meditieren – wozu und wie? Die Wende zum Initiatischen«, Freiburg im Breisgau – Basel – Wien 1985, S. 132:

»Wenn der Übende sich auf dem Wege des Atems inne wird, so bedeutet er für ihn mehr als eine Einrichtung zum Holen und Lassen von Luft. Er ist die Grundbewegung, darin der Mensch sich als Lebender erfährt, indem er sich öffnet und wieder schließt, sich hergibt und wieder zurückempfängt, aufschließt und wieder zusammenzieht, hervortritt und sich wieder zurücknimmt.

Im Raum des physischen Geschehens bedeutet die Ausatmung Lösung, die Einatmung Spannung. Dem trägt auch der bewußte Vollzug des Atems Rechnung, wo sich mit der Ausatmung das Gefühl des sich Lösens, Hergebens, Loslassens verbindet, mit der Einatmung das Gefühl des Wiederzurückkehrens zur rechten Spannung in Form!

Die Ausatmung, nun aber die mehr aktive Ausatmung, ist Träger alles Handelns. Singen, Stoßen, Schieben strengen uns an mit der Ausatmung, wobei die Einatmung dann der Augenblick der erholenden, d. h. neue Kraft zulassenden Entspannung ist. Die gegensätzliche Bedeutung, die der Atem im Ein und Aus hat, ist für den bewußten Vollzug des Atems in der Übung von ausschlaggebender Bedeutung.

Der rechte Atem ist unlöslich mit der rechten Gesamthaltung verbunden. Der rechte Atem hängt vom Vorhandensein des rechten Schwerpunkts ab. Sitzt dieser zu weit oben, tritt an die Stelle des ungestörten Flusses des Zwerchfellatems das nervöse Auf und Ab eines Atems, der nicht von selbst kommt, sondern unbewußt ›gemacht‹ ist und über Gebühr die Hilfsmuskeln in Anspruch nimmt.

Die Qualität eines Atems bezeugt ihm die Nähe oder Ferne von seiner Tiefe. Nur in der Stille des im vollendeten Rhythmus dahinschwingenden Atems kann der Übende die Zugehörigkeit seiner rhythmischen Bewegtheit zum Odem des großen Lebens erfahren.«

Atmung im westlichen Yoga

Yoga – etymologisch gesehen – weist auf das Wort »Joch« hin. Yoga ist daher eine Disziplin, durch die der Mensch sich bemüht, sich *selbst* von den immer wiederkehrenden Wiedergeburten zu *erlösen*. Jede mit Hingabe und Konzentration verfolgte Yogatechnik kann nach indischer Auffassung zu einer höheren Bewußtseinsstufe führen.

Der Inder unterscheidet verschiedene Arten des Yoga. Spricht man im Westen von Yoga, so meint man damit meist Hatha-Yoga. Viele Menschen des Westens begehen den Fehler, der geistigen Komponente nicht jene Bedeutung zuzumessen, die ihr im Yoga zukommt. Indische Lehrer nehmen nur sehr selten Schüler auf. Das integrale Hatha-Yoga eignet sich nicht für den westlichen Menschen, es ist nur unter täglicher, ja stündlicher Kontrolle eines Meisters möglich.

Natürlich wird Hatha-Yoga auch von Menschen praktiziert, die ganz einfach nur körperliche und geistige Vorteile erlangen wollen, ohne sich einer anderen religiösen oder geistigen Entwicklung zu widmen. Mit Hilfe der Techniken des Hatha-Yoga sucht der Schüler einen gesunden Körper zu erlangen, der dann zu einem adäquaten Instrument für die Harmonisierung geistiger Aktivität wird.

Yoga bedeutet also soviel wie Joch. Es werden auf

besonderem Weg Leib und Seele zusammengejocht und dazu noch unter das Joch des Bewußtseins gestellt. Im Hatha-Yoga ist ein System der Selbsterziehung zu finden, das ebenfalls den Weg vom Körperlichen zum Seelischen weist. »Hatha« erklärt der Inder mit Ha = Sonne, das ist die positive kosmische Strömung. Diese positiven und negativen Strömungen wirken auf den Menschen und in ihm.

Zu den Atemtechniken im westlichen Yoga verweise ich auf das Buch von Otto Albrecht Isbert »Der volle Yoga (Purna Yoga). Ein Entwicklungsweg zum vollständigen Menschen für Selbststudium und Unterricht«, Freiburg im Breisgau – Basel – Wien 1976. Der Verfasser räumt darin ein, daß trotz der Hinfälligkeit vieler Bedenken und Einwände gegen den Yoga insgesamt in der Yogaatempraxis noch ein beträchtlicher Dilettantismus und ein ziemliches Durch- und Gegeneinander herrschen und fährt dann fort:

»Wir wollen nur grundsätzlich warnen vor Übungen, bei denen ohne längere Vorarbeit Muskelanspannung mit angehaltenem Atem oder ein besonderes Pressen bei der Ausatmung empfohlen wird, ganz zu schweigen von den berühmten Zählpausen, die auch in Yoga-verwandten Systemen, z. B. Mazdaznan, geübt werden. Gegen die willensbetonte, von außen herangetragene Yoga-Atempraxis westlicher Kreise wendet sich natürlich auch Prof. Dr. Graf Dürckheim in seinem Werk ›HARA – Die Erdmitte des Menschen‹, weil wir bei solchen Techniken nicht dazu kämen, ›den Atem geschehen zu lassen‹. Der Inder, wie der Mensch des Ostens überhaupt, bringt für die Übung des Atems andere Voraussetzungen mit als der westliche Mensch, weil er sowieso mehr auf dem inneren Weg arbeitet.

Die Forderung Dürckheims geht nach japanischer Weisung des Zens zunächst dahin, daß der Übende ›sein Ich fallen lassen müsse‹. Die Dürckheimschen Übungsstufen gehen auch nicht weiter als bis zu einem ›Innewerden des Atems‹, in der gläubigen und gehorsamen Anheimgabe im wesentlich hingebenden Lauschen. Letztlich geht es dabei um das Gewinnen einer neuen ›Sinnmitte‹ als einer Religiosität, die hinter dem menschlichen Selbst ein übermenschliches Sein erfährt. Damit haben wir die Verbindung zu dem Yogaziel der ›Einswerdung mit dem göttlichen Ugrund‹, zu dem wir auf dem Yoga-Übungsweg über die Wiederentdeckung des Atems und des ihm innewohnenden großen kosmischen Rhythmus gelangen sollen. Voraussetzung bleibt aber auch hier die Übereinstimmung mit den in uns wirkenden großen Lebensgesetzen, die wir nur gewinnen können, wenn wir uns erst einmal in die tiefe Entspannung fallen lassen und auf unseren Atem lauschen lernen.«

Aus ärztlicher Sicht äußert Johannes Ludwig Schmitt in seinem Buch »Atemheilkunst«, Bern und Bad Homburg [6]1981, über die Yogaatmung:

»Für das Problem des nach einem bestimmten, etwa in Abstimmung auf die Pulszahl oder nach Sekunden bemessenen willkürlichen Rhythmus abgeänderten Atmens besteht die Frage, ob und wieweit es grundsätzlich physiologisch zulässig ist, willkürlich, also primär von der somatischen Großhirnrinde aus, in den blutchemisch und mechanisch-reflektorisch gesteuerten Atemvorgang einzugreifen und damit willkürlich zu Verschiebungen in der Blut- und Stoffwechsellage Anlaß zu geben.

Wie schon früher dargelegt, ist ein willkürlich verändernder Eingriff in den Ablauf einer optimalen Atmung im Zustand der Ruhe bei ausreichendem Gaswechsel zunächst sicher unphysiologisch und kann das optimale Stoffwechselgleichgewicht des Körpers nur stören. Dabei ist zu beachten, daß unsere europäischen Kenntnisse diesbezüglich neuesten Datums sind und etwaige Jahrtausende während Erfahrungslehren nicht einfach zu ersetzen vermögen. Im Zustand der Arbeitsbelastung, wenn die Sauerstofförderung der Atmung und des Kreislaufs hinter dem während der Arbeitsleistung verlangten Sauerstoffquantum zurückbleibt, ist eine bewußte Führung und Disziplinierung der Atmung, die eine Steigerung des Stoffwechselaufnahmevermögens zu erreichen vermag, für den Körper und seine Stoffwechsellage physiologisch richtig und ein unumstrittener Gewinn. Diese bewußte kortikale Mitsteuerung der Atembewegung vollzieht sich aber als Antwort auf und in Anpassung an den blutchemischen Impuls durch den vorliegenden relativen Sauerstoffmangel, ist also sekundär und nicht als primär kortikale Aktion zu betrachten.

Im Zustand der Ermüdung nun, auf den jedenfalls eine bewußte Atemübung im Sinne der beschriebenen Yogaübungen, die der ›Reinigung‹ oder ›Belebung‹ dienen soll, abgestellt sein wird, liegen besondere innerchemische Verhältnisse vor. Wie wir bei den pathologisch-physiologischen Ausführungen sahen, bestehen im Ermüdungszustand Erholungsrückstände, unter denen sich noch abzuzahlende Sauerstoffschulden befinden. Experimentell ist gezeigt, daß sich die Erholung durch gesteigerte Sauerstoffzufuhr, beispielsweise auch willkürliche Atemvertiefung, beschleunigen, die Erholungsdauer verkürzen läßt.

Trotzdem muß man auch hier gegenüber einem von der Großhirnrinde primär ausgehenden Eingriff im

Sinne einer willkürlichen Veränderung, also etwa Vertiefung und Beschleunigung der Atembewegung, äußerst zurückhaltend sein. Vielmehr ist auch hier der kaum bestreitbare Erfolg beschleunigter Ermüdung durch gehäuftes Gähnen und bewußt vertiefte, verbesserte Lungendurchlüftung nur auf dem Wege zu erreichen, daß man mit verfeinerten Sinnen für die innere Stimme des ›Lufthungrigseins‹ den Lungengaswechsel in Anpassung an die innere Ermüdungsstoffwechsellage intensiviert. Man wird also praktisch, einem inneren Bedürfnis folgend, öfters und gründlicher zu ventilieren, also tiefer durchzuatmen, bestrebt sein und wird hier auch alle Willkürmöglichkeiten der bewußten Atemführung zur Förderung des Lungengaswechsels in Anpassung an den inneren Bedarf mit heranziehen. Grundsätzlich wird sowohl unter Arbeit wie im Verlauf der Erholung erst offenbar, ob und in welchem Ausmaß überhaupt willkürlich führbare Atemmöglichkeit bereitsteht. In diesem Sinne liegen die eigentlich ganz großen Möglichkeiten der bewußten, willkürlichen Mitarbeit an der Atmung in den meisten Fällen zunächst einmal in dem beharrlichen Erwerb und in der planmäßigen Schaffung optimaler Gaswechselflächen bei optimaler Bewegungsfreiheit, insgesamt bestmöglicher Voraussetzungen.

Zum Schluß wollen wir uns nun dem Anhalten des Atems nach dem Einatmen widmen, wie es beim Yoga angewandt wird. Alle asiatischen Religionen nehmen diese Ruhepause, die wir am Ende der Ausatmung haben sollten, nach der Einatmung bewußt vor. Die wichtigste Phase ist also bei den Indern die Phase auf der Höhe der Einatmung; denn sie streben einen möglichst großen und lang andauernden Füllungszustand · an (nach dem Einatmen bleiben sie leer, oft bis zu 50 zählend), um sich mit dem göttlichen Prana zu bereichern. Nach der Ausatmung gibt es dann keine Pause. Auf diese Weise erreichen die Asiaten eine ungewöhnliche Stärkung der Konzentration in der Fülle des Prana-Weltatems. Unter Prana versteht man den geistigen Gehalt des Kosmos, an dem die Erdenluft teilhat, da sie ständig von allen Sternen aufgeladen wird. Die Fähigkeiten der Jogi lassen das alles glaubhaft erscheinen, so daß der Erziehungsvorgang mittels Atemtechniken mehr als durch eine bloße Vorstellung zustande kommt.

Ob bei unseren Atemübungen etwas Entsprechendes geschieht, wissen wir nicht. Wir haben ja noch nie darauf geachtet! Wir erleben zwar, daß durch Atemerziehung der Mensch geistig gefördert wird. Solche Förderung erklären wir uns nach unserer Art leichter, indem wir die Wirkung der Atemschulung auf die Gehirntätigkeit untersuchten. Die Arbeit wird zu Anfang wohl ein mehr oder minder willensbetontes Nachahmen und Versuchen sein; es wird sich kaum von innen her, aus der Mitte, noch etwas ereignen. Jedoch mit ausdauerndem Üben und geduldigem Warten werden neben der körperlichen Auffrischung leise auch geistig-seelische Schwingungen bewußt, und alles, was zu Anfang untersucht und unklar erschien, wird selbstverständlich werden.«

Atmung in Schule und Sport

Klara Wolf, die im alpenländischen Raum wohl bekannteste Vertreterin der integralen oder ganzheitlichen Atem- und Körperschulung, kennt sich meines Erachtens hinsichtlich der ungenügenden Atem- und speziell Körperschulung in Schule und Sport am besten aus. Ihre Methode wäre meiner Meinung nach die geeignetste, um an unseren deutschen Schulen unterrichtet zu werden – und sei es nur 1 bis 2 Minuten jeweils zu Beginn eines Unterrichts (wie es ja auch in China geschieht). Dieser geringe Zeitverlust würde einen großen Gewinn an Lernfähigkeit und Konzentration bringen.

Es ist sehr schmerzlich, wenn strenge Schulwissenschaftler glauben, auf eine Entfaltung der Atemkräfte und Atemschulung verzichten zu können, da ja mit jeder Leistung von selbst Atemtraining erfolge. Daß aber gerade innerhalb einer sportlichen Leistung durch forciertes Tun nicht ungefährliche Fehlatemformen auftreten können, scheint ihnen unbekannt zu sein. Daß das Gehirn beim geringsten Sauerstoffmangel – wie schon erwähnt – die größten Schäden erleidet, ist ihnen ja wohl bekannt.

Klara Wolf sagt hierzu in ihrem Buch »Integrale Atemschulung«, Bern [4]1983, S. 31 ff.:

»Es kommt nicht von ungefähr, daß der bewußte Atem heute, wo Fortschritt und Entwicklung zum Leit-

41

motiv einer Epoche wurden, wieder als Lebensprinzip und einzigartiger Energiespender entdeckt wurde. Können doch vermöge des Atems bessere körperliche Grundlagen und neue Voraussetzungen zu Lebenserkenntnis und -bewältigung geschaffen werden.

Es gilt daher, mit der Atem- und Körpererziehung den ganzen Menschen zu erfassen und ins Gleichgewicht zu bringen: Er braucht eine leicht faßliche Anleitung zur wirklich durchführbaren täglichen Pflege, Selbsthilfe und -kontrolle, um sich zu regenerieren, Widerstandskraft und Leistungsvermögen zu steigern, kurz, um Kondition und damit das notwendige Plus für die heute verlangte Mehr- und Höchstleistung zu erlangen.

Die integrale Atemschulung erschöpft sich, wie öfters betont, nicht darin, die Maschine Mensch wiederherzustellen und funktionstüchtig zu machen. Umfassende Atem- und Körpererziehung soll vielmehr dazu führen, daß sich der Mensch selbst entdeckt, wach wird und in den Aufgaben seiner Lebensschule die Angriffspunkte zur Arbeit an sich selbst, seiner Entwicklung und schöpferischen Möglichkeiten wahrnimmt.

Gewiß, Kinder bedürfen des Austobens als Not- und Gegenmaßnahme zum aufgezwungenen Bewegungsmangel, aber das aufgestaute Bewegungsbedürfnis könnte oder müßte öfters, als es im Schulplan vorgesehen ist, und rationeller befriedigt werden. Angesichts der durch den Akzelerationsprozeß unserer Zeit hervorgerufenen, immer mehr überhandnehmenden Haltungsschäden, Wachstumsstörungen und Organschwächen, die typisch sind für die Verarmung der Lebenskraft, für Degeneration, haben wir alle Ursache, haushälterischer mit den noch vorhandenen Kräften umzugehen und der Jugend die Quellen zum Aufbau und zur Kräftesteigerung nahezubringen und endlich die Atempflege in den Unterricht für Leibesübungen einzubauen!

Sowenig wie das Herumtummeln in der Turnhalle eine zuverlässige Schulung der Kreislauforgane darstellt, ebensowenig bringt der heute noch vielerorts betriebene Turnunterricht in neun Jahren automatisch die statischen Beschwerden und vegetativen Schwächen der aufwachsenden Jugend in Ordnung. Aufgaben, die später die Therapeuten möglichst in ein paar Monaten lösen sollten. Wieviel Gutes und Nützliches könnte in einer über diese große Zeitspanne gehenden planmäßigen Körperschulung für das Wohl und die Gesundheit des Volkes und der künftigen Mütter getan werden, wenn die moderne Leibeserziehung auf einer sowohl dem Stand des Körpers, seines Halte- und Bewegungsapparates, als auch dem Zustand der inneren Organe entsprechenden lebensgerechten Grundlage fußen würde!

Sportarten, Wettspiele und Leistungen, die ausschließlich gewaltsame Muskel- und Willensanstrengung und vorwiegend ruckweise, harte Bewegungen oder langanhaltende, gesteigerte Anspannung mit sich bringen, sind der Atemvertiefung in dem Moment abträglich, wo sich die Kreislauforgane der Leistung nicht mehr anzupassen vermögen und versagen. Dies geschieht bei untrainierten Kreislauforganen schon nach verhältnismäßig kurzer Zeit. Man darf sich nicht davon täuschen lassen, daß der Körper, vom Willen und Ehrgeiz, der Kampflust und Freude an der Bewegung und am Wettbewerb angestachelt, gezwungen werden kann weiterzuarbeiten, obschon eindeutige Zeichen darauf hinweisen, daß Lunge, Herz und Kreislauf bereits bis an die Grenzen ihrer Kapazität getrieben wurden, um der Leistung zu folgen und ihren Rhythmus dem Arbeitstempo anzugleichen.

Schließlich geraten sie in Not, und ihr Rhythmus beginnt mit dem der Leistung auseinanderzuklaffen. Wird die Anstrengung trotzdem gewaltsam weitergeführt, entgleisen sie, werden in Fehlleistungen getrieben und geschwächt. Solange nur die Mehr- und Höchstleistung beobachtet und geschätzt wird und die Kreislauforgane nicht gleichzeitig durch gestufte, steigende Belastung allmählich auf den verlangten Kraftaufwand vorbereitet und auch dahin kontrolliert werden, ob sie ihn verkraften, das heißt davon profitieren, steht die Rekordleistung auf schwachen Füßen. Er wird nur so lange hochgehalten werden können, als die angeborene Widerstandskraft der beschleunigten Abnützung standhält.

Die Fehlleistungen als Antwort auf die Überforderung zeigen sich im falschen Atemmuskelspiel und gestörten Rhythmus der Atmung, des Herzschlags und Pulses sowie in Durchblutungsstörungen im Brustraum und in der arbeitenden Muskulatur. Anstelle der Atemvertiefung tritt Verflachung, pausenlose Beschleunigung und, infolge der Blutstauung, Bedrängnis in der Brust auf. Die Atembewegung verliert ihre Verwurzelung in der Tiefe des Leibes und verschiebt sich nach oben, wo sie sich mit Hilfe des verkrampften Schultergürtels weiterbetätigt und das Oberlappengebiet übertrieben in Bewegung setzt. Wo durch Überanstrengung die Belastungsgrenze der Kreislauforgane überschritten wird und sie durch eine Leistung anstatt gefördert gehemmt werden, beginnt ihre Schadensgrenze und vorzeitige Abnützung. Der Gaswechsel in der Lunge wird durch die gestörte Durchblutung und Belüftung empfindlich herabgesetzt und teils verunmöglicht, so daß trotz oder wegen des heftigen Atmens Atemnot auftritt. Die tempomäßig gesteigerte, aber falsche Atmung erfüllt ihre Aufgabe nicht, da ihr Nutzwert im Verhältnis zum Aufwand zu gering ist. Ähnliche Faktoren, die in der Lunge das Sauerstofffaufnahmevermögen und die Ausscheidung der Abgase beeinträchtigen, sind auch beim Gasaustausch der Zelle zu beobachten: Sauerstoffmangel und Versäuerung als Folge der minderwertigen Lungenatmung, Blutstauung infolge des Kreislaufversagens und mannigfaltige Fehlfunktionen im Chemismus der Zelle und ihrem Milieu hemmen die Zellatmung. Die behinderte Zellatmung kommt im Muskel anfänglich als ein Gefühl der Schwere, des Widerstands, der Dichtigkeit und Lähmung zum Bewußtsein. Es kann in der forcierten Muskulatur zum Muskelkrampf und als Nachwirkung zu Muskelkater, entzündungsähnlichen und allgemeinen Ermüdungs- und Erschöpfungszuständen führen.«

Körperliche Arbeit und Bewegung, wie Gehen, Wandern, Bergsteigen, Schwimmen, rhythmische Gymnastik und anderes mehr im gesunden Wechsel von Spannen und Lösen und angemessener Erholung können als vorzügliches, natürliches Training zur Aktivierung der Kreislauftätigkeit gelten, sofern sie gern getan werden.

Wenn zudem darüber gewacht wird, daß die Atmung im Einklang mit der Bewegung bleibt, wächst sie an der Bewegung, und die Bewegung wird vom Atem getragen, so daß eine solche Betätigung leichtfallen und zum Genuß werden kann.

Atmung und Körperfunktionen

Das Zwerchfell

Brustatmung und Zwerchfellatmung

Sie wissen, daß wir ein Brustfell, ein Bauchfell und ein Zwerchfell haben. Wissen Sie, wo Ihr Bauchfell liegt? Wozu ein Brustfell gut ist? Ob Sie ein Zwerchfell überhaupt nötig haben und wo und wie es liegt?

Jedermann übt von Kindheit an die Muskeln des Brustkorbs, indem er die Arme bewegt, sich beugt und aufrichtet, sich dreht, Lasten trägt – und auch willkürliche Atembewegungen macht, indem er z. B. tief aufatmet oder bewußt einen Duft oder einen Qualm einsaugt. Infolgedessen gehorchen ihm die Brustmuskeln auch für willkürliche Atembewegungen.

Das Zwerchfell hingegen bleibt willentlich ungeübt. Es empfängt seine Antriebe unmittelbar vom Atemzentrum und bewegt sich bewußtseinsfern, dem Gesetz des Lebens untertan. Die Bewegungsvorgänge im Zwerchfell ermöglichen dem Menschen, sein Dasein zu erfüllen.

Darum hängt der Mensch von seiner Zwerchfellatmung ab: Er ist ihr unterworfen, er muß sie hinnehmen. Sie ist ein Bestandteil seiner Urnatur, ist tief verknüpft mit allem leiblichen Geschehen. Sie bewahrt nicht nur das Leben, sie wandelt sich ohne den Willen des Menschen zum Niesen und Husten, zum Lachen und Weinen. Sie füllt den Ton der Stimme mit dem Klang echter Empfindung.

Vermehrte Hinwendung zur Zwerchfellatmung entspricht der gesteigerten Aufmerksamkeit der Psychotherapie für die unbewußte Seite des Menschen. Wie alle Träume auf das deutlichste zeigen, daß in jedem Menschen im Unterbewußtsein die Kräfte verborgen sind, die ihn ins Gleichgewicht bringen können, so

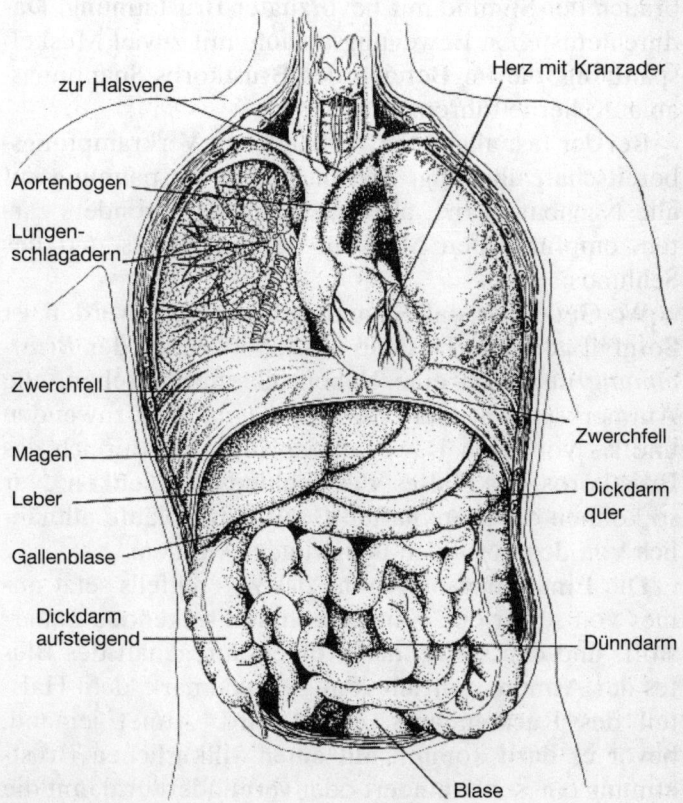

Lage des Zwerchfells zwischen Brust- und Bauchorganen

verrät uns das Zwerchfell tief verborgene Mängel und gibt zugleich die Handhabe, sie zu überwinden.

Die Fehler sind durch ein übersteigertes Ichgefühl zustande gekommen. Wer stets das Bedürfnis hat, sich und anderen aufzuzeigen, daß er im Tun oder im Leiden überlegen ist, gerät in die Irre und rennt sich fest. So führt ein besonderer Aufwand beim Sprechen bei den meisten Menschen zu verhängnisvollem Gebrauch der Stimme mit bevorzugter Brustatmung. Dadurch entstehen Bewegungsabläufe mit zuviel Muskelspannung, die im Bereich des Brustkorbs Spannungsabläufe herbeiführen.

Bei der fast allgemein vorhandenen Verkrampfungsbereitschaft überträgt sich die starre Anspannung auf alle Nachbarorgane, also auch auf die besonders zarten, empfindlichen Muskeln des Kehlkopfs und des Schlunds.

Wo Gefahr ist, daß Spannungen verstärkt werden, ist Sorgfalt geboten. Deshalb ist es notwendig, der *Brustatmung* nur noch eine Nebenrolle zuzugestehen, alle Aufmerksamkeit der *Zwerchfellatmung* zuzuwenden und sie von allen Bewegungsabläufen im Bereich des Brustkorbs, des Halses, des Schlunds abzulenken. Nur so können die krankhaften Bewegungsabläufe allmählich von den gesunden überwunden werden.

Die Einatmungsbewegung des Zwerchfells setzt immer von selbst ein, wenn durch den sinkenden Sauerstoff- und den steigenden Kohlensäuregehalt des Blutes der Atmungsantrieb vom Zervikalmark, dem Halsteil des Rückenmarks, erteilt wird. Atmet jemand, bevor es dazu kommt, mit einer willkürlichen Brustatmung ein, so verhindert oder vermindert er damit die Kraft des Atemantriebs für das Zwerchfell; er nimmt ihm »den Wind aus den Segeln«. Das Zwerchfell beteiligt sich also um so schwächer an der Atmung, je stärker sie mit der Brustmuskulatur ausgeführt wird.

Man kann das Zwerchfell als größten und wichtigsten Atemmuskel bezeichnen und auch Atmungspumpe nennen. Das Zwerchfell ist am gesamten unteren Rahmen des Brustkorbs angewachsen. Beweglichkeit und Bewegungsgröße wachsen von oben nach unten, sie sind also im Bereich der oberen Rippen gering und erreichen ihr Maximum in Höhe der unteren Rippen. Hier befindet sich als unterer Abschluß des Brustkorbs das Zwerchfell. Es setzt sich zusammen aus einer muskulären Rundpartie und einer zentralen, sehnigen Platte. Diese Zusammensetzung von aktiven und passiven Bestandteilen des Zwerchfells läßt erkennen, daß es sowohl aktiv tätig zu sein hat, als auch passiv bewegt wird.

Die aktive Zusammenziehung des Zwerchfellmuskels bewirkt eine Abflachung seiner Kuppel und vergrößert damit den Inhalt der Brusthöhle. Die Abflachung des Zwerchfells wird noch passiv verstärkt durch die Weitung der unteren Rippen, wodurch das Zwerchfell passiv gespannt wird.

Während der Senkung, also bei Einatmung, kommt es zu einer Kompression des Bauchhöhleninhalts. Der Muskelschlauch des Bauches wird durch den entstehenden Druck passiv geweitet. In aufrechter Haltung geschieht diese Weitung sowohl nach vorne also auch seitlich und rückwärts. Leider wird meist die einseitige Bewegung der Bauchdecke nach vorne schlechthin als Bauchatmung bezeichnet.

Vergegenwärtigen wir uns den anatomischen Aufbau des Zwerchfells, so erkennen wir ohne weiteres, daß die Vorderbauchatmung nur das vordere Drittel des Zwerchfells aktiviert. Bei tiefer Einatmung senkt sich das Zwerchfell bis zur Endstellung (max. 11. Brust-wirbel). Der untere Rippenring ist stärkstens nach außen oben verlagert, das Brustbein nach vorn. Ur-sprungs- und Ansatzpunkte der Bauchmuskeln sind am weitesten voneinander entfernt, der Bauchinnen-druck und die gleichzeitige Straffung der Bauchwände haben die größten Werte erreicht. Der venöse Rück-strom zum Herzen wird dadurch erleichtert (siehe auch Abbildung Seite 47).

Bei der Ausatmung haben die Bauchwandmuskeln eine Atemhilfsmuskelfunktion. Die geraden Bauch-muskeln senken die Rippen, während die schiefen und die queren Bauchmuskeln eine quere Einziehung der Rippen unter Annäherung der beiden Rippenbogen gegeneinander bewirken. Es kommt zu einer Senkung, Verengung und Verschmälerung des Beckenbodens, des sogenannten Beckenzwerchfells, einer aus Muskel-weichteilen gebildeten Muskelplatte. Die Baucheinge-weide ruhen auf diesem Boden, und nur bei tiefster Vollatmung kommt er durch die Druckwelle der At-mung in Mitreaktion und Federung, dies nach Norma-lisierung der Zwerchfellatmung und Wiedererlangung der Elastizität der gesamten Bauch- und Beckenmus-keln. Das Zwerchfell ist bei uns Europäern (durch den großen Anteil der Brust-, Hoch- und Fehlatmer), wie in Untersuchungen z. B. durch Frau Prof. Langer-Rühl, Wien, und Dr. med. Schmitt festgestellt wurde, mitun-ter nur so dünn wie ein Goldplättchen. Nur höchst selten ist es zu seiner eigentlichen Leistungsgröße, -stärke und -differenziertheit entwickelt. Wir Europäer haben vielfach geringe und geringste Zwerchfellbeweg-lichkeit und -leistung und dafür kompensatorisch den Hochatem mit fixierten Rippenstellungen und versteif-ter Wirbelsäulenhaltung ohne Elastizität.

Aber eines ergibt sich aus dem Gesagten schon jetzt: Die Bedeutung der *Haltung* wird derzeit wie die der Atmung zugunsten der Bewegungslehren und der Leistungsbestrebungen und -ziele in unserer Gesellschaft und Vorstellungswelt noch *erheblich unterschätzt.*

Daß Fehlatmung und Fehlverhalten zusätzlich Energien verbrauchen und Verhältnisse verzerrt werden, ist eine wesentliche Gesundheits- und vor allem Gesundungsfrage. Der Kranke kann seine Gesundheit wieder selbst erarbeiten und der Arzt nur die Führung übernehmen.

Das Herz ruht mit einem breiten Streifen seiner rechten Kammer und auch mit einem kleinen Teil seiner linken Kammer auf dem Zwerchfell. Die rechte Herzhälfte und besonders der ihr vorgeschaltete venöse Abschnitt des großen Kreislaufs ist damit in einem hohen Grade allen Schwankungen der Zwerchfellbewegung mit unterworfen. Ebenfalls abhängig von dieser Bewegung sind die Öffnungen im Zwerchfell, durch die die großen Blutadern – arterieller und venöser Blutstrom – gehen und die während der Zwerchfellbewegung erweitert und verengt werden. Beim Hochwölben des Zwerchfells, also der Ausatmungsbewegung, werden diese Schlitze zwangsläufig wieder leicht erweitert. Die Zwerchfellbewegung ist also gleichzeitig eine Hilfe für den Blutumlauf und für das Herz, da dieses beim Anspannen, d. h. Abflachen des Zwerchfells sich mit nach unten bewegt, sozusagen größer und länger wird, und beim Ausatmen wieder nach oben in den Brustraum hochgedrückt wird. Diese Bewegung ist für das Herz ungeheuer wichtig, besonders beim sitzenden Menschen. Der laufende Mensch leistet durch die Bewegung seiner Beine dem Blutumlauf zumindest Hilfestellung.

Bedeutungs- und verhängnisvoll ist auch, daß die Öffnung der Stimmritze (Glottis) mit der Zwerchfellatmung gekoppelt ist. Bei freiem, krampflosem Spiel der Kräfte wird die Stimmritze durch die Anspannungsbewegung des Zwerchfells geöffnet. Bleibt die Stimmritze bei der Einatmung geschlossen (z. B. bei Brusthochatmung, bei Asthmatikern mit Brusthochatmung, bei verkrampften, schlechten Sprechern), werden die Ausatmung und die Einatmung mühsam.

Da die Ein- und Ausatmung damit behindert werden, werden sie gepreßt und laut hörbar. Der Brustatmer nimmt also Schaden an seiner Stimme und an allen Organen, die sich im Hals befinden. Buddha sagt: Der gesunde Mensch atmet bis in die Zehe. Er ist demnach locker und frei und läßt den Atem fließen. Der Kranke preßt und atmet mit der Kehle.

Bei richtiger Zwerchfellatmung wird die Sprache frei, die Stimme gut, der Atem geht unhörbar in die Lunge hinein, weil sich die Stimmritze erweitert. Somit vollzieht sich die Einatmung unmerklich in einem Augenblick, so daß für Denken und Sprechen die Hauptzeit zur Verfügung steht. Alle Zeit wird für einen gefühlten, langsamen Abspannungsvorgang im Zwerchfell beim Sprechen und Singen und vor allem für eine Pause gewonnen, aus der das Zwerchfell wieder zu einer guten Anspannungsbewegung kommt. Hierdurch wird eine viel größere Leistungsfähigkeit erreicht.

Zusammenfassend läßt sich sagen, daß das Zwerchfell die bedeutendste Rolle in der Mitte des Körpers spielt. Es gibt wohl kein Organ im Bauch- oder Brustraum, das nicht in seiner Funktionsfähigkeit von der Zwerchfellbewegung abhängig wäre. Dieses Abhängigkeitsverhältnis bedeutet aber auch, daß Atemstörun-

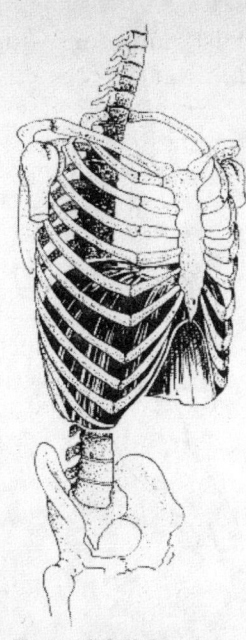
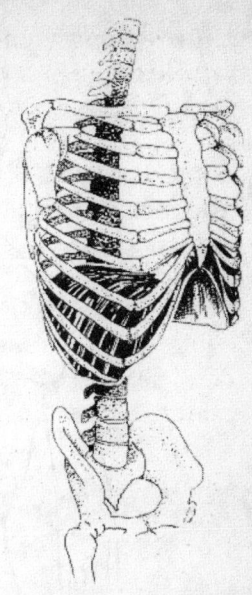

Zwerchfell hoch –
Ausatmung

Zwerchfell tief –
Einatmung

gen, in diesem Fall fehlerhaftes Wechselspiel zwischen
Zwerchfell und Bauchdecke – etwa durch Überspannung der Rückenmuskulatur im Hohlkreuz –, Fehlfunktionen der Organe bewirken.

Brustatmer als Fehlatmer
Der Brusthochatmer kennzeichnet sich in seiner ganzen Mentalität: Er übernimmt alles um sich herum, sei
es aus Angst oder Geltungsbedürfnis. Er läßt sich noch
nicht einmal soviel Zeit und Ruhe, die Ausatmung im
Dreierrhythmus sich erholen zu lassen, sondern er
unterbricht die Ausatmung, um gleich wieder neu einzuatmen.

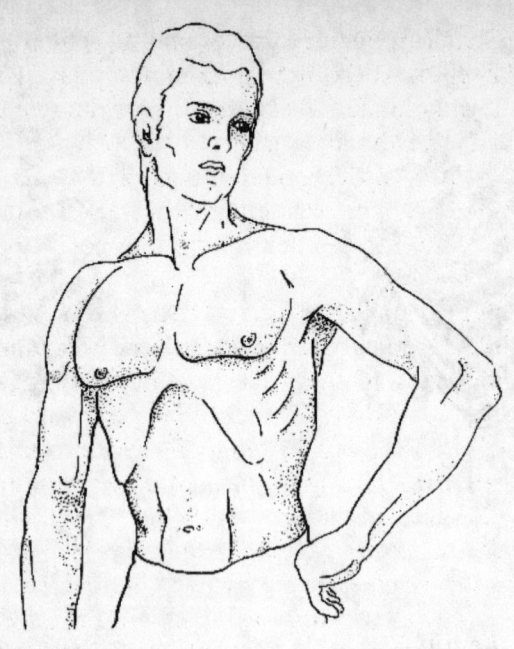

Brustatmung – Fehlatmung

Wird die Brustatmung bevorzugt, so kann sich das Zwerchfell nur eingeschränkt oder gar nicht am Atmungsvorgang beteiligen; denn die Brustatmung unterdrückt den Einatmungsantrieb für das Zwerchfell. In manchen Fällen handelt es sich bei der Brustatmung auch um die Folgen einer fehlerhaften Erziehung oder einer falschen Haltung. Den Kindern wird heute noch in der Familie und oft sogar noch in der Schule beigebracht: »Sitzt gerade!« Die Folge ist, daß das Kind den Rücken anspannt und die Schulterblätter zusammenzieht. Die Atmung wird ausschließlich auf die Vorderseite des Rumpfes verlegt.

Im Schulturnen, im Turnverein und schließlich in der militärischen Ausbildung kommt noch das »Brust raus, Bauch rein« hinzu. Diese Dressur wird zu einer fehlerhaften Gewohnheit. Sogar in Büchern und Schriften werden die Vorderbauchatmung propagiert und der Ratschlag gegeben, sich einen Sandsack auf den Bauch zu legen, um ihn bei der Einatmung nach oben hin zu bewegen.

Je mehr man aber die Brustatmung bevorzugt, um so unvollkommener beteiligt sich das Zwerchfell am Atmungsvorgang. Nun wird aber die Herztätigkeit ganz besonders durch die Zwerchfellbewegungen gefördert. Wenn durch einen größeren Kräfteeinsatz ein erheblich vergrößerter Atmungsaufwand nötig wird, dann erfährt das zugleich mehr beanspruchte Herz durch das Zwerchfell eine Arbeitserleichterung. Wenn aber statt dessen die Brustatmung verschlechtert wird, gerät das Herz sogleich mit der vergrößerten Atmungsanforderung in eine verschlechterte Arbeitslage.

An das vernachlässigte Zwerchfell kommen wir nur heran, wenn wir die Brustatmung einschränken. Dies müssen wir zu erreichen suchen. Die Brustatmung schließt sich der Zwerchfellatmung stets zwanglos an. Im umgekehrten Fall behindert oder verhindert die Brustatmung aber die Zwerchfellatmung. Die Bewegungsvorgänge am Zwerchfell bleiben durch die fast allgemeine Verkrampfung nicht unbeeinflußt.

Häufiger als Verkrampfungszustände ist die Zwerchfellschlaffheit anzutreffen. Die Erschlaffung des Zwerchfells führt oft genug zu einer völligen Verkümmerung der Zwerchfellmuskulatur. Menschen, die mit einer Zwerchfellschlaffheit leben, als ob sie kein Zwerchfell hätten, können nicht gut waagerecht liegen, weil der Bauchinhalt ungehindert die Herztätigkeit erdrückt. Schon allein aus diesen physiologischen Gründen ist eine Kräftigung der Zwerchfellmuskulatur mit der Zwerchfellatmung erwünscht.

Fehlerhafte Zwerchfellbewegungen

Die paradoxe Bewegung
Darunter versteht man die passive Aufwärtsbewegung des Zwerchfells bei der Einatmung. Das Zwerchfell senkt sich aktiv bei der richtigen Einatmung! Es bleibt motorisch inaktiv. Gleichzeitig wird eine forcierte Brustkorbatmung ausgeführt. Am meisten betroffen sind die vorderen Zwerchfellschenkel, während sich die hinteren Anteile des Zwerchfells passiv senken.

Die pseudoparadoxe Bewegung
Zu Beginn der Einatmung senkt sich das Zwerchfell richtig, aber nur leicht, gegen Ende der Einatmung überwiegt dann die Brustatmung, und der Brustkorb wird mit dem Zwerchfell gehoben. Bei der Ausatmung führt das Zwerchfell zuerst eine abwärts gerichtete Bewegung aus (sonst eine aufwärts gerichtete Bewegung) und erst gegen Ende dieser Atemphase die Aufwärtsbewegung. Es sind statt zweier Bewegungen vier Phasen.
Der normale Bewegungsablauf ist unterbrochen, quantitativ und qualitativ bleibt die Atmung weit hinter der Norm zurück. Die normale Entfaltung der Lunge kommt nicht zustande. Das Herz verlagert sich nach oben, der venöse Rückstrom ist gestört.

Die ausschließliche Zwerchfellatmung
Es kommt zu einer Stillegung der Brustkorbbewegung. Sie ist genauso schädlich wie die reine Brustatmung.

56

Bei der Hochatmung werden die Basisabschnitte der Lunge vernachlässigt. Bei der reinen Zwerchfellatmung liegen die mittleren und spitzen Abschnitte der Lunge brach. Beim reinen Zwerchfellatemtypus sind in ruhiger Atmung schon die Bewegungen des Bauches so groß wie sonst nur bei tiefster Atembewegung. Diese ausschließliche Zwerchfellatmung kommt z. B. bei Verknöcherung der Rippenknorpel, Bechterewscher Krankheit und Krankheiten der Lunge vor.

Zwerchfelltiefstand

Als Ursache kommen im Brustraum in Frage: Emphysem, Pneumothorax und Lungenstauung; im Bauchraum: Schwäche des Bindegewebes nach Abmagerung, Schwangerschaft, Enteroptose = Eingeweidesenkung oder Hängebauch (häufigste Ursache des Tiefstandes).

Die erschlafften Bauchdecken ziehen das Zwerchfell in die Tiefe. Es entsteht eine tiefgreifende Störung der Atemmechanik mit starken Herz- und Kreislaufstörungen durch den verminderten Bauchdruck. Bei leichter Atmung tritt es passiv tiefer, bei tiefer Atmung wird es passiv in den Brustkorb nach oben gezogen. Seine Bewegung wird paradox. Als Ersatz kommt es dann zur Hochatmung.

Zwerchfellhochstand

Er tritt am häufigsten bei zu dicken Menschen auf. Es besteht ein Mißverhältnis zwischen Brust und Bauch. Der Brustkorb und die Lunge sind unterentwickelt, einschließlich der Muskelkraft. Dagegen bestehen eine Überbetonung des Bauchraumes, eine Vermassung des Beckens, Stauungen, Gasansammlungen usw.

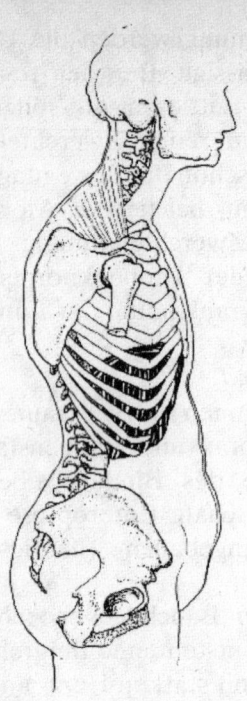

Zwerchfelltiefstand

Diese Zwerchfellschwächen sind die eigentliche Ursache noch vieler zusätzlicher Störungen, vor allem denen des Herzens und des Kreislaufs, aber auch der Verdauung und der Sexualsphäre.

Noch schwerer wiegt die Beeinträchtigung der Denkfähigkeit durch mangelhafte Zwerchfellatmung; denn durch Kräftigung und Rhythmisierung der Zwerchfellatmung kann die Durchblutung des Gehirns entscheidend verbessert werden. Darum ist für jede Atempflege oberstes Gebot: Wiederherstellung des Gleichgewichts zwischen Zwerchfell- und Brustatmung, d. h. bevorzugte Pflege der Zwerchfellatmung.

Das Zwerchfell bietet eine der wenigen Handhabungen dafür – in bezug auf Unmittelbarkeit der Anwendungen die einzige –, daß der Mensch sich selbst an einem lebenswichtigen Vorgang, dem er sich unterordnen muß, erziehen kann. Denn an der Herztätigkeit etwa oder an dem Verdauungsvorgang durch Selbsterziehung unmittelbar etwas zu verbessern, ist viel schwieriger.

Die Nase

Die Natur hat uns die Nase als *befugtes Organ* für die Atmung gegeben (die Mundatmung ist nur eine Notatmung). Zwischen der Aktivität der Zwerchfellmuskulatur und der Nase besteht ein unmittelbarer Zusammenhang. Die Tatsache, daß man auch durch den Mund atmen kann, verleitet viele Menschen aus Lässigkeit und Unkenntnis zu der folgenschweren Mundatmung.

Kinder, die durch den Mund atmen, lassen in Leistungs- und Denkvermögen nach, zeigen sich in der Schule flüchtig oder träge. Erwachsene schlafen schlecht und unruhig, stehen zerschlagen auf. Die Mundhöhle ist für die Atmung ausschließlich ein Noteingang und -ausgang, da sie die Hochwertigkeit und Leistungsfähigkeit der Atmung herabsetzt. Auch bei Untersuchungen an Sportlern konnte gezeigt werden, daß zur Erreichung von Höchstleistungen die Nasenatmung unbedingt angestrebt und bewußt gepflegt werden muß.

Die durch die Nase einströmende Lufe wird durch je 3 Nasengänge von Staub befreit und erwärmt. Durch die zwei oberen, die dritten Gänge, wird die Hypophyse unterströmt; denn sie sitzt hinter den Augenbrauen in einer Mulde am Schädeldach und wird durch diese Luftströmung angeregt, ebenso die sympathischen und parasympathischen Ausgangslinien. Die Luftströme, die durch die Nasenwege fließen, wirken über den Weg der Reflexe auch anregend auf das Gehirn. Andererseits kann das Gehirn bei genügender Sauerstoffzufuhr durch das Blut besser arbeiten.

In den meisten Fällen ist die große Atemkraft, die die Nase bietet, nahezu unbeschäftigt. Solche Menschen, vor allem Kinder, bekommen Polypen, da die Luftströme nicht genügend durch die Nase laufen (besonders bei Belastungen), sondern durch den Mund. Mit dem Mund geht eben alles schneller.

Die Nasenbehandlung ist in der Atempflege und Atemtherapie eine Basisbehandlung. Der Hauptanteil der Nasenfehlfunktion liegt vor allem in der Unfähigkeit, durch die oberen Nasengänge zu atmen. Es ist also zweckmäßig, sich anhand von Bildern den Unterschied zwischen der Atmung durch die unteren, die mittleren und die oberen Nasengänge erklären zu lassen (siehe Seite 71).

Eine weitere für die Atemtechnik wichtige Aufgabe besitzt der besondere Aufbau der Nasenwege durch die Schaffung einer für den Gaswechsel vorteilhaften Verengung (Stenose) des oberen Luftwegs. Der in den Nasengängen eng von Schwellgewebe umgebene Luftstrom findet hier einen Strömungswiderstand, der zu Druckunterschieden zwischen Nasenvorhof und Nasenrachenraum von etwa 3–4 mm Quecksilbersäule führt. Diese Widerstände in der Nase gleichen denen in einem Röhrensystem und bestehen aus

- innerer Reibung;
- Querschnitt der durchströmten Röhre;
- Länge des zurückgelegten Wegs;
- wiederholter Änderung der Stromrichtung.

Die Bedeutung der Verengungsatmung liegt vor allem darin, daß durch den erhöhten Einatmungswiderstand der Sog und der Unterdruck im Brustkorb erhöht werden, was sich auf die Ansaugung des venösen Körperblutes in die Lungen, den venösen Rückstrom, erheblich fördernd auswirken kann.

Gleichzeitig wird dadurch die Einatmungsphase verlängert, was in normalen Grenzen auch eine Kreislaufhilfe und Förderung des Gasaustausches in den Lungen bedeutet.

Schließlich ist die Luftströmung durch die Nase auch durch die hierdurch ausgelösten nervös-reflektorischen Fernwirkungen von Bedeutung. Die normale Reizung der Nasenschleimhaut geht so vonstatten, daß der Einatmungsstrom auf die Fasern des 5. Gehirnnervs (Trigeminus) trifft, die sich in dem Flimmerbesatz der inneren Nase verzweigen. Der Flimmerbesatz gerät in Bewegung, wodurch reflektorisch eine Einatmungsstellung des Brustkorbes begünstigt wird.

Die Nasenreizung regt ferner durch die vom gleichen Nerv versorgten inneren Flügelmuskeln einen festen Mundverschluß an. Interessant ist auch, daß bei gesteigertem Luftbedürfnis muskulär die Nasenflügel aufgebläht werden, wodurch sich der intranasale Nasenweg um 1–2 mm erweitert und gleichzeitig – jedenfalls reflektorisch – das Schwellgewebe zum Schrumpfen gebracht wird. Interessant sind ferner reflektorische Fernwirkungen von der Nasenschleimhaut aus, die durch thermische und chemische Reizeinwirkung aus-

gelöst werden und einerseits zur Atemregulierung beitragen, andererseits allgemeine Organwirkungen und
auch Heilwirkungen hervorbringen können. So berich-
ten verschiedene mit Reiznadeln oder ätherischen
Ölen punktmäßig in der Nase behandelnde Praktiker
von reflektorischen Heilwirkungen durch Reizungen
der Nasenschleimhaut bei Asthma, rheumatischen Ge-
lenkentzündungen, Ausfluß, Scheidenkrämpfen und
vegetativen Störungen.

Das an sich normale und wichtige Spiel der Nasenflügel muß wieder geübt werden. So wird z. B. ein
Kind, das mit der Nase atmet, besonders mit verengten Nasenflügeln bei größeren Leistungen, auch eine
stärkere Brustmuskulatur bekommen.

Der Atemschüler oder Patient soll bei geschlossenen
Augen, den Kopf vorgeneigt, dem kühlen Luftstrom
unter dem Nasenrücken, der Nasenwurzel, konzentriert nachspüren und die Ausatmung, wieder mit verengten Nasenflügeln, langsam durch die Nase wegfüh-
ren lernen.

Natürlich gelingt Bronchitikern und Asthmatikern
eine solche Übung sehr schwer, da sie ja mit erweiterten Nasenflügeln, oft mit erweitertem Mund, die Luft-
zufuhr vergrößern wollen. Ein erweiterter Mund ergibt
eine Kehlkopfverengung (Glottisspasmus) und verstärkt einen asthmatischen Bronchospasmus.

Spezielle Übungen führt jede Atemlehrerin oder
Atemtherapeutin durch.

Der Schädel

Im Schädel und im Rückenmarkskanal vom Steißbein
bis hinauf zum Schädel wirkt ein Liquor (Flüssigkeit).

Innen am Steißbein sitzt ein Nervenknoten, Glomus coccygicum oder bei den Yogis »Kundalini« genannt. Die Kundalini hat eine Aufsaugfunktion und bestimmt den Rhythmus der Welle, wie etwas aufgesaugt wird.

Im Schädel, und damit im *Gehirn*, laufen 2 Vorgänge ab:

- das Denken, d. h., in den Gehirnwindungen finden elektrische Bewegungen statt;
- Schwingungen, d. h. der Vorgang der Flüssigkeitsbewegung im Schädel.

Die Flüssigkeit steigt in bestimmter Viskosität (Dichte) hinauf und schwingt im Gehirn. Sie reguliert die Funktion in den Gehirnwindungen. Die elektrischen Bewegungen und die Schwingungen müssen im richtigen Verhältnis zueinander stehen. Bei zu wenig Flüssigkeit findet zu wenig Funkenübertragung statt. Ist die Kundalini gestaut (z. B. bei länger anhaltenden Problemen), gibt es auch Stauungen im Gehirn.

Die beiden wichtigsten Drüsen des Gehirns, die Hypophyse (Hirnanhangdrüse) und die Epiphyse (Zirbeldrüse), stehen wie in einem Wellenbad; es gibt einen Funken zwischen den Drüsen. Wie wir schon bei der Nasenfunktion gehört haben, wird nur über die obersten Gänge unseres Naseninneren die Hypophyse angeregt. Das macht wieder deutlich, wie wichtig die Nasenatmung ist.

Die Bewegungen der Augen bestimmen den Rhythmus der Hypophyse. Belastende Sorgen bleiben in der Hypophyse stecken. Bei Affekt fließt der Liquor schneller. Die »Persönlichkeit« wird gebildet, wenn beide, die Gedanken des Gehirns (elektrische Bewegung) und die Schwingungen, im richtigen Verhältnis zueinander stehen. Der Liquor kommt auch bei Freude in Wallung und bei echter Bejahung in der Liebe.

Im Großhirn haben wir bei der Einatmung den Zustand der Pause, bei der Ausatmung den der Abspannung und bei der Atempause den der Anspannung. Atemerziehung bewirkt also in erster Linie die Zurückführung einer entgleisten, zweiteiligen Atmung des Wechsels von Spannung und Erschlaffung in den natürlichen dreiteiligen Rhythmus, der für das Nervensystem außerordentlich wichtig ist.

Das Spiel von Anspannung, Abspannung und Pause ist also lebenswichtig; denn erst dadurch ergibt sich das richtige Zusammenspiel zwischen Atembewegung und Gehirntätigkeit. Bei angespannt, vor allem geistig angespannt lebenden Menschen wird die Pause – dieser 3. Teil – immer kleiner und kann schließlich im Wachen total verschwinden. Kaum ist die Ausatmung beendet, so atmet der hastige, einseitig intellektuell erzogene Mensch schnell wieder ein.

Die Haltung

Die *richtige Haltung* hat einen ungeheuren Einfluß auf die Beweglichkeit des Zwerchfells.

Die frühere Meinung, der Atemvorgang sei ein brustraumbegrenzter Vorgang, ist insofern überholt, als erwiesen ist, daß die Ganzheit, mit der sich der Körper am Atemvorgang beteiligt, einerseits die ganze Wirbelsäule, den Schultergürtel und den Brustkorb, andererseits die gesamte Atem- und Atemhilfsmuskulatur sowie Rumpf und Becken umfaßt.

Die physikalische Atemwelle – z. B. bei Vollatmung – dringt hinunter bis zum Beckenboden und hinauf über den Schultergürtel und die Nackenmuskulatur bis zum Kopf.

Daß bei solch umfassendem Vorgang des Atemgeschehens in jeder Lage und Stellung die Haltung bestimmt und rückbestimmt wird, ist verständlich.

Die Wirbelsäule gibt dem Körper seinen Halt und den Organen durch den Bandapparat ihre Aufhängung. Die sensible motorische und vegetative Versorgung der einzelnen Körpersegmente ist vom Zustand des Wirbelsäulentraktes abhängig, da die Nerven diesen ganzen Trakt durchlaufen, ehe sie zu den Organen gelangen.

Die Wirbelsäule hat Ausstrahlungsmöglichkeiten bis in die äußersten Randgebiete. Es bestehen auch noch Störungsmöglichkeiten zum vegetativen Grenzstrangsystem durch Kopplung. Eine Erkrankung nur eines einzelnen Abschnitts der Wirbelsäule wirkt sich alarmierend auf den gesamten Organismus aus. Durch unsere heute meist einseitigen Berufsanforderungen wird die Biegsamkeit der Wirbelsäule nicht genügend beansprucht und geht dadurch verloren.

Einseitige Belastung bringt aber Lokalisationsfaktoren für degenerative oder rheumatische Erkrankungen. Die Erkrankung verbreitet sich automatisch, wenn wir nicht aktiv eingreifen. Diese Prozesse beginnen bereits im schulpflichtigen Alter.

Bei Schäden der Halswirbelsäule sind auch Ausstrahlungen auf den Kehlkopf und die Schilddrüse erwiesen. Der Kehlkopf ist mit seinen Bändern an der Halswirbelsäule befestigt. Der bei den meisten Menschen zu sehr nach vorn geneigte und hängende Kopf bringt eine lang währende Verzerrung und Überdehnung mit sich. Dadurch kommt der Kehlkopf in eine schiefe Lage.

Durch den falschen Druck auf die Kehle zeigt sich eine heisere Stimme. Auch auf die Ohren und die Zähne strahlen Veränderungen der Halswirbelsäule aus, indem sie Schmerzen hervorrufen.

Deshalb ist die systematische Schulung einer guten Kopfhaltung ebenso wichtig wie die Arbeit an anderen Wirbelsäulenabschnitten. Die Therapie muß möglichst an den intakt gebliebenen Gelenken beginnen, also im schmerzfreien Raum, und von dort allmählich die kranken, schmerzenden Stellen mit einbeziehen. Haltung ist Leistung, ebenso wie Bewegung Leistung ist.

Es besteht kein Zweifel, daß wir durch die Haltung unserer Wirbelsäule als Funktionseinheit bis zur Umkehrung veränderte Leistungsfolgen herbeiführen können! Anders ausgedrückt heißt dies, daß in der Haltung die meisten Ansätze zu Fehlfunktionsleistungen stecken. Umgekehrt ist die Haltungskorrektur ein Hilfs- und Heilmittel erster Ordnung.

Sicher ist, daß im Yoga Haltungs- und Atemübungen in einer Weise gepflegt werden, die, soweit wir dies bisher überblicken können, bei wirklich richtiger Handhabung leiblich, geistig und seelisch nur gesundheitliche Vorteile bringen. Wie weit diese östliche Lehre und unsere westliche Wissenschaft übereinstimmen können und werden, wird sich im täglichen Leben des einzelnen und der Völker erweisen.

Ein- oder zweimal wöchentlich ½ oder 1 Stunde Heil- oder Krankengymnastik, Bewegungs- und Haltungsübungen mit guten und besten Anweisungen werden in ihrer Wirkung völlig verpuffen, wenn nicht in der Zwischenzeit als Folge eine echte, d. h. unangestrengte und selbstverständliche Haltung erreicht und von den Betreffenden ebenso selbstverständlich dauerhaft eingenommen wird.

Die Lunge

Für das Ausatmen des Kohlendioxids stehen 750 Millionen Lungenbläschen zur Verfügung, jedes so groß wie ein Stecknadelkopf. Normalerweise ist aber nur jedes 20. Lungenbläschen »in Betrieb«. Man würde kaum glauben, daß in diesem so glänzend durchkonstruierten *Versandsystem* irgend etwas schiefgehen könnte. Aber die Lungenbläschen haben nur recht wenig Eigenelastizität.

Durch zu starke Brustoberatmung oder Mundatmung können sie überbeansprucht werden. Die Zusammenziehbewegung, die für die Abgabe des Kohlendioxids so wichtig ist, kommt aus dem Gleichgewicht, die Elastizität läßt nach, die Lungenbläschen behalten den Inhalt, und es kann ein Lungenemphysem entstehen. Bei Sportlern kommt diese Art der Erkrankung sehr häufig vor, eben durch falsche, einseitige Mund- und Hochatmung.

Interessant ist auch, daß dieser Millionenbetrieb der Lungen von einer eigenen Zentrale gesteuert wird, dem Atemzentrum, das im verlängerten Rückenmark liegt. Solange diese Steuerung sich selbst automatisch regeln kann, atmet man, ohne darauf zu achten, etwa ½ l Luft pro Atemzug ein und aus (bei Zwerchfellatmung).

Wird diese automatische Steuerung jedoch durch »höhere Gewalt« – etwa bei Todesangst und Angst überhaupt (»mir bleibt vor Schreck die Luft weg«) – unterbrochen, so können mehr oder weniger schwere Störungen auftreten, bis die automatische Steuerung wieder einsetzt.

Hat ein Mensch in 24 Stunden etwa die Kalorienmenge von 890 g aufgenommen, so müssen zu deren

Verbrennung zwischen 954 und 1598 g Sauerstoff herangeschafft werden. Der Atemapparat muß dazu 15 000–20 000 Atemzüge leisten und das Herz 86 400 Herzschläge machen, um in der Menge von 7200 l den Sauerstoff an die Zellen und die dort gelagerten Kalorien zu befördern. Die Herzleistung gilt natürlich auch

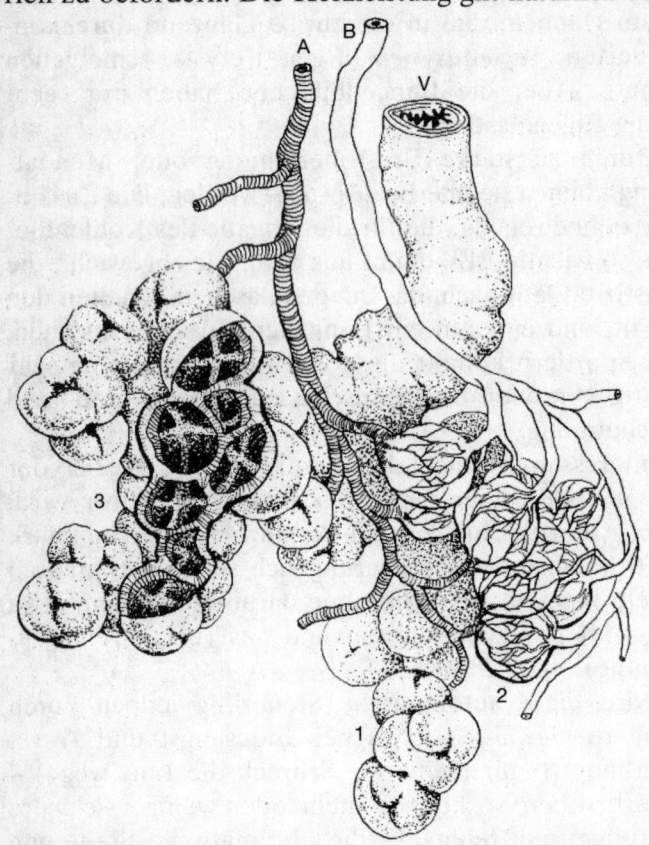

Lungenbläschen (A = Arterie, B = Bronchie, V = Vene; 1 = Bläschen ohne, 2 = Bläschen mit Blutgefäßen; 3 = aufgeschnitten)

der Kalorienverteilung. Äußere und innere Atmung sind eine innerbetriebliche Höchstleistung.

Zu bedenken ist, daß die Oberfläche des menschlichen Körpers 2 m^2, die des menschlichen Darms etwa 2,5 m^2 ausmacht, die menschliche Lunge sich hingegen über 80–120 m^2 ausdehnt, eine Fläche, die sich durch Atemtraining noch weiter entfalten kann.

Dementsprechend verhalten sich auch die Werte für das Luftfassungsvermögen der Lunge. Das maximale Luftfassungsvermögen, die sogenannte Vitalkapazität, schwankt zwischen 3000 und 5000 cm^3.

Die Vitalkapazität unterteilt sich in 1000 cm^3 Restluft. Sie bleibt stets in der Lunge: eine Art Lungenpolster. Luftleer finden wir die Lunge ausschließlich vor dem ersten Atemzug nach der Geburt. Zug um Zug wird vom ersten Atemzug an das Restluftvolumen erworben. Schwächliche Kinder brauchen Stunden und Tage, kräftige kleine Schreier zeigen eine prompte Entfaltung.

Weitere 500 cm^3 Reserveluft können bei tiefster Ausatmung jeweils wieder aus der Lunge ausgeschieden werden. Auf dieser Luftfüllung baut sich das Volumen der Atemluft mit wiederum 500 cm^3 auf, eine Luftmenge, die man als Erwachsener durchschnittlich mit einem einzelnen Ruheatemzug wechselt. Darüber hinaus kann sich die Lunge zur Aufnahme der Zusatzluft entfalten, die zwischen 1000 und 3000 cm^3 individuell variiert.

Ausschnitte aus verschiedenen Übungsprogrammen nach Dr. med. Parow

Funkionelle Atemtherapie

Die Mundatmung ist nur eine Notatmung. Kinder, die durch den Mund atmen, bleiben in Leistungen und Denkvermögen zurück. Außerdem wachsen bei Mundatmung durch Nichtbenutzung der 6 Atemwege der Nase Polypen, und zur Abwehr der kalten Luftströme durch den Mund wachsen die Mandeln. Bei Mundatmung kommen alle Schmutzstoffe und kalten Luftströme (Ein- und Ausatmen ist eine Luftbewegung und darum immer kalt) ungefiltert in die empfindsamen Lungen. Die durch die Nase einströmende Luft wird durch je 3 Nasengänge vom Staub befreit und erwärmt. Durch die oberen, die »dritten« Gänge wird die Hypophyse – sie steuert die gesamte Drüsentätigkeit – unterströmt. Die durch die Nasengänge fließenden Luftströme wirken über den Weg der Reflexe auch anregend auf das Gehirn. Die oberen Luftwege ergeben einen erhöhten Einatmungswiderstand, der Sog und Unterdruck im Brustkorb erhöht, was sich auf die Ansaugung des venösen Körperblutes in die Lungen – den venösen Rückstrom aus den Beinen bei stehender und sitzender Tätigkeit – stark förderlich auswirkt. Während des Laufens ist trotz der schlechten Atmung durch den Mund wenigstens durch die Bewegung der Beine eine Kreislaufhilfe gegeben.

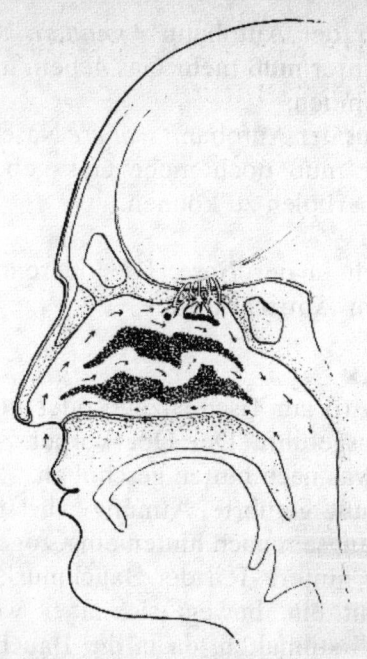

Die Nase mit den unteren, mittleren und oberen Nasengängen

Es kommt also darauf an, durch die oberen und die mittleren Nasengänge zu atmen. Schauen Sie sich auf der obigen Abbildung genau die unteren, mittleren und oberen Nasengänge an! Dabei werden Sie auch feststellen, daß ⅔ der Nase im Kopfraum liegen und voll von Sekreten sein können, die dringend ausgeschnaubt werden müssen. Erklären Sie einem Kind oder Jugendlichen diese Luftwege an dem Beispiel der 3 Fahrbahnen der Autobahn:

• langsame Einfahrt = *untere* Atemeingänge an der Nase;

- Normalspur der Autobahn = *mittlere* Nasengänge, der Autofahrer muß mehr Gas geben, um schneller voranzukommen;
- Überholspur der Autobahn = *obere* Nasengänge, der Autofahrer muß noch mehr Gas geben, um die anderen überholen zu können.

So ist es auch in der Nase: Die oberen Luftströme brauchen mehr Antriebskraft.

Der Bauchsack

Die Übung wird am Tisch sitzend oder in der Hocke am Boden ausgeführt. Der Oberkörper ist gestreckt, das Kreuz etwas nach hinten geschoben.

Ohne bewußt geführte Atmung wird die vordere Bauchwand langsam nach hinten eingezogen. Der seitliche und der hintere Teil der Bauchmuskulatur zieht sich dabei mit ein, bewegt sich aber weniger. Der Brustkorb soll stillhalten, da ja die Bauchmuskulatur an ihm ihren Halt hat.

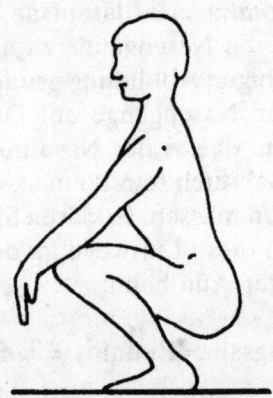

Der Bauchsack

Anfangs wird im Sitzen oder in der Hocke geübt, dann im Stehen mit lockeren Knien. So werden die Bauchmuskeln so weit gekräftigt, daß sie beim Husten nicht mehr gefährlich nach vorn statt nach hinten (innen) gedrückt werden.

Das heißt also, daß der ganze Bauchmuskelsack oder -schlauch ringsherum angespannt und anschließend wieder losgelassen wird (ohne dabei das Becken vorzukippen), während der Brustkorb und die Wirbelsäule sich überhaupt nicht bewegen!

Atmen ohne Nasenverengung

Die Atemluft wird ganz weich – ohne geringste Anstrengung – auf »sch« durch den Mund hinausgelassen, wobei sich der Bauchsack (wie bei der vorigen Übung) im ganzen Rund enger zieht. Beim anschließenden Loslassen des Bauchsacks strömt die Luft »von allein« und fast geräuschlos wieder ein, wobei sich der ganze Bauchsack erweitert.

Es ist falsch, die Luft kraftvoll hinauszublasen und hinterher wieder kräftig Luft zu holen. Der Brustkorb bewegt sich bei dieser Übung überhaupt nicht. Mit der Vorstellung, die Luft ströme nur nach ganz unten in den Rücken (ins Kreuz), erreicht man das Nachgeben der gesamten Bauchmuskulatur am besten.

Dann erfolgt wieder das langsam kontrollierte Loslassen des Ausatmens auf »sch«.

Die Wirbelsäule wird durch die Vorstellung hochgehalten, daß man den Rücken mit gestreckt gehaltenem Nacken nach oben hin »in die Länge zieht«. Ein auf den Scheitel gelegtes dickes Buch erleichtert die Kontrolle. In dieser gestreckten Wirbelsäulen-Kopf-Haltung bleibt der obere Brustkorb gewölbt und weit, während man unten im Bauch-Lenden-Kreuz-Bereich ruhig weiteratmet. Die Entspannung der Schultern wird im Stehen durch bewußtes »Hängenlassen« erreicht, im Sitzen durch das der Ellbogen.

Richtiges Naseputzen

Beim ungünstigen »zivilisierten« Naseputzen wird das Taschentuch zu nahe an die Nasenausgänge gehalten. Dadurch besteht die Gefahr, daß der Naseninhalt statt hinaus in die Nebenhöhlen gepreßt wird.

Beim richtigen Naseputzen wird das Taschentuch weit fortgehalten und ein Nasenloch im Wechsel mit dem anderen fest ausgeschnaubt, wobei der Kopf vorgeneigt wird. Hierdurch werden auch Kiefer- und Stirnhöhlen von Bakterien gereinigt.

Singen bei Preßatmung

Die Preßatmung beim Bronchialasthma ist u. a. auf den zu schwachen Brustkorb zurückzuführen. Nach längerer Preßatmung gibt es sogar eine Brustkorbdeformierung. Diese entsteht durch den ungünstigen Muskelzug der Fehlatmung. Das dauernd im Ab- und Aufbau begriffene Knochengewebe bei Kindern und Jugendlichen verformt den Brustkorb durch diese falsche Belastung. Diese Gefahr läßt sich am einfachsten in frühester Jugend beheben, indem man die Kinder singen läßt. Beim Singen braucht man nur auf das Halten (Hochhalten) des Brustkorbs zu achten. Senkt man den Brustkorb während des Singens sehr schnell ab, hat man darauf zu achten, daß die sogenannte Rundbauchatmung beim Einatmen gelernt wird, während des Singens sich dann das Bauchrund langsam »von allein« verringern soll (nicht bewußt einziehen lassen), wobei sich der Brustkorb etwas hebt, um dann zum Schluß des Singens sich erst in der Mitte (an den

Rippenbögen) zu verengen. Er darf also nicht von oben herabstürzen.

Bei ganz kleinen Kindern läßt sich unter Beobachtung des richtigen Atmens auch das Nachahmen von Tierstimmen, Gähnen, Stöhnen gut in die Arbeit einbeziehen.

Noch einmal möchte ich an die Wichtigkeit der Nasenatmung erinnern. Die Nasenfunktion muß schon bei den kleinsten Kindern geübt werden; denn die Mundatmung fördert Polypenbildung und Erkältungen.

»Lokomotivübung«
Vorübung:

Mit der Nase, den Kopf vorgeneigt, kurz und kräftig die Luft einziehen. Dabei die Nasenflügel eng ziehen (ein), dann locker lassen (aus). Dieses 2- bis 3mal wiederholen, so daß das an sich normale und so wichtige Spiel der Nasenflügel dabei geübt wird!

Ein Kind z. B., das bei Leistungen wie Laufen und Turnen mit der Nase atmet und bei vorgeneigtem Kopf dabei die Nasenflügel »arbeiten« läßt – eng und weit –, wird neben der großen Atemmenge auch eine stärkere Brustmuskulatur bekommen.

Bei der nächsten Übung wird immer die Ausatmung etwas betont, die Einatmung soll allein geschehen. Dies sollte ebenfalls 2- bis 3mal wiederholt werden. Wenn der Schüler die Einatmung zu sehr betont, nimmt er zuviel Sauerstoff ein, und es gibt eine Überventilation.

Nun also wie soeben geübt 3- bis 4- oder 5mal mit engen Nasenflügeln einatmen (dazwischen locker lassen) und 3- bis 4- oder 5mal mit engen Nasenflügeln ausatmen (dazwischen locker lassen). Die Einatmung wohl laut, aber die Ausatmung lauter! Diese Übung kann ebenfalls 20- bis 30mal hintereinander ausgeführt werden. Wem es dabei schwindelig wird, der hat zuviel eingeatmet und nicht – wie zuvor beschrieben – die Ausatmung betont.

Rippenspreizen mit Atemführung

Mit Hilfe der zum Atmen gegen Widerstand öfter praktizierten Nasenschniefatmung wird die Taille unter geringerem horizontalem Erweitern des mittleren Brustkorbs gedehnt.

Die richtige Dosierung ist daran zu erkennen, daß die Bewegung ausschließlich in der Mitte des Körpers geschieht. Klappt es mit der Nasenschniefatmung nicht, so genügt auch, behelfsmäßig mit den Lippen ein »f« zu formen, um den benötigten Atemwiderstand herzustellen. Denken Sie aber daran, die Ausatmung zu betonen, sonst besteht Überventilationsgefahr, also Schwindelgefühl und Unwohlsein. Erst beim Ausatmen wird der Brustkorb im mittleren Teil wieder langsam »zusammengeschoben« oder »losgelassen« wie bei einer Ziehharmonika, und zwar ohne Anspannung des Schultergürtels, Mitbewegung der Wirbelsäule oder Einziehen des Bauches. Diese Fehler werden leichter vermieden, wenn man nur so tief, schnell oder kräftig atmet, wie es ohne das geringste Bewegen des oberen Brustkorbs eben möglich ist.

Rippenspreizen ohne Atemführung

Die Brustwandmuskeln werden isoliert ganz kurz angespannt und sofort wieder losgelassen; der Brustkorb dabei geringfügig bewegt (erweitert). Dies ist die wirksamste Sonderübung zur Kräftigung des Brustkorbs und für die Verbesserung seiner Form unentbehrlich.

Diese Übung gelingt meist im Sitzen, am leichtesten

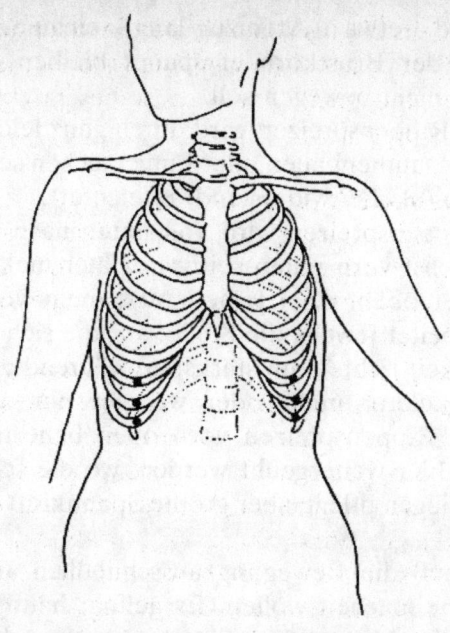

Rippenspreizen. Die Partien, die zuerst gespreizt werden, sind punktiert

im Liegen, und wird wie oben bei entspannten Schultern, entspanntem Brustkorb, entspanntem Bauch und absolut stillstehender, möglichst gerader Wirbelsäule vorgenommen. Die Atmung bleibt sich selber überlassen; für ihre Entspannung wird, zusammen mit der des Brustkorbs vor und während der Übung, durch »Loslassen des Atems« gesorgt. Der – entspannte – Bauch wird beim Anspannen des Brustkorbs ganz wenig und ganz ohne eigenes Anspannen eingezogen. Die Rippen werden durch ein kurzes, innen in der Brustkorbwand spürbares Anspannen minimal »gespreizt« und sofort wieder losgelassen. Vor jedem neuen Anspannen ist eine Pause – etwa 1 Atemzug lang – einzulegen, während der der Brustkorb entspannt bleiben und sich möglichst nicht bewegen soll.

Dieses Rippenspreizen wird durch ganz leichtes Anlegen der Daumenballen oder Fingerrücken seitlich am Brustkorb (als Leitwiderstand) erleichtert.

Das Rippenspreizen wird von unten nach oben geübt; zunächst vorn unten seitlich, später mehr seitlich und weiter oben, zuletzt mehr und mehr vorn oben. Dabei arbeitet jeweils die Stelle, auf die sich die Aufmerksamkeit richtet, am stärksten, während die übrige Brustmuskulatur mehr oder weniger nur mitmacht. Wird das Rippenspreizen vorn oben beherrscht, soll nur noch hier weitergeübt werden, wo die schwächste Stelle zu liegen pflegt, aber größte Spannkraft erforderlich ist.

Man muß die Bewegung ausschließlich »innen im Brustkorb« machen wollen. Es gelingt häufig am besten mit der Vorstellung, die Rippen ganz kurz »anzupfen« zu wollen und sofort wieder loszulassen oder die auf dem Brustkorb ruhende Haut mit einer minimalen Bewegung zur Seite zu stoßen.

Bei dieser Übung gibt es zahlreiche Möglichkeiten, Fehler zu begehen:

1) Die Brustwandmuskeln bleiben gespannt. Der Brustkorb bleibt dann weit und wird steif und unbeweglich, ein weiteres aktives Spreizen der Rippen ist nicht mehr möglich, es kommt statt dessen zu einer der nachstehenden falschen Bewegungen.

2) Es werden ähnliche, aber falsche Bewegungen des Brustkorbs mit Hilfe der Muskeln des Schultergürtels gemacht.

Das Eingreifen der vorderen Schultermuskeln ist am Heben des Schlüsselbeins und Anspannen der äußeren Brustkorbmuskeln vorn auf der Brust leicht zu erkennen.

Die gefährlichsten falschen Bewegungen sind das Eingreifen der hinteren Schultermuskulatur; dabei beteiligt sich speziell ein breiter Muskel, der vom Schulterblatt aus den Brustkorb von hinten umgreift und den unteren Brustkorb erweitern kann. Dieses falsche Erweitern ist nur bei größter Aufmerksamkeit zu erkennen, und zwar daran, daß der Brustkorb dabei vorn oben etwas einsinkt, während er unten relativ weit auseinandergezogen wird. Diese beiden Arten falscher Brustkorbbewegung geschehen nicht wie beim korrekten Rippenspreizen mit kleinem kurzen Ruck und sofortigem Wiederloslassen, sondern langsamer und zögernd.

3) Eine dem Rippenspreizen ähnliche Brustkorbbewegung kann auch dadurch eintreten, daß sich der Bauch zusammenzieht und der Brustkorb auseinandergedrängt wird. Dieses aktive Einziehen des Bauches ist von dessen korrektem passiven Eingezogenwerden leicht zu unterscheiden.

Das korrekte Rippenspreizen gelingt nur, wenn der Brustkorb in der Pause völlig entspannt wird und sich kein außen am Brustkorb sichtbarer Muskel daran beteiligt. Es ist daran zu erkennen, daß das Schlüsselbein ruhig steht und sich der Brustkorb ganz minimal, aber überall weitet, auch vorn oben, während sich keiner der äußeren, sichtbaren Muskeln anspannt. Im Spiegel läßt sich das leicht kontrollieren.

Das Anspannen in den Brustwandmuskeln gelingt

bei erfolgreichem Üben mit der Zeit immer besser. Schließlich kommt es sogar so weit, daß man einzelne Partien des Brustkorbs beim Anspannen bevorzugen kann. Die Übung ist erfolgreich, wenn das Rippenspreizen vorn oben jederzeit, in jeder beliebigen Stellung und spielend leicht gelingt.

Das Ziel des Brustkorbtrainings ist erreicht, wenn sich der obere Brustkorb automatisch dauernd in seiner normalen gewölbten Form hält, ohne sich mit dem Ein- und Ausatmen auf und ab zu bewegen, auch dann, wenn gegen kräftigen Widerstand – »schniefend« – eingeatmet wird. Damit ist es auch möglich geworden, die Form des Brustkorbs zu verbessern.

Für geringfügige Deformierungen reicht es oft schon aus, bei den Bewegungs- und Spannungsübungen des Brustkorbs die schwächere Seite zu bevorzugen.

Manchmal genügt es sogar schon, mit dem Bild des normalen Brustkorbs vor Augen, bei relativ leerer Lunge und schmalem unteren Brustkorb den oberen Brustkorb gewölbt zu halten. Eine durchgreifendere Wirkung hat – und ist daher bei größeren Deformierungen unentbehrlich – die orthopädische Behandlung.

Bauchmuskulaturübungen

Die Atmung kann nur gelingen, wenn die Bauchwand nachgibt. Durch schlechte Haltung kann die Bauchwand beim Einatmen nicht genügend nachgeben und so beim Ausatmen nicht entspannt bleiben.

Oft ist die Bauchdecke stark überdehnt und muß durch entsprechende Übungen gekräftigt werden. Öfters allerdings haben ein Asthmatiker oder Bronchitiker eine zu schwache Bauchdecke, die die inneren Organe gegen das Zwerchfell hochhält.

Als erstes muß geübt werden, die Bauchmuskulatur

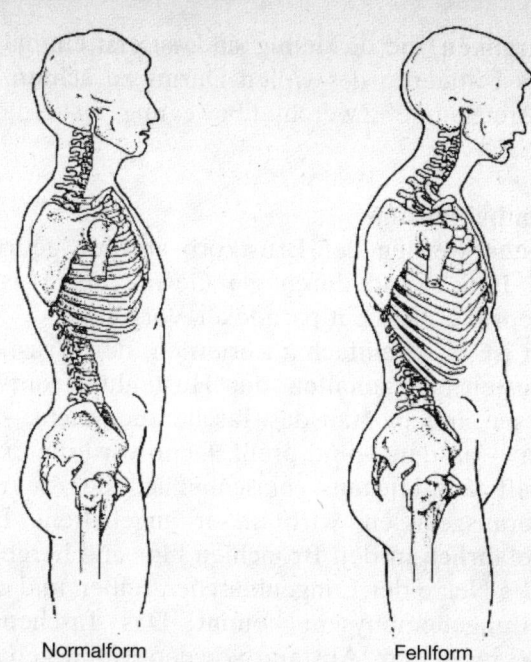

Normalform   Fehlform

Wirbelsäulenhaltung und Körperform

beweglicher zu machen. Dazu lassen Sie im Sitzen (im Schneidersitz oder auf einem Stuhl) Ihre Taille beim Einatmen so weit wie ohne Verkrampfung möglich »auseinandergehen« und beim Ausatmen wieder »normal« werden. Dabei darf der Brustkorb nicht gehoben und gesenkt werden.

Dann sollten Sie im Stehen und Gehen langsam und unverkrampft tief und kräftig ein- und ausatmen (ausatmen leicht betonen), und zwar entweder Nase ein – Nase aus oder Mund ein (Lippen vorgewölbt) – Mund aus; beim Laufen dabei die Zungenspitze zum Gaumen hochhalten, wodurch die Kaltluft gegen den Zungenrücken geführt wird und nicht in den Hals.

81

Bei Kranken, die dickleibig sind, ist erst einmal auf ein gutes Entleeren des vollen Darms zu achten, um eine ausreichende Zwerchfellbewegung zu ermöglichen.

Übungen bei Husten

Bei Husten werden der Brustkorb abwärts gedrückt und die Bauchwand durch die Gewalt des Hustens herausgepreßt. Also ein paradoxer Vorgang.

Dabei ist es so einfach zu erlernen, den Brustkorb beim Husten hochzuhalten, den Hustenluftstrom herauszulassen, indem man das Taschentuch nicht – wie angelernt – an den Mund preßt. Denn wird die explosive Kraft des Hustens (einschließlich der Sekrete) nicht herausgelassen, wird dieser angehaltene Luftstrom gefährlich in den Bronchien hin- und hergejagt, so daß die Netze der Lungenbläschen reißen und es zu einem Lungenemphysem kommt. Das Taschentuch muß also in 2–3 cm Abstand vor den Mund gehalten werden.

Übrigens lassen Kleinstkinder instinktsicher den Hustenstoß durch den geöffneten Mund heraus, wobei sich der Bauch richtig einzieht, bis man ihnen leider beibringt, die Hand vor den Mund zu pressen.

Kann nun der Brustkorb trotz Übung beim Husten nicht oben gehalten werden, wozu eine kräftige Brustwandmuskulatur imstande ist, soll erst einmal die untere Bauchwand während des Aushustenstoßes kräftig nach innen gezogen werden. Auch ist es ratsam, nur einen festen Hustenstoß herauszulassen, höchstens zwei. Bei falschen Hustenstößen ist der Hustenreiz nicht mehr zu bremsen und nie in den Griff zu bekommen. Auch ist das Abhusten mit einem Hustenstoß viel leichter und mit geringerem Aufwand verbunden.

Um das Abhusten zu erleichtern, ist es ratsam, warmen Tee, vor allen Dingen gegen Morgen, zu sich zu nehmen. Stellen Sie eine Thermosflasche mit warmem Hustentee an Ihr Bett, und trinken Sie rasch gegen Morgen, wenn die Enge auftritt und die bedrückende Angst dazukommt, einen warmen Schluck. Reiben Sie im Halbschlaf den Brustkorb mit einem wärmenden, aber nicht zu scharfen Mittel ein. Wenden Sie dann die richtige Hustentechnik an. Der Hustenreiz wird geringer, wenn Sie nach dem Hustenstoß nicht tief, sondern kurz und flach atmen und sich entspannen. Die Lippen sind dabei nur zu einem Spalt geöffnet. Das Gesicht, vor allem die Stirnmuskulatur, muß entspannt sein. Dann wird leise, weich schlürfend auf »f« wenig Luft eingeatmet und wenig ausgeatmet, der untere Brustkorb ist horizontal breit gespannt. Beim Ausatmen darf dieses Mal aber nicht die Mitte nachgeben, sondern muß breit gespannt gehalten bleiben. Spannt sich die Mitte doch von selbst etwas ab, dann spannen Sie sie beim nächsten Einatmen wieder breit auseinander.

Sehr gefährlich ist beim älteren Bronchialasthmatiker neben dem Husten ein gepreßtes Sprechen! Bei schweren Formen wird der Bauch beim Sprechen herausgedrückt, der Brustkorb fällt abwärts. Der dadurch verursachte Widerstand in der Stimmritze wird zu einem reibenden Geräusch, und schließlich kann auch das Ein- und Ausatmen von diesem Geräusch begleitet sein. Es handelt sich hier um eine *paradoxe Zwerchfellatmung*. Beim Einatmen wird die Mitte (also die untere Brustkorböffnung) enger, beim Ausatmen geht sie wieder auseinander. Dies ist also wieder die Umkehrung des Normalvorgangs.

Diese Fehlatmung läuft nun immer in den gewohnten Bahnen, sogar in körperlicher Ruhe. Die Leistung der Lungen wird um 50 % herabgesetzt. Die Bronchien werden ebenfalls mehr oder weniger verengt, die Sauerstoffabgabe an das Blut erschwert. Bei einem Asthmaanfall oder vorgeschrittener Lungenerweiterung (Lungenemphysem) können sogar diese hochgradigen Fehlabläufe oft gänzlich versagen. Die Fehlhaltung und die Unbeweglichkeit der Nasenflügel, die oft dick und steif werden, tragen noch zur Verschlimmerung bei. Auch läßt der Geruchssinn nach.

Bei paradoxer Zwerchfellatmung kommt es nun vor allen Dingen darauf an, das Zwerchfell selbst zu kräftigen.

Die Zwerchfellkräftigung erfolgt immer gemeinsam mit der des Brustkorbs, da die Muskeln des Zwerchfells stets mit denen der Brustkorbwand gemeinsam arbeiten und das Zwerchfell ja auch am Brustkorb rund angewachsen ist. Dazu einige Übungen.

Einatmen gegen Widerstand
Die Luft wird durch eine mit Nase (enge Nasenflügel) oder Mund (»F«) hergestellte Enge eingesaugt und ausgeblasen. Durch diese Erschwerung wird zugleich mit der Atemmuskulatur auch das Zwerchfell gezwungen, sich kräftig anzuspannen. Dieses kann in jeder Lage geübt werden. Das Gesicht muß entspannt sein, die Stirn gelockert. Dies alles ohne jede Mithilfe des Schultergürtels. Ausschließlich die Taille bewegt sich.

»Schniefen«
Das »Schniefen« ist ein ruckartiges Einatmen, wobei die Nasenflügel angesaugt, losgelassen, wieder angesaugt, wieder losgelassen werden usw. Auch die Taille dehnt sich ruckartig, was mit der Hand zu kontrollieren ist.

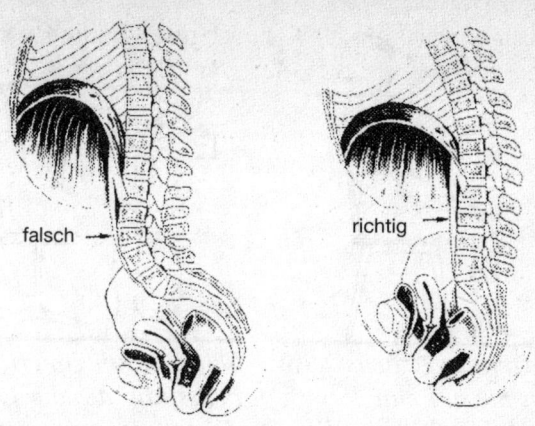

falsch →   ← richtig

»Herausspannen« der Taille

Ohne zu atmen, wird die Taille kräftig gespannt, indem
sie und auch die Lendenregion gleichsam von innen
herausgedrückt werden. Mit leicht rundem Kreuz sitzen oder stehen. Der Brustkorb muß oben stillstehen.
Nach dem Anstoßen sofort wieder loslassen. Der Atem
wird ruhig gehalten, nicht gestaut oder gepreßt. Damit
sind wir schon bei der Verhütung des Hohlkreuzes
(Abb. S. 86, 87 und 88), das verstärkt die Last des
Schultergürtels auf den Atmungsvorgang. Allen Fragen der Haltung ist gemeinsam, daß bei Fehlhaltung
zwangsläufig Fehlatmung und bei Fehlatmung zwangsläufig Fehlhaltung auftritt, bis zu Hängebauch, Eingeweidesenkung und -vorfall. Sicher ist aber auch, daß all
diese unschönen und ungesunden Erscheinungen reine
Folgeerscheinungen und im weitestgehenden Maße
Fehlatmungsfolgen sind, um deren Spätbehebung wir
uns zwar schon heute kümmern, deren Frühverhinde-
rung durch richtige Haltung und Atmung und das
richtige Verhältnis zwischen diesen beiden Vorgängen
jedoch unsere Zukunftsaufgabe ist.

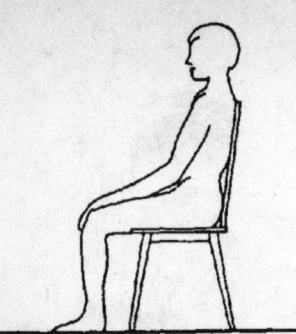 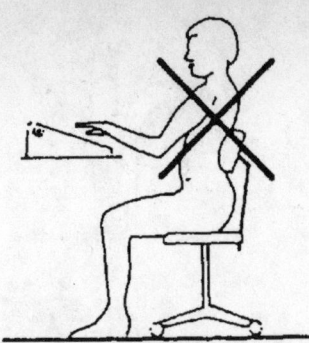

Bei sitzender Arbeitsweise sollten Sie auf eine korrekte Haltung Ihrer Wirbelsäule achten.

Schlecht konzipierter Arbeitsstuhl, der die Lendenkrümmung verstärkt.

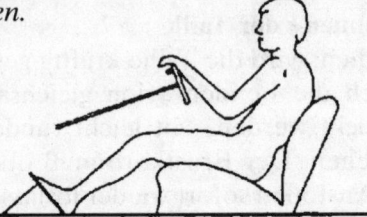

Autositze sind häufig zu tief; sie heben die Lendenlordose vollständig auf.

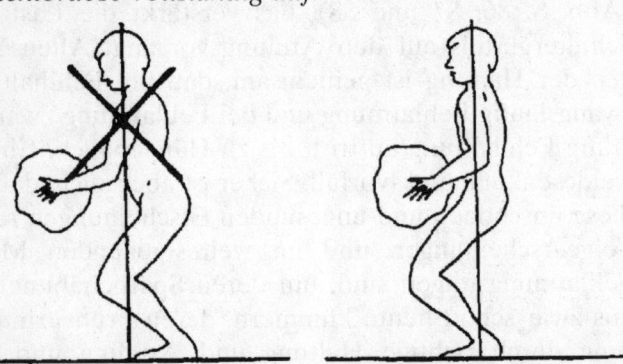

Schwere Gegenstände sollen entlang der Körperachse ohne Vorneigung des Oberkörpers aufgehoben werden.

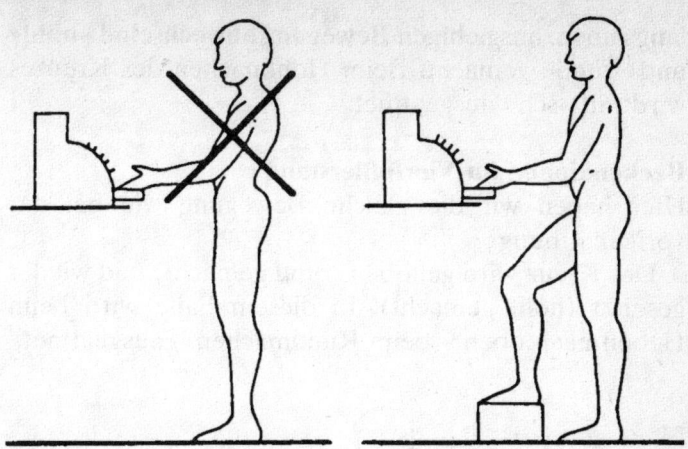

Falls Sie Ihre Arbeit stehend verrichten, soll ein Bein auf einem Schemel stehen.

Beckenkippen im Sitzen

Man sitzt mit aufgerichtetem Oberkörper auf dem vorderen Drittel eines harten Stuhls; der gestreckte Nacken und die entspannten Schultern sollen möglichst ruhig gehalten werden. Das Kreuz wird mit einer

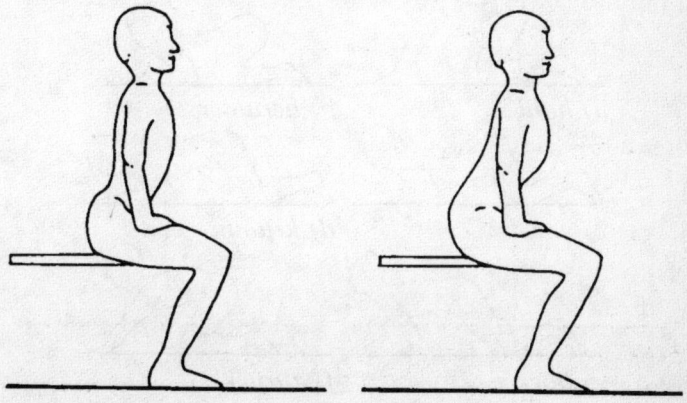

langsamen, ausgiebigen Bewegung abwechselnd »hohl« und »rund« gemacht. Beim Hohlmachen des Kreuzes wird mit »sch« ausgeatmet.

Beckenkippen im Vierfüßlerstand
Hier haben wir die gleiche Bewegung wie bei der vorigen Übung.

Das Kreuz wird gehoben (rund gemacht) und wieder gesenkt (hohl gemacht). In diesem Falle wird beim Heben nach oben – beim Rundmachen – ausgeatmet.

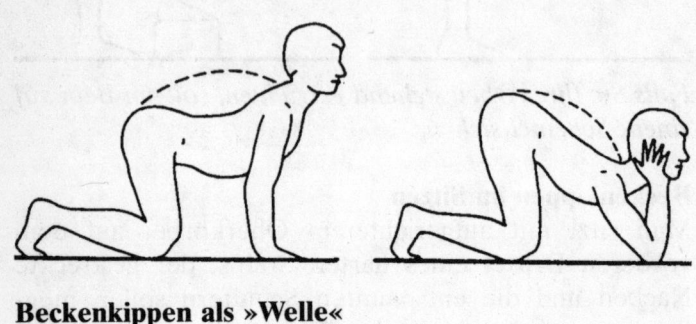

Beckenkippen als »Welle«

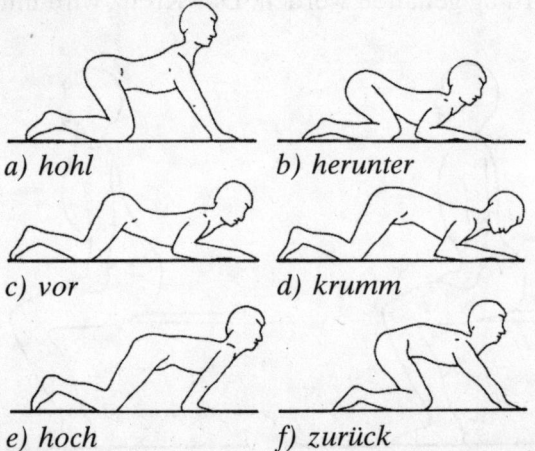

a) hohl   b) herunter

c) vor   d) krumm

e) hoch   f) zurück

Beckenkippen im Stehen

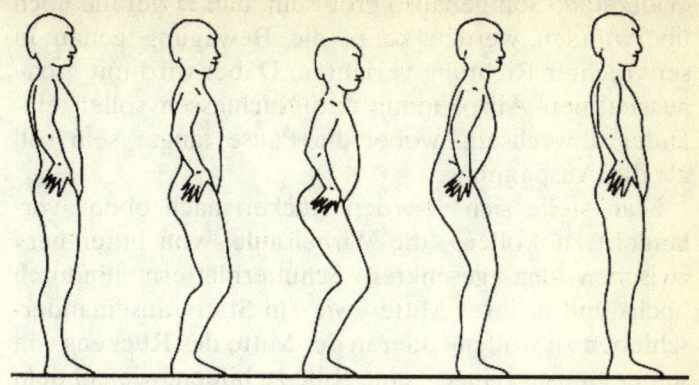

Strecken der Wirbelsäule mit Lasttragen

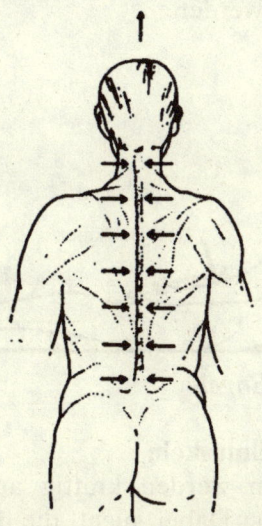

Die Wirbelsäule wird bei gerecktem Nacken gegen den kräftigen Druck gestreckt, den eine Hilfsperson mit

89

den Händen auf den Scheitel des Übenden ausübt. Der Widerstand soll genauso groß sein, daß er gerade noch überwunden werden kann, die Bewegung genau in senkrechter Richtung verlaufen. Dabei wird mit »sch« ausgeatmet. Anspannung und Nachlassen sollen einander abwechseln, wobei die Pause länger sein soll als die Anspannung.

Man stelle sich vor, den Rücken nach oben »verlängern zu wollen«, die Wirbelsäule »von unter her« zwischen den gesenkten Schulterblättern hindurch hoch- und in ihrer Mitte »wie ein Stativ auseinanderschieben zu wollen« oder in der Mitte des Rückens – in seiner ganzen Länge – eine Rille zu bilden, wie auf dem Bild »schwebender Engel« ersichtlich.

Diese Übung mit Last auf dem Kopf kann auch im Gehen ausgeführt werden.

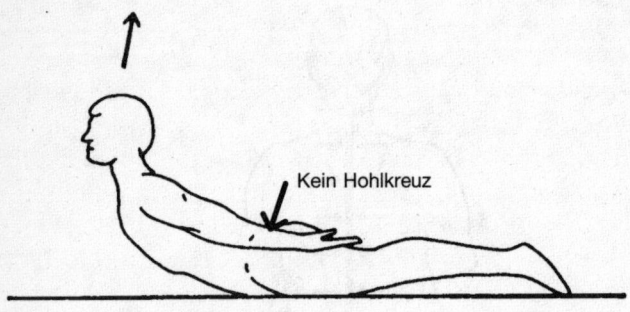

Der »schwebende Engel«

Spannen der Gesäßmuskeln

Die Gesäßmuskeln werden kräftig angespannt und wieder losgelassen. Dabei nicht die Luft anhalten. Beim Anspannen der Muskeln wird mit »sch« ausgeatmet. Diese Übung kann auch im Sitzen gemacht werden.

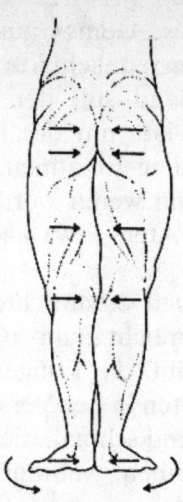

Atemhilfe bei Atemlosigkeit

Sportler müssen die Atmung unter allen Umständen, auch bei schwerster Anstrengung, in Ruhe lassen können und dürfen sie dabei nie anhalten. Dies gelingt nur bei ausreichend kräftiger Atem- und Rumpfmuskulatur. Den erhöhten Sauerstoffbedarf einer maximalen Belastung kann die wirkungsvolle Normalatmung mühelos befriedigen. Dies ist bei Fehlatmung jedoch nicht möglich. Zwar kann durch Vertiefung der Atmung eine geringfügige Verbesserung erreicht werden. Daß aber die Nachteile der Fehlatmung bei erhöhter Bewegung und exzessiver Atemtiefe zunehmen und auch durch exzessiven Luftwechsel nicht ausgeglichen werden können, liegt auf der Hand. Man darf also die Regulierung der Atemtiefe und das Einüben der notwendigen Atemtiefe getrost dem Organismus überlassen, auch bei intensivstem Konditionstraining.

Das Ausatmen geschieht am besten mit dem geschilderten »Loslassen des Atems« auf »sch«; es soll in diesem Zusammenhang nur sehr kurz sein: »ein Fingerhut voll«. Anschließend soll der untere Brustkorb schmal bleiben. Man läßt nur die Taille beim darauffolgenden automatischen Einatmen, ohne Luft zu holen, »von allein« wieder weiter werden. Natürlich muß man sich hüten, den Atem etwa nach dem Ausatmen anzuhalten.

Das bei Muskelarbeit erwünschte normale Weiterlaufen des Atems erreicht man auf ähnliche Weise, wenn man sich bemüht, die Lungen möglichst »leer« sein zu lassen, am besten in der Vorstellung, der untere Brustkorb solle dauernd schmal, die Magengrube dauernd eingesunken bleiben, während die Atmung sich selbst überlassen wird.

Diese Art, die Atmung auch bei Anstrengung buchstäblich »in Ruhe zu lassen«, sollte zur festen Gewohnheit werden.

Anderes Atemtraining, mit dem man eine erhöhte Atemtiefe anstrebt, trägt nicht zur Erhöhung der körperlichen Leistungsfähigkeit bei. Diese, die »Kondition« des Sportlers, ist ausschließlich Sache des Kreislaufs und der Muskeln. Ihre Grenzen machen sich zwar als »Außer-Atem-Sein« bemerkbar. Daß sie aber nur durch Muskel- und Kreislauftraining unter Zuwachs an Herzleistung vergrößert werden kann, ist eine Tatsache.

Atemhilfe zum Tauchen

Das Tauchen wird durch richtiges »Stauen« erheblich erleichtert: Nach einem tiefen Ausatmen wird mäßig tief eingeatmet und die Luft bei geschlossenem Mund drucklos wie zum Lautansatz unter Spannung des Brustkorbs und des Zwerchfells angestaut. Während des Tauchens bleiben Brustkorb und Taille weit wie beim Laut; die Taille kann sogar eher etwas weiter werden, während gleichzeitig von Zeit zu Zeit eine minimale Luftmenge durch die Nase herausgelassen wird.

Nasenfunktionstraining

Die atemtherapeutische Behandlung der Nase und die Übung ihrer Funktionen bewirken eine Regulation
- der Nasenweite,
- der Durchblutung und Lymphströmung,
- der Funktion von sensiblen und Riechnerven.

Da es sich bei der Nasenbehandlung wie bei jeder Atemtherapie um eine Basistherapie handelt, ist ihre Anwendung grundsätzlich universell. Einige Anwendungsgebiete sollen aber besonders hervorgehoben werden. An erster Stelle stehen chronische Bronchitis, Asthma bronchiale und Lungenemphysem. Der Anteil der Nasenfehlfunktion an der Entstehung dieser Leiden liegt vor allem in der Unfähigkeit, durch den oberen Nasengang zu atmen; das normale Spiel der Nasenflügel ist durch eine feste Verspannung der Nasenmuskulatur behindert; die versagenden Schleimhautfunktionen sind ein weiterer Faktor.

Weiterhin sind zu erwähnen Erkrankungen des Nasen-Rachenraumes: chronische Katarrhe, Nebenhöhlenentzündungen und Nasenscheidewandverbiegung. Dabei ist die meist mehr oder weniger behinderte Durchgängigkeit der Nase durch herkömmliche Behandlung wiederherzustellen. Das bringt in vielen Fällen, in denen eine Operation zur Erwägung steht, noch Erfolg. Rachenmandelwucherungen und Polypen gehören allerdings unters Messer.

Als weitere Anwendungsgebiete sind zu erwähnen: chronische Mandelentzündungen, Kehlkopfkatarrhe, Migräne wie auch die verbreiteten Störungen des vegetativen Nervensystems.

Unabdingbare Voraussetzung für die Arbeit mit dem Atemschüler ist seine richtige, bildliche Vorstellung von der Luftführung in den Nasenwegen. Was an äußeren Hilfsmitteln der funktionellen Nasenbehandlung zur Anwendung kommt, erhält seine Fundierung erst durch diese Vorstellung. Vorstellung bedeutet hier Wissen und Schauen. Das erste also ist die Erklärung des inneren Nasenaufbaus anhand der bildlichen Darstellung. Hieraus leiten sich die Luftströmung und die wesentlichen Wirkungen ab: Erwärmung, Reinigung, Befeuchtung der eingeatmeten Luft.

Die Nasenbehandlung besteht im wesentlichen aus übenden Maßnahmen. Die Übungen sind anfangs in geradezu sturer Konsequenz unter Kontrolle durchzuführen. Die meisten neigen dazu, die Wirksamkeit der Übung infolge ihrer Unscheinbarkeit zu unterschätzen.

Einatmen unter geruchsbedingter Nasenverengung
Darunter verstehen wir die Einatmung unter Vorstellung des Riechens oder mit tatsächlichem Riechen von Duftstoffen (der Duft sollte äußerst dezent sein: Hautöl o. ä.), wobei sich die Nasenflügel automatisch ein wenig verengen. Der Atemschüler spürt bei geschlossenen Augen dem kühlen Luftstrom unter Nasenrücken, Nasenwurzel bis zur Rachenkuppel konzentriert nach. Die Ausatmung erfolgt langsam durch die Nase.

Die Übung kann als Schnupperübung variiert werden: einatmen unter mehrmaligem leichten Schnuppern. Zwischendurch gelegentlich einen »normalen« Atemzug machen mit der Frage, ob und welcher Unterschied gespürt wird. Die »Riechübung« bleibt das Ziel und sollte zwischendurch immer wieder versucht werden.

Haltungsempfehlung zu dieser und den folgenden Übungen: am Tisch sitzend, Rücken gerundet, Ellbogen aufgestützt (Asthmatiker unter Umständen mit aufgelegten Armen ganz über den Tisch gebeugt). Durch diese Haltung soll von vornherein vermieden werden, daß der Übende sich bei jedem Atemzug aufrichtet, also mit der Brustatmung atmet.

Einatmen unter manueller Nasenverengung
Die Nasenflügel werden in dem Grübchen oberhalb des Wulstes mit je einem Finger leicht angedrückt. Den Grad der Verengung soll der Übende seinen Möglichkeiten anpassen; d. h., es darf auf die Dauer zu keiner Atemnot kommen. Es soll bei mitteltiefer Einatmung (wie sie sich von selbst ergibt) ein riechend-saugendes Geräusch hörbar sein. Durch Nachspüren soll der Weg des Luftstroms verfolgt werden.

Wenn man dazu noch die Luft unter der Vorstellung eines befreienden »Ah« einströmen läßt, wird auch für den Rachen und die tieferen Luftwege automatisch die richtige muskuläre Einstellung getroffen.

Einatmen unter muskulärer Nasenverengung
In dieser Übung wird die Verengung durch muskuläre Spannung von Nasenflügeln und Oberlippe wie bei intensivem Riechen erreicht. Die Einatmung geschieht in den beiden Verengungsübungen in 2 Variationen:
    1) zügig mäßig,
    2) kurz abgesetzt als besonders wirkungsvolle Form.
Dabei wird die Einatmung in mehreren Stößchen unterteilt, beginnend mit 3 Stößchen, dann nach Ver-

mögen steigernd auf 5–10 Stößchen in einer Einatmung. Es kommt darauf an, bei jedem Stößchen so wenig Luft wie möglich zu holen. Tempo: 1–2 Stößchen pro Sekunde. Die Ausatmung erfolgt zunächst durch den Mund, drucklos blasend langsam durch einen leicht verengten Lippenspalt.

Dosierung dieser Übungen: anfangs 3 Atemzüge, besonders bei Asthmatikern sehr vorsichtig steigernd auf 5–10, sonst 20–30 Atemzüge mehrmals täglich. Nach der Ausatmung ist eine kurze ungezwungene Pause zu lassen.

Einseitige Nasenatmung

Eine nicht ganz so wirksame Form der Verengung ist die einseitige Nasenatmung, wobei abwechselnd das eine und das andere Nasenloch vollständig mit dem Finger verschlossen wird. Daumen und Mittelfinger einer Hand liegen auf den beiden Nasenflügeln, der Zeigefinger an der Nasenwurzel. Die Atmung erfolgt mitteltief zügig ein und aus durch die Nase. Durch beide Finger werden abwechselnd das rechte und das linke Nasenloch zugehalten: rechte Nase geöffnet – ein, aus. Pause. Fingerwechsel: linke Nase geöffnet – ein, aus. Pause. Fingerwechsel usw.

Die Übung ist aus dem Yoga bekannt und hat ihre speziellen Wirkungen. Sie wird angewandt bei einseitigen Nasenprozessen wie Scheidewandverkrümmungen, chronischen Nebenhöhlenentzündungen; ferner bei Migräne, wo im Anfall meist eine Nasenseite durch Schleimhautschwellung verlegt ist. Es wird die durchgängige Seite zugehalten und mit sanfter Gewalt versucht, durch das andere Nasenloch zu atmen. Die Prozedur muß mit kurzen Unterbrechungen oft über lange Zeit durchgeführt werden.

Die bisherigen Übungen bewirkten vorwiegend die Wiederherstellung der Nasenverengung in der Einatmung. Die verengende Wirkung der Nase in der Ausatmung ist daneben nicht minder wesentlich zur optimalen Verlangsamung dieser Atemphase. Im Normalfall verteilt sich der für die Ausatmung notwendige Bremseffekt in abgestimmtem Verhältnis auf die beiden Hauptengen Kehlkopf und Nase. Fällt die Nasenenge aus, so kommt es zu kompensatorisch überschießender Verstärkung der Kehlkopfenge (Glottisspasmus) und darüber hinaus zur Verstärkung eines asthmatischen Bronchialkrampfes. Ich empfehle daher besonders dem Asthmatiker das langsame Ausblasen der Luft durch den engen Lippenspalt – also eine Lippenverengung –, und zwar für längere Zeit als ständige Gewohnheit. Dadurch wird augenblicklich der Kehlkopf entlastet, der Bronchialkrampf gelöst, die Kohlendioxid-Abfuhr nachweislich verbessert.

Diese Ersatzmaßnahme der Ausatmung durch den Mund wird nun im weiteren Behandlungsverlauf durch Übung der Nase als Ausatmungsenge abgelöst. Die erforderlichen Verengungsübungen entsprechen den für die Einatmung gegebenen mit dem Unterschied, daß die Verengung in der Ausatmung statt in der Einatmung gegeben wird.

Ausatmen unter manueller Nasenverengung
Die Einatmung erfolgt wie gewöhnlich, die Ausatmung ohne zu pressen mit Andrücken der Nasenflügel:
1) zügig
2) kurz abgesetzt in 3–10 Stößchen.
Das Ausatmen unter muskulärer Verengung geschieht in den gleichen Variationen.
Auch die Übungen mit Kombination von Ein- und

Ausatmungsverengung erfolgen in den Variationen zügig und kurz abgesetzt.

Die Verengungsübungen sollten in der dargelegten Reihenfolge mit ganzer Konzentration ausgeführt werden. Man sollte zunächst nicht mehr als eine derartige Übung an einem Tag ausführen. Wer die ungemein beruhigende Wirkung auf Atmung und Kreislauf erlebt hat, wird die Übungen von selbst häufiger durchführen.

Es wird immer wieder zu einem Erlebnis, wenn Asthmatiker oder Herzkranke mit hochgradiger Atemnot – mit allen Mitteln der modernen Chemie überfüttert – durch diese einfachen Übungen oft schlagartig von ihrer Atemnot befreit werden und wieder Vertrauen in die eigenen Kräfte gewinnen.

In Fällen eindeutiger Verengung der Nase, etwa bei Scheidewandverkrümmung, sind Verengungsübungen selbstverständlich nicht am Platze; hier sollte die Nase geweitet, die Nasenflügel gedehnt werden.

Übung zur manuellen Nasendehnung
Beide Nasenflügel werden mit den Daumen von innen und mit den Zeigefingern von außen gefaßt und nach außen gezogen. Dadurch entsteht gewöhnlich eine bisher nie geahnte Luftfülle, die merkwürdigerweise das Atemgefühl bei Mundatmung weit übertrifft. Wahrscheinlich sind dabei unbekannte tiefgreifende Dehnungsreflexe in der äußeren Nasenmuskulatur wirksam. Die Dehnung wird während einiger Atemzüge beibehalten.

Nasenmassage
Die Nasenmassage wird am besten an den Beginn gestellt. Zur Auflockerung von Gewebe und Muskula-

tur, zur Förderung der Durchblutung und Lymphbewegung, zur Anregung der Nerven gehört sie zur täglichen Anwendung, besonders als Selbstmassage beim Asthmatiker. Sie besteht aus leichten Knetungen des Nasenrückens und der Nasenflügel.

Nasen-Wechselkompressen
Solche Kompressen sollte sich der Atemschüler zu Hause 1- bis 2mal täglich auflegen (bei Asthma und Bronchitis unerläßlich!). Dazu eine Schüssel mit heißem und eine mit kaltem Wasser füllen, etwa je ein auf 15x15 cm zusammengelegtes kleines Frottiertuch oder einen Waschlappen hineinlegen, warmes Tuch gut ausgedrückt 1 Minute über die Nasengegend legen – eventuell nochmals eintauchen –, danach kaltes Tuch 10 Sekunden lang auflegen, den Wechsel warm-kalt noch 2mal durchführen; mit kalt abschließen.

Nasenspülungen
Solche Spülungen sind mit Zurückhaltung anzuwenden. Keinesfalls empfehle ich das heroische Aufziehen von Wasser in die oberste Nasenregion. Ein kurzes, oberflächliches Aufziehen von lauem bis kaltem Wasser aus der hohlen Hand wirkt dagegen genügend abhärtend auf die Schleimhäute und ist jedenfalls erträglich.

Übungen für die Gesichtsmuskulatur
Im schon bekannten »Kutschersitz« bei hängendem Kopf das Gesicht schwer »fallen lassen«: Mund etwas geöffnet, Unterkiefer fällt vor, Zunge liegt schwer am Mundboden, Augenlider geschlossen, Augen »fallen aus den Höhlen«. Oder im Liegen die Augen »rückwärts schauen lassen«.

Als Gegensatz dazu ganz kurz ganzes Gesicht anspannen, Augenlider, Zähne, Lippen zusammenkneifen – und wieder in Entspannung auflösen.

Übungen für die mimische Muskulatur
Die Spannungen einzelner Gesichtsmuskelgruppen sollen im wesentlichen auf diese beschränkt bleiben. Sie sind sowohl ganz kurz, mit nachfolgender ausgiebiger Gesichtsentspannung, als auch langsam betont, ein- und beidseitig symmetrisch, zu üben. Dem schauspielerischen Ausdruck sind dabei keine Grenzen gesetzt.

- Augen aufreißen, blinzeln, schließen, Stirn hochziehen, breitziehen, runzeln; Ohren wackeln;
- Nase rümpfen, Nüstern blähen;
- Mund zusammenziehen, aufreißen, breitziehen, Lippen spitzen, Schmollmund machen, Oberlippe abwärts ziehen, Mund passiv dehnen (mit 2 Fingern die Mundwinkel auseinanderziehen);
- Unterkiefer vorwärts, abwärts, rückwärts kreisen, seitwärts kreisen;
- Gähnbewegung: Unterkiefer vorwärts, abwärts, Zunge breit, Mund aufreißen;
- Grimassieren nach freier Erfindung.

Zungenübungen
Die Zunge hat ihre Bedeutung für die Nasenatmung in ihrer engen Beziehung zur Muskulatur des Rachenrings.

Zungenübungen in allen Variationen sind einfach und kurzweilig zu üben.

- Zunge dehnend herausstrecken, Richtung Kinn, rechtes Ohr, Nasenspitze, linkes Ohr;

- Zunge herausschnellen und zurückziehen;
- Zunge sich gegenseitig herausstrecken nach Kinder-
  manier oder sich selbst vor dem Spiegel;
- Zunge breit zurückziehen;
- Zunge schnalzen, locker schlagen, lallen;
- Zunge nach hinten einrollen (sich selbst am Zäpf-
  chen kitzeln);
- Zunge im Mund kreisen, an den Gaumen drücken.

Wir sollten uns dessen bewußt bleiben, daß man nicht –
oder nur am allerwenigsten – *mit* der Nase Luft holen
kann, sondern *durch* die Nase. Was wir mit aller Übung
letztendlich bezwecken, ist, in rechtem Maße durch-
gängig zu sein, sowohl für das, was uns als »lebendiger Odem« durch die Nase eingeblasen wird, wie auch
für das, was auf dem gleichen Wege aus uns heraus
wirken will.

Weitere Übungsprogramme der Atemschule Scheufele-Osenberg

Entspannungsübungen
Wir legen uns auf die Matte (ohne Kopfkissen und
ohne Rolle) und dehnen den ganzen Körper mit über
den Kopf gestreckten Armen, wie ein Wachsen von
unten nach oben. Dann warten wir nach dem Nachlassen der Dehnung und Ablegen der Arme neben dem
Körper die Atemantwort ab. Der Atem wird nach
öfterem Dehnen allmählich vertieft und ergiebiger
werden.

Wohlig sich lösend, versuchen wir nun zu gähnen,
indem wir die Lippen eng über die Zähne ziehen, so
daß nur eine kleine Mundöffnung bleibt. Sodann zie-

hen wir die Luft ein und vergrößern dabei den Mundraum. Dann atmen wir auf »haaa« aus und lassen den nun natürlich kommenden Gähnreflex zu.

Das Gähnen ist wohl weniger ein Anzeichen von Langeweile, Müdigkeit oder Hunger, sondern mehr ein Hinweis auf zuviel Ansammlung von Kohlensäure im Organismus, der auf diese Weise eine tiefere Einatmung erzwingt.

Nach einer kleinen Ruhepause ziehen wir uns zusammen (kontrahieren), zuerst die rechte Seite von unten nach oben, lösen von oben nach unten und warten die Atemreaktion ab.

Empfinden Sie einen Unterschied zwischen der kontrahierten und der nicht-kontrahierten Seite?

Nun wird die Übung wiederholt; jedoch mit der linken Seite. Fühlen sich nun beide Seiten gleichmäßig warm an?

Wir machen nun ½ Minute Ruhepause. Hierbei legen wir ein Kopfkissen unter den Kopf und eventuell eine Rolle unter die Knie.

Diese beiden Übungen sollte jeder morgens nach dem Erwachen oder auch nach langer, gleichförmiger Arbeit oder nach langem Stillsitzen machen.

Wenn wir Tiere beobachten, können wir feststellen, mit welchem Genuß diese ihre Glieder weit hinausdehnen und spreizen. Erst nach äußerster Anspannung setzt langsam die Lösung ein, gefolgt von einem gründlichen Gähnen.

Bei uns Menschen werden auf diese Weise unsere ursprünglichen, kreativen Impulse wiedererweckt.

Dann werden die Füße unter Zehenstreckung und Fersenstreckung geübt, zunächst einzeln je 3mal, dann beide Füße gleichzeitig.

Danach dehnen wir Brustkorb und Schultergürtel je

3mal (hochwölben!). Wir haben darauf zu achten, daß wir durch das Hochdehnen des Brustkorbs nicht seitlich abheben. Der Kopf muß locker nach oben streben, ohne daß wir das Kinn heben. Die Halswirbelsäule wird gestreckt.

$^1/_2$ Minute Ruhepause einlegen und dann aufsetzen zur Nackenmassage! Wir können den Fersensitz nehmen oder den halben Schneidersitz: rechtes Knie angebeugt, Fuß abstellen; linkes Knie angewinkelt am Boden, Ferse Richtung untere Körperausgänge (oder auch umgekehrt).

Zur Nackenmassage die rechte Hand auf das linke Schulterblatt legen, die Finger fest einkrallen und kraftvoll nach vorn ziehen; dann die linke Hand auf das rechte Schulterblatt usw. Die Übung je 3mal ausführen, dann im Wechsel die linke und die rechte Schulter schlagen!

Im Sitzen putzen und schneuzen wir die Nase, jedes Nasenloch einzeln, massieren den Kopf, klopfen locker auf Stirn, Augen und Gesicht.

Dann legen wir uns wieder hin, ein Kopfkissen unter dem Kopf und eventuell eine Rolle unter die Knie.

Nun rufen wir 3mal »u-o-a«, stark artikulierend, und strecken anschließend die Zunge heraus.

Nach einer kleinen Pause schnuppern wir mit engen Nasenflügeln sozusagen den Bauch hoch und lassen ihn mit gelösten Nasenflügeln, aber ohne Ausatmung wieder fallen, betonen also die Einatmung. Wir üben dies 10mal langsam und warten dann die Atemreaktion ab.

Nun wird diese Übung mit betontem Ausatmen ausgeführt. Wir stoßen mit engen Nasenflügeln die Luft aus. Dabei ziehen wir den Bauch leicht ein, lösen dann Bauch und Nasenflügel, ohne einzuatmen. Dies wiederholen wir so lange wie möglich. Am Anfang sind es oft nur 3–5 Stöße (eventuell können Sie vor dieser Übung etwas Luft nehmen).

Auch hier warten wir wieder die Atemreaktion ab, die je nach Länge des Ausatmens besonders tief und erlösend sein kann. Die Atemreaktion darf mit Nase und/oder Mund erfolgen.

Dann beginnen wir mit der richtigen Haltung, d. h. der im richtigen Schwerpunkt verankerten Haltung.

Das Hinfinden zum rechten Schwerpunkt wird am besten mit folgenden Schritten geübt: Man stellt sich zunächst einmal breitbeinig und gerade hin. Es beginnt mit einem bewußten Fußfassen. Der Übende fühlt seine Füße, wird sich ihrer immer wieder bewußt. Er fühlt sein Gewicht mit jedem Ausatmen (»es atmet mich«) immer tiefer in den Boden hineingehen. Wir benutzen den natürlichen Atem. Der Übende horcht auf das Kommen und Gehen seines Atems und läßt sich im Ausatmen gewichtsmäßig immer schwerer ab. Dabei dürfen wir nicht vornüberkippen, die Schultern bleiben locker. Man fühlt sich schließlich immer mehr wie ein Stehaufmännchen.

Dazu ist aber erforderlich, daß wir den Bauch nicht einfach heraus- und vorfallen lassen. Das Becken muß aufgerichtet sein, nicht vorgekippt, die Knie sind ein wenig aufgelockert. Dann spüren wir die Kraft in unserem Bauchraum, im Unterleib, im Kreuz und im ganzen Rumpf.

Man kann das Bewußtsein dieser Kraft dadurch steigern, daß man langsam und tief die Fäuste unterhalb des Nabels in den Bauch drückt, ohne den übrigen Körper zu bewegen. Dann lassen wir allein mit der Bauchmuskulatur den Bauch vorschnellen, d. h., wir werfen den »Eindringling Faust« mit einem Ruck wieder hinaus. Während der Unterbauch (die Knie sind leicht angebeugt) leicht gespannt bleibt, soll man die Magengrube weich werden lassen. Nun wenden wir uns nochmals unserem Atem zu und geben immer beim Ausatmen unser Gewicht an den Boden ab. Der Boden trägt.

Wir können die Augen bei dieser Übung schließen oder leicht geöffnet lassen, wobei der Blick auf einen entfernten Bodenpunkt von etwa 1,5 m gerichtet ist und ruhig, ohne diesen Punkt zu fixieren, auf ihm liegenbleibt.

Die bewußte Begleitung des Atems ist wichtig: Man darf ihn nicht selbst tätigen. Der Übende sieht dem Atem zu, registriert ihn, macht aber nicht mit. Nicht ich atme, sondern es atmet mich.

Wenn der Übende sich des Atems inne wird, so bedeutet er für ihn mehr als das Ein- und Auslassen von Luft. Er ist die Grundbewegung, in der der Mensch sich als Lebender erfährt, indem er sich öffnet und wieder schließt, sich hergibt und wieder zurückempfängt, sich aufschließt und wieder zusammenzieht, hervortritt und sich wieder zurücknimmt.

Wir verfolgen also den Atem passiv, horchen auf den Atem, wie er geht; wir begleiten ihn und lassen die Einatmung hochkommen. Dies kann ein Seufzer werden, ein tiefer Atemzug, eine Erleichterung nach diesem Sichloslassen.

Wir können uns auch vorstellen, daß die Ausatmung an der Wirbelsäule wie ein Quell herunterläuft, und wir begleiten ihn mit dem Wort »Loslassen« (oder auch mit »g-e-h-t«). Wenn Sie sich beim Ausatmen 2mal langsam das Wort »Loslassen« vordenken können, wäre das ein Zeichen, daß Sie heute sich loslassen können, daß Sie frei sind und den Mut haben, sich loszulassen.

Der Atem ist aber nie gleich. 2 Sekunden später

kann die Ausatmung wieder kurz – ängstlich – sein und die Einatmung um so befreiter; denn das Loslassen und das Begleiten der Ausatmung sind immer auch verbunden mit einer Erkenntnis über sich.

Wir sprechen vom Dreierrhythmus: ein – aus – Pause. In der Pause können Sie ganz leer sein. Diese 3. Phase, die Leerphase, ist die eigentliche Erholungsphase für das Herz. Das Gehirn hat beim Einatmen »Pause«, entspannt sich beim Ausatmen. Erst beim »Leersein« nimmt es wieder Energie auf, lädt es sich auf.

Sollte Ihr Atemrhythmus nur ein – aus sein, sollten Sie also einen Zweierrhythmus haben, und das über längere Zeit, so hat das Gehirn keine Möglichkeit, seine Energien wieder aufzuladen, und das Herz bekommt nicht seinen Ruhepunkt. Sie müssen lernen, sich dahingehend zu beobachten.

Zum richtigen Sitzen setzen wir uns erst einmal zur Probe auf die Gesäßknochen, machen ein Hohlkreuz, sitzen sozusagen in »Weglauf«-Position.

Wir stellen uns die Gesäßknochen vor, weiter oberhalb den Steiß, und lassen uns nun mit dem Gesäß auf dieses Dreieck nieder. Der Oberkörper bleibt gerade. Wir sind und bleiben, wie ein Baum: Wurzelkraft im Dreieck, aufsteigende Wirbelsäule; die Schultern hängen wie Zweige, die schwer mit Schnee beladen sind. Die »Krone« – der Kopf – ist hochgehalten, aber das Kinn bleibt gesenkt. Wir können uns vorstellen, mit dem Gesäß (so sagen die Buddhisten) den Boden einzudrücken und mit der Kopffläche den Himmel anzudrücken. Dann ist auch der Rumpf dazwischen etwas gedehnter, der Bauch hat eine leichte Spannung.

Beim Sitzen haben wir darauf zu achten, daß die Knie tiefer sind als das Becken. Eventuell ein Kissen auf die Stuhlfläche legen, um nicht im Hohlkreuz zu sitzen! Die Füße müssen festen Stand – Kontakt mit der Erde – haben. Die Knie dürfen sich nicht berühren.

Die Hände liegen auf den Oberschenkeln, die Arme sind angewinkelt. In dieser Sitzhaltung begleiten wir das Ausatmen nur passiv, ohne etwas mitzumachen.

Dann lassen wir den Atem spontan herein: Er kann wie eine große Woge über uns kommen oder wie ein Lüftchen oder ein Seufzen.

Meditationsübung aus dem Za-Zen-Buddhismus
Auch diese Konzentrationsübung wird in Sitzhaltung durchgeführt.

Man legt die linke Hand auf die rechte und spürt seine Hände. Nun legt man die Finger der linken Hand auf die Finger der rechten, dann im Wechsel die Finger der rechten auf die Finger der linken; die Daumen berühren sich gerade noch. Die Handkanten sind leicht gegen den Bauch gedrückt und liegen mit den Handgelenken auf den Oberschenkeln.

Nun kann man fragen: Wer fühlt wen? Fühlen die Finger der rechten Hand die Finger der linken oder die Finger der linken Hand die der rechten?

Findet man zur Antwort: Die Finger der rechten fühlen die Finger der linken, so versucht man, mit den Fingern der linken Hand die Finger der rechten zu spüren. Nun geht man über zu den Daumen, fühlt die Daumen und fragt sich wiederum: Wer fühlt wen? Spürt man mit dem rechten Daumen die Kuppe des linken oder mit dem linken Daumen die des rechten? Lautet die Antwort: Der rechte Daumen fühlt den linken, so versucht man, den rechten Daumen mit dem linken zu spüren.

Nun zur Fühlung von Händen und Bauch: Fühlt man

mit den Händen den Bauch oder mit dem Bauch die Hände? Auch hier sind wieder beide Antworten möglich. Oder, wenn die Hände tiefer liegen, d. h. die Handgelenke auf den Oberschenkeln, werden dieselben Fragen mit Bezug auf Handgelenk und Oberschenkel gestellt. Das Spüren der Finger, der Daumen, von Händen und Bauch bzw. Händen und Oberschenkeln geschieht im Rhythmus des Atems.

Nun wendet man sich von den Händen ab und dem Atem zu und spürt, wie das Zwerchfell sich im Atem bewegt: etwa eine halbe Minute lang. Wieder zurück zu den Händen: Man stellt sich dieselben Fragen, ganz ruhig, und verwendet je 1 Minute auf Finger, Daumen, Hände und Bauch, Hände und Oberschenkel.

Man erfährt, daß die Unterscheidung der rechten von den linken Fingern, des rechten von dem linken Daumen, der Hände vom Unterbauch bzw. von den Oberschenkeln etwas schwieriger geworden ist. Man spürt mehr die Flächen der Berührung als die sich berührenden Glieder. Immer schwerer wird es, diese voneinander zu unterscheiden.

Nun wendet man sich wiederum von den Händen ab und dem Atem zu. Der Atem schwingt ganz ruhig und wird im Dreierrhythmus wahrgenommen. Man nimmt ihn wahr um die Hüften herum, im Kreuz, im ganzen Leib: Kurz, man beschäftigt sich ein bis zwei Minuten eindringlich mit dem Atem. Noch einmal kehrt man zurück zu den Händen mit der alten Frage: Wer fühlt wen? Doch nun ist es kaum oder gar nicht mehr möglich, diese Frage zu beantworten. Es ist nur ein unbestimmtes Gesamtgespür da: Da ist zwar etwas, aber das läßt sich nicht mehr unterscheiden in rechts und links, dies und das. Es ist eine Einheit, gefüllt mit lediglich ertastbaren Qualitäten.

Verweile ich in dieser unbestimmten Gesamtqualität, dann kommt der Augenblick, in dem auch diese verschwindet, und – das wird unheimlich – dort, wo vorher noch die Hände, die Daumen, die Finger, die Handgelenke, Oberschenkel und Bauch gesondert zu spüren waren, ist mit einem Mal nichts mehr da! Man spürt nach und spürt doch nichts, ein Nichts, voller Leben, das still im Rhythmus des Atems selbst atmet.

Hören Sie nicht abrupt auf, wie Sie sich überhaupt nie aus einer Übung (die ja nur 2–3 Minuten dauert) herausreißen lassen sollten. Wie beim autogenen Training nehmen Sie die Geräusche des Raumes wieder bewußt in sich auf, während Sie sich vor der Übung gesagt haben: Die Geräusche stören mich nicht.

Dann ballen Sie die Hände langsam zur Faust, beugen die Arme straff an, lassen sie entspannt fallen – 3mal –, holen tief Luft und machen die Augen auf.

Auf keinen Fall sollten Sie sich zwischendurch stören lassen.

Zum Abschluß noch eine Erklärung zu dieser Konzentrationsübung: In der 1. Phase tut der Übende etwas; in der 2. Phase geschieht ihm etwas; in der 3. Phase (= Dreierrhythmus) widerfährt ihm etwas – jenseits von Tun und Nichtstun.

In der 1. Phase geht nichts ohne eigenes Bemühen. In der 2. Phase muß das Ich etwas tun. In der 3. Phase erfährt der Übende, daß ganz ohne sein Zutun etwas in der Leerphase auf ihn zukommt, das ihn positiv verändert.

In dieser Stille können noch Ängste oder Gedanken hochkommen. Es dauert oft Jahre, bis man diese Stille wirklich erleben kann. Haben Sie Geduld!

Übungen zum aktiven Atmen

Nach den schon bekannten Übungen wie Dehnen, Schneuzen, Nackenmassage, Schnuppern, Gähnen horchen wir sozusagen dem Zwerchfell nach und versuchen, es zu erspüren. In Bauchlage erspüren wir zum Rücken hin, wohin die Zwerchfellbewegung dehnt: in die Randgebiete, tief in den Rücken, die Lendengegend, zwischen die Schulterblätter?

In Rückenlage erspüren wir, in welche Höhe hinaus, wie tief in den Bauchraum hinein die Bewegung des Zwerchfells nach außen für uns persönlich spürbar ist.

Im Fersensitz – aber den Oberkörper vorgeneigt und die Vorderarme neben dem Kopf auf dem Boden – spüren wir der Lenden- und Leistengegend nach, wie weit die Bewegung des Zwerchfells sich auch bis tief in den untersten Teil des Rückens noch erspüren läßt.

Wir sind »Pferd« (Vierfüßlerstand) und merken, daß in der Lendengegend sich der Leibraum von unten nach oben seitlich dehnt. Man redet dann auch von Flanken- oder Rippenatmung.

Diese Beobachtungen sind wichtig; denn wir spüren auch unsere Verspannungen und Engpässe.

Das Zwerchfell ist also der willentlichen, unmittelbaren Beeinflussung entzogen, denn die Bewegungsvorgänge sind haargenau dem Bedarf angepaßt. Dies ist sehr wichtig, denn wir kommen nun zu der bewußt geführten Atmung.

Zunächst wird das aktive Ausatmen geübt (bis jetzt war das passive Ausatmen vorrangig). Das aktive Ausatmen ermöglicht das Sprechen, Singen und Summen. Dementsprechend muß der Atemapparat gut funktionieren.

Wir machen nun eine Übung, die eigentlich ein Muskeltraining ist, aber gleichzeitig ein sehr deutliches Signal, welche Muskeln sich überhaupt bewegen müssen – beim passiven Ausatmen nicht so deutlich erkennbar wie beim aktiven.

Wir liegen, sitzen oder stehen in der richtigen Haltung und haben die Hände seitlich um die Rippen gelegt und die Handballen angedrückt. Die Finger sind abwärts gerichtet und fühlen die Bauchpartie. Nun beginnen wir mit einem fließenden, nicht gestauten Ausatmen auf »f« oder »sch« und achten erst einmal auf die Bauchdecke. Wir ziehen in der ausfließenden Atmung auf »f« oder »sch« die Bauchdecke bewußt langsam im Rund immer enger, dann drücken wir die Rippen näher aneinander, die Taille wird enger, der Brustkorb hebt sich.

Nach diesem Ausatmen und Engwerden lassen wir langsam los – Hände locker –, der Bauch- und Rippenraum lockern sich, der Brustkorb senkt sich leicht. Dann lassen wir den Atem in den gelösten Bauch-Rippenraum ein – mit der Nase oder mit dem Mund. Dabei darf sich der Brustkorb im oberen Teil nicht bewegen.

Diese Übung ist sehr kräftig. Man macht sie höchstens 3- bis 4mal – dafür öfters täglich bei Sauerstoffmangel und nach längerem Sitzen. Dr. med. Parow empfiehlt sie vor allem dickleibigen Kranken.

Auf die Zeitmaße bezogen, wird für das Einatmen nur ¼ der Zeit benötigt, etwa ²⁄₄ für das Ausatmen und ¼ für die Pause (das Leersein zwischen aus und ein).

Bei so starker Zwerchfelltätigkeit werden das Fassungsvermögen der Lunge und die Restluftmenge vermehrt. Der Inhalt der Bauchorgane wird beim Abflachen des Zwerchfells verringert. Die Leber mit ihren 2 l Blut wird bei einem so starken Einatmungssog fast leergedrückt und anschließend, wenn das Zwerchfell wieder nach oben schwingt, mit frischem Blut versorgt. Magen und Darm werden in ihren Bewegungen angeregt. Die Wirbelsäule wird aufgerichtet.

Dies alles zeigt, daß die Wirkung ungeheuer vielschichtig ist; denn auch andere bewegte Vorgänge im Körper weisen einen 3gliedrigen Rhythmus auf; die Magen- und Darmperistaltik, die Bewegungen in den abführenden Gallen- und Harnwegen, die Gebärmutter beim Geburtsvorgang und auch das Herz mit Zusammenziehung und Erweiterung des Herzmuskels sowie einer Phase, in der es neuen Reizen nicht zugänglich ist.

Ansonsten ist kein Atemzug dem vorhergehenden gleich, denn ständig treten Änderungen in Höhe, Tiefe, Dauer und Form, Erregungsgrad und Störungsweise auf, je nach physischer und psychischer Situation. Aber kurzfristige Rhythmusveränderungen sind völlig normal.

Sowohl anatomische als auch physiologische Merkmale des Atemapparates sind für die Atmung entscheidend. Bei schwacher Wirbelsäule und vorgeneigtem Oberkörper, bei hochgestrecktem Oberkörper und eingezogenem Bauch, bei eingezogener und gehaltener Mitte durch äußeren Einfluß (enge Gürtel, Gummibänder, Hosengurte) oder bei Verzicht auf die Nasenatmung und bei zu starker Mundatmung kann das Zwerchfell nicht genügend »mitatmen«.

Vokalatmungsübungen

Es gibt einen dritten Zustand, der die unbewußte Funktion der Atmung in seinem Rhythmus und seiner Eigenart beläßt und dennoch durch gesammelte Anwesenheit seinerseits in das bewußte Sein eindringt (ähnlich der Meditation).

Dieser Zustand ergibt sich über den Weg der Empfindungsfähigkeit, die, wenn sie geübt und erweckt ist, jede Atembewegung aufnimmt und entsprechend an die anderen Instanzen unserer Leiblichkeit weitergibt.

Das Vokalatemtraining läßt uns die Atmung mühelos vertiefen, außerdem läßt sich bei verkümmerter Zwerchfelltätigkeit durch diese Vokalatmung das Zwerchfell wieder elastisch machen und kräftigen. Es fördert die Konzentration durch die Vorstellung der Vokalform. Nervenschwingungen werden hervorgerufen und der Atem muß bewußt kontrolliert und geschult werden.

Einen Vokal kann man singen, sprechen, denken oder verinnerlichen. Seinen Atem erfahren heißt: den Atem wirklich kommen lassen. Sobald aber nachgeholfen, der Atem »geholt« wird, ergibt sich der gesuchte Raum nicht.

Wir beginnen schweigend, dann lassen wir den Vokal in der Ausatmung tönen. Die Resonanz breitet sich weit über den im Einatmen entstandenen Vokalraum und seine Konturen hinaus aus. Jedoch sind die Klarheit und Eindeutigkeit des Vokalraumes mitbestimmend für große Fülle und die Kraft des Tones sowie dessen Resonanz.

Die Übungsweise am Vokalatemraum gestaltet sich immer so, daß der Vokalatemraum nicht erklärt und genannt wird. Jeder Arbeitende kann also im »a« oder »o« seinen Atembewegungsraum selbst finden. Oft stimmen die Aussagen zunächst nicht überein; wird aber einige Zeit geübt, so ergibt sich ein einhelliges Resultat.

Das nimmt nicht wunder, wenn wir uns vergegenwärtigen, daß einer der geistigen Wege des Ostens in der Gesetzmäßigkeit des Mantra-Yoga erscheint. Ein

Mantra ist ursprünglich ein geistiger Laut und wird als solcher für das der Schöpfung und der Auflösung zugrundeliegende Element gehalten. Ein Mantra übt seine Macht nicht so sehr durch das Ausdrücken irgendeiner Bedeutung aus, sondern – tiefer gehend – durch seine Lautschwingungen. Voraussetzungen sind also: die gesammelte Anwesenheit, das schweigende Schwingen eines Vokals und das Erspüren der Atembewegung.

Die Wirkungen der geschilderten Arbeit sind vielfältig. Einmal haben sie allgemeinen Charakter. Sie wecken Empfindungsfähigkeit, machen das körperliche Gehäuse »durchlässig« und fördern das Unterschiedsbewußtsein. Die individuellen Wirkungen werden mitbestimmt durch den psycho-physischen Zustand des Übenden und haben allein schon durch Tonusveränderungen wandlungs- sowie entwicklungsfördernden Wert.

Der »U«-Raum bildet sich im Becken, ungefähr 4 cm unter Nabelhöhe. Der Raum wird als kompakt und dunkel empfunden, manchmal schwer. Sockelgefühl: Ruhe.

Der »E«-Raum bewegt die Flanken beiderseits der Achselhöhe. Sie schwingen rein seitlich aus und schließen sich nur zögernd beim Ausatmen. Der Einatmungsstrom wird vom unteren Raum (Beckenraum) mit gespeist. Dieser »E«-Raum ist eine horizontal liegende Ellipse und wird als leicht, erweiternd und hell empfunden. Er fördert die Neigung zur Außenwelt und bringt den extrovertierten Antrieb und Wohlgefühl.

Der »I«-Raum ist im oberen Kopf (Hals), Schultergürtel. Er hat Zylinderform (oben begrenzt). Es ist zu empfehlen, nur kurz zu üben, da die »I«-Schwingung sehr dicht ist. Sie wird als sehr hell empfunden (beeinflußt Hirn und Nerven).

Der »O«-Raum wird als spindelförmig empfunden. Die untere Begrenzung ist etwa 2 cm oberhalb des Nabels. Die Spindel ist in die Hohlung des »E«-Vokalraums gestellt und bildet gewissermaßen mit »E« ein Kreuz.

Der »O«-Raum hat einen geschlossenen und umschlossenen Charakter. Er beeinflußt Gemüt und Herz und erscheint als Vokal der Introversion.

Der »A«-Raum umfaßt die gesamte menschliche Gestalt im Abstand von etwa 30 cm gleichbleibend. Der Raum gleicht der Schale eines Eis. »A« wird als sehr umfassend empfunden. Es erfrischt, stärkt und sammelt.

Um Flachatmung zu beseitigen und die Lunge tiefer zu reinigen, empfiehlt es sich, »mmmm«, »aaaa«, »mmmm«, »nnnn« und »aaaa« zu artikulieren.

Auf der »M«-Kette leise ansummen, die »A«-Kette dehnend sprechen, die beiden Konsonanten »m«, »n« in der Mitte deutlich betonen und die »A«-Kette am Schluß sanft im Ton abklingen lassen (eventuell sich dabei abwechselnd nach rechts und nach links wiegen). In »aaaa«, »h«, »aaaa« das »a« leicht hauchend artikulieren, wie in höchster Erleichterung (ohne nachzudrücken). Das wirkt erleichternd und beruhigend.

Mit der folgenden Übung kann man das Zwerchfell gründlich lockern: Einatmen mit geschlossenen Lippen auf »f« wie Wasser schlürfend, ausatmen wieder auf »f« wie Lokomotive spielend, und zwar anfangen mit 3mal »f«, langsam einatmen (keine Brustatmung) und mit 6mal »f« schnell ausatmen, steigern 4mal »f« ein und 8mal »f« aus und 5mal »f« ein und 10mal »f« aus. Pausen, um es wieder atmen zu lassen, wie es will!

Es können auch 2 Vokale nebeneinander geatmet und gesummt werden. Hier gibt es die prächtige Verbindung bzw. Ergänzung von »u« und »i«, von unten nach oben und umgekehrt. Das Zusammenwirken der beiden Räume: des »U«-Raumes als tragende Kraft im Becken und des »I«-Raumes als der sich entfaltende im Kopf, bringt neben anderen Erfahrungen vor allem Kraft für die Aufrichtung der Wirbelsäule. Ebenso natürlich hat das »e« als nach außen wirkender Vokal zu »o« als nach innen wirkendem Vokal tiefgreifende Inhalte.

Mit folgenden Übungen hat man besondere Erfolge gegen die Flachatmung. Außerdem werden die Lungen gereinigt und elastischer. Die Atmung wird mühelos vertieft und mehr Sauerstoff zugeführt, die Stimme kräftiger, Herz, Lunge, Magen usw. werden durch die feine Vibration massiert und die Drüsen angeregt. Nicht zuletzt wird der Atem bewußt kontrolliert und geschult.

Eine Übung, die auch gegen Katarrh der Bronchien, Lungenverkrampfungen und bei Druck auf der Brust wirkt: »haaa«, »aaa«. Das »a« leicht hauchen, wie in höchster Erleichterung, wie Seufzen.

Eine weitere Übung, die »ö«-Vokalatmung, ist bei dickem Leib oder Zwerchfellhochstand anzuwenden: 10mal »ö« mit leichter, wenig Spannung haltender Empfindung, ganz lose und locker aussummen.

Ferner: 4mal »mmmmööööömmmm« leise ansummen, das »ö« dehnend sprechen und mit »m« sanft ausschwingen.

Schließlich: 10mal »wöwöwöwöwöwöwöwöwöwö« in kurzen Wellen ausatmen, die massierende Wirkung kann noch erhöht werden, wenn man bei der Ausatmung den Bauch einzieht.

Die Kreuzmeditation nach Prof. Dürckheim

Zu den Grundsymbolen für alles, was lebt, gehört das Kreuz. Das Kreuz als universales Symbol übergreift das Christuskreuz und wird doch zugleich von diesem, wo es in seiner vollendeten Bedeutung aufgenommen wird, übergriffen.

Die Übung kann mit einem Eindringen in seine universale Bedeutung beginnen und in einer die Meditation vertiefende Identifikation mit dem Erkannten münden.

Meditation des Kreuzsymbols kann aber auch bedeuten – und diese Bedeutung erst liefert einen Beitrag zur lebendigen Verwandlung des Übenden –, innerlich die Bewegung zu vollziehen, deren Spur die dann schaubare Gestalt, das Kreuz, ist.

Der Übende muß bei der Meditation des Kreuzes im Wechsel innerlich eine horizontale und eine sich kreuzende vertikale Bewegung vollziehen. Im Hin und Her von rechts nach links, von links nach rechts und nach allen Seiten, und dann wiederum von unten nach oben und von oben nach unten entsteht ein an sich und in sich erfahrenes Kreuz.

Dieses Kreuz ist mit seinem Mittelpunkt und seinen 4 Richtungen in einer Identifikation mit sich selbst zu erfahren.

Die Frucht einer solchen Meditation, in der man selbst zum Kreuz wird, reift, wo im Vollzug der Übung das ins Innesein tritt, was die Horizontale, die Vertikale und auch der Mittelpunkt symbolisch bedeuten. Der Mensch erfährt sich in einem raumzeitlichen Leben und zugleich getroffen und gerufen von einem überraumzeitlichen Sein.

Fragt man sich, zu welcher der beiden Erfahrungen die Horizontale und die Vertikale gehören, so wird

wohl kaum jemand die Horizontale dem überraumzeitlichen Leben und die Vertikale dem Dasein im Raum
und Zeit sinnbildlich zuordnen. Die Horizontale ist
Zeichen unseres raumzeitlich bedingten Daseins, die
Vertikale dagegen Zeichen für die dieses Dasein in
jedem Augenblick treffende und durchstoßende Wirklichkeit des Seins.

Diese Bedeutungen sind in der Übung, im Vollzug
der beiden Grundbewegungen, zu prüfen. Sinn der
Übung ist es, daß der Mensch sich selbst als Kreuz
erfährt. Er erfährt sich dann als ein Sichkreuzen der
Vertikalen und als Kreuzpunkt selbst. Das kann auch
bedeuten, daß die 4 Strahlen des Kreuzes sich in ihm
als Zentrum treffen und wieder von ihm ausgehen.

Die Meditation des Kreuzes vollzieht sich in der
vierfachen Möglichkeit, das Kreuz zu erleben und zu
lokalisieren: Die Lokalisierung ist vage. Von irgendeiner Mitte aus vollzieht sich die Bewegung in 4 Richtungen. Darüber hinaus aber gibt es 3 Ebenen, in
denen man sich als Kreuz erfahren kann: als ein
Kreuz, das seine Mitte im Becken, im Sacrum, hat;
als ein Kreuz, das seine Mitte in der Stirn bzw. in der
Nasenwurzel hat; und als ein Kreuz, das seine Mitte in
der Höhe des Herzens bzw. in der Gegend des Brustbeins hat, jeweils mitten im Leib.

Die Übung selbst vollzieht sich als eine gerichtete
Übung des Atems. Hierbei kann von der Mitte aus-
gehend die Bewegung in der Horizontalen wie die
Bewegung in der Vertikalen mit der Ausatmung ver-
bunden werden, so daß das Einatmen wieder zur Mitte
zurückführt. Umgekehrt kann die Einatmung von der
Mitte her gesehen nach allen Seiten hin öffnen und das
Zurück ins Zentrum mit dem aktiven Ausatmen die
Bewegungsgestalt wieder schließen.

Diese Bewegung in die Randgebiete und zur Mitte zurück kann nacheinander längere Zeit von einer vagen Mitte aus und dann von der Mitte des Becken-, Kopf- oder Herzkreuzes vollzogen werden. Die personale Vertiefung, die der Erfolg dieser Übung sein kann, wird davon abhängen, in welchem Maß sich der Übende mit den verschiedenen Bedeutungen der Vertikalen und Horizontalen, ihres Sichkreuzens und dem Kreuzpunkt selbst zu identifizieren vermag, d. h. in sie hineinwächst, oder es vermag, sie in sich hineinwachsen zu lassen.

Es ist ein qualitativ besonderes Erlebnis, wenn man es vermag, sich im atmenden Vollzug der Horizontalen auf die Grundqualitäten des Raumzeitlichen einzuspielen, um sich dann von der völlig andersartigen Qualität des in die Vertikale hineingenommenen Überraumzeitlichen im wahren Sinn durchdringen zu lassen.

Was zunächst nur im Nacheinander geübt werden kann, kann dann zu einem Erlebnis der Mitte werden, in der der Mensch sich sowohl als ein nach allen Seiten ausstrahlendes Zentrum wie auch als eine alles in sich aufnehmende Mitte erfahren kann.

Über das Erleben der radikalen Gegensätzlichkeiten von Vertikaler und Horizontaler kann es zur Erfahrung ihrer unabdingbaren Zueinandergehörigkeit kommen, in der das Leben sich immer wieder in Gestalten offenbart, die alle Gegensätzlichkeit in einem Übergegensätzlichen aufheben.

Zur Bedeutung des Vertikalen und Horizontalen als Zeichen für das überweltliche Sein einerseits, das raumzeitlich bedingte Dasein andererseits, gesellt sich – für den Vollzug der Übung nicht weniger bedeutend – die Bedeutung von männlich und weiblich. Wiederum wird kaum jemand die Vertikale mit dem Weiblichen, die Horizontale mit dem Männlichen verbinden, sondern die Vertikale mit dem Männlichen, die Horizontale mit dem Weiblichen.

Im Vollzug der Übung kann der Übende im horizontalen Schwingen versuchen, sich in seiner Weiblichkeit zu erfahren, in der Vertikalen in seiner Männlichkeit. Je länger er diese Bewegungen in ihrem gegensätzlichen Sinn nacheinander zu vollziehen vermag, um so reicher und tiefer wird das Erlebnis der Mitte sein, das im ständigen Hin und Her, im Rechts und Links, Oben und Unten immer mehr »Profil gewinnt«.

Einige Atemlehren

Funktionelle Atemtherapie –
Dr. med. Julius Parow

Dr. med. J. Parow hat als praktischer Arzt in Norwegen gearbeitet und dann ein Kindersanatorium für Bronchialasthmatiker an der Ostsee gegründet. Danach wurde er Leiter eines Instituts für funktionelle Atemtherapie in den Krankenversicherungsanstalten in Berlin-West, jetzt Institut für Atemtherapie der AOK Berlin. Von seiner funktionellen Atemtherapie bei den Krankheitsbildern bzw. Verletzungsfolgen (operative und traumatische) am Atmungsorgan wird hier Gebrauch gemacht. Es gibt eine »Arbeitsgemeinschaft Atemtherapie«, organisiert durch Frau Hilla Ehrenberg.

Seine Theorie, die er auch in Büchern dargelegt hat, wird auch zum Teil angewendet von Krankengymnasten sowie innerhalb der klinischen, universitären Medizin. Man ist dabei streng an der Pathologie und Pathophysiologie ausgerichtet.

Ab 1954 hat Parow in zwei Sanatorien im Schwarzwald selbständig praktiziert, speziell in der Behandlung von Asthma und Emphysem. Daneben betrieb er privatwissenschaftliche Forschungen über die funktionell anatomischen Grundlagen der Atmung. Er starb im Jahr 1985 im Alter von 84 Jahren.

Ich selbst habe anderthalb Jahre in seinen Sanatorien im Schwarzwald unter seiner persönlichen Anleitung die funktionelle Atemtherapie erlernt und bei ihm ein Praktikum absolviert. In meiner seit über 30 Jahren in Düsseldorf bestehenden Atemschule (jetzt: Institut für Atemtherapie, Atemunterricht und Sprecherziehung) habe ich praktische Erfahrungen mit dem Parowschen System erworben, die in nachstehende Zusammenfassung der Atemlehre von Dr. med. Parow eingeflossen sind.

1. Dr. med. Parow weist als erster Arzt auf den Zusammenhang zwischen Körperhaltung und Atmung hin. Er stellt fest, daß eine gute Haltung die Voraussetzung für eine richtige und normale Atmung, d. h. Zwerchfellatmung, ist.
Diese Voraussetzung fehlt dem Hochatmer, d. h. dem ausschließlichen Brustatmer, den Dr. Parow als fehlatmenden Menschen bezeichnet. Bei diesem weist das Zwerchfell nur eine minimale Bewegung auf.
Der Brustatmer (siehe Seite 53ff.) hat sehr oft eine Hohlkreuzstellung, wodurch das normale Absenken des Zwerchfells bis zum 2. Lendenwirbel behindert wird, d. h., es wird in seinem Schwingungswinkel behindert und bekommt eine Stoßrichtung nach vorn, also in den Vorderbauch.
Unter Fehlatmer versteht Dr. Parow ebenfalls den ausschließlichen Bauch- und Rippenatmer.
Bei richtiger Zwerchfellatmung wird der *gesamte* Rumpf erweitert und verengt.
Das Zwerchfell ist eine Druck- und Saugpumpe. Durch seine Abwärtsbewegung wird die Luft »hereingeholt« (Sie kennen ja den nach diesem

Prinzip arbeitenden Blasebalg). Die Einatmung darf also nicht selbst getätigt werden.

2. Die zweite Besonderheit der Erkenntnisse Dr. Parows liegt in dem ganz individuellen, auf jeden einzelnen Patienten oder Schüler zugeschnittenen Muskeltraining, das auf gar keinen Fall durch irgendwelche gymnastischen Übungen ersetzt werden kann.

   Bei dem einen müssen z. B. die durch ausschließlich Vorderbauchstütze erschlafften und überdehnten Muskeln gekräftigt werden. Bei dem anderen müssen die durch Hohlkreuzstellung verhärteten und verkürzten Rückenmuskeln wieder beweglich und genügend erweitert werden.

   Die an der Zwerchfellatmung beteiligten seitlichen Bauchmuskeln sowie die im Rücken liegenden Zwischenrippenmuskeln müssen trainiert werden, um ein stärkeres Dehnen und Zusammenziehen zu erreichen. Dann gibt es Schüler, bei denen ganz speziell die Brust- und Rippenmuskeln beweglicher gemacht werden müssen, um bei langen Tönen und Schreien den Brustkorb lange hochhalten zu können.

3. Die Erkenntnisse von Dr. Parow bezüglich der richtigen Stützarbeit unter Ausnutzung aller Möglichkeiten des Zwerchfells, hauptsächlich seinem wichtigen Heben und Absenken im Rückenbereich, werden außerdem im vorliegenden Buch erläutert.

4. Ein großes Verdienst hat sich Dr. Parow auch dadurch erworben, daß er seinen Patienten und Schülern in Dia-Vorträgen seine o. a. Erkenntnisse vermittelte, diesen Laien die Atemfunktion von der naturwissenschaftlichen Seite her erklärte und spä-

ter im Einzel- oder Gruppenunterricht auch anhand von Postern erläuterte.

Diese neue Form der Bewußtmachung der gesunden und richtigen Atemabläufe im menschlichen Körper (siehe auch Seite 125ff.) hat eine große Resonanz gefunden, wie uns die Leser immer wieder bestätigen.

5. Dr. Parow weist auf die richtige Nasenatmung, besonders durch die oberen Luftwege, hin.

Die Nase hat auf jeder Seite zwei Widerstände, insgesamt sechs Wege, wobei die Benutzung der oberen von besonderer Wichtigkeit ist, da hierdurch die Hypophyse sowie die Ausgangslinien der sympathischen (Leistungs-)Nerven angeregt werden und durch die Widerstände in der Nase die Druckverhältnisse im Körper sich verstärken, was für den Blutkreislauf, den venösen Rückstrom und schließlich auch für die Intelligenz sehr förderlich ist, dies besonders bei Menschen mit sitzender Tätigkeit.

6. Sehr wichtig ist auch, daß Dr. Parow die Zusammenarbeit des Zwerchfells mit dem Beckenboden (Beckenzwerchfell genannt) erklärt und bewußtgemacht hat.

Diese Zusammenarbeit bewirkt ein Zusammendrücken und Ausdrücken der Bauchorgane, besonders der blutreichen Leber, sowie eine bessere Durchblutung der Sexualorgane, was jedoch bei Hohlkreuzstellung und Brustatmung nicht oder nur reduziert möglich ist. Auch das besonders bei der Frau gewohnheitsmäßige Übereinanderschlagen der Beine ist ein absolutes Hindernis für diese so gesunden Bewegungsabläufe bei Zwerchfell und Beckenzwerchfell.

7. Ein großes Anliegen von Dr. Parow war es, daß die Kinder in den Schulen frühzeitig über Atmung und Haltung informiert würden, um den schrecklichen Haltungsschäden, dem durch Mund-, Kurz- und Hochatmung verursachten Sauerstoffmangel und viel zu großen Ansammlungen von Kohlendioxid vorzubeugen, ihnen die für ihren schwierigen Unterricht benötigte Körperkraft und die erforderliche Sauerstoffversorgung des Gehirns sicherzustellen.

Hier hatte er die Verhütung der durch Mundatmung verursachten ständigen Erkältungskrankheiten und Bronchitis sowie Bildung von Polypen im Blick, die durch Umstellung der Kinder von Mund- auf Nasenatmung erheblich reduziert bzw. verhindert werden können.

Die willentlich bewußte Atmung – Dr. med. Adolf Hoff

Der Mensch unterscheidet sich von anderen Lebewesen dieser Erde unter anderem durch den Besitz des Bewußtseins und des freien Willens. Das Bewußtsein umschließt das Wissen, also die durch Erfahrung und Forschung erfaßten Richtigkeiten, die unsere Umwelt und uns selbst betreffen. Dem Bewußtsein ist ferner Erkenntnis möglich, d. h. die durch Intuition und Einsicht erlangte Schau des Hintergründigen, des den Sinnen Verborgenen, des Metaphysischen. Der Mensch ist aber auch verhaftet dem Autonom-Vegetativen, das nach naturgegebenen Gesetzen waltet, ferner dem Animalischen, das das Triebhafte umfaßt.

Im pflanzlich-tierhaften Grund wurzelnd, im Geistigen sich entfaltend, sehen wir den Menschen in seiner Geschichte und im einzelnen Individuum wachsen. Diese Evolution ist ein Vorgang der Entwicklung, wobei wir dieses Wort in seiner bildhaften Bedeutung verstehen wollen, nämlich als ein Freiwerden von Wikkeln, ein Herauswachsen aus Bindungen und Fesseln, hin zur geistigen Entfaltung und Freiheit. Entwicklung bedeutet einerseits das Freiwerden aus der unbewußten pflanzlich-tierischen Wesenheit und andererseits Entfaltung und Wachstum der im menschlichen Wesen eingefalteten Möglichkeiten.

Dies vollzieht sich aber nicht autonom gesetzmäßig »von selbst«, sondern erfordert das willentliche Mitwirken des Menschen. Diese Erkenntnis stellt einen Grundstein des Glaubens dar, der allen Menschen gemeinsam ist und unser Tun und Lassen zu bestimmen hat.

Wenden wir uns dem Atem zu. Die Atmung wird vegetativ gesteuert, vollzieht sich autonom, ob wir wach sind, ob wir schlafen, ob wir bewußtlos sind, ja selbst in der Agonie, bis mit dem letzten Atemzug das Leben endet.

Dieser elementare Lebensvorgang zeichnet sich dadurch aus, daß er als einziger vegetativ gesteuerter Vorgang auch bewußt willentlicher Beeinflussung – in den dem Menschen gesetzten Grenzen – zugänglich ist. Diese Möglichkeit nutzen wir vor allem für die Tongebung, also für die Sprache und den Gesang.

Die Atmung formt, bewußt und willkürlich gelenkt, die Sprache, die die akustische Verbindung zwischen den Menschen herstellt. Dieser Aufgabe dienend, ist der Atem mit unserem Ich, mit dem Verstand, mit der Vernunft, mit dem Bewußtsein und unserem Willen verbunden.

Es ist noch weiter zu vermerken, daß der Ablauf der Atmung auch vom Gefühlsleben, vom Empfinden, vom Emotionalen her beeinflußt wird.

Überlassen wir den Atemvorgang nicht einfach dem Sauerstoffbedarf einerseits oder dem Kohlensäureüberschuß im Blut andererseits, sondern suchen wir durch bewußt willentliche Steuerung des Atemstroms eine verbesserte Sprechweise oder eine den Ansprüchen der Kunst genügende Singstimme zu erreichen, so sprechen wir von Atempädagogik.

Der Kräftigung der Atemmuskulatur und Erhöhung der Leistungsfähigkeit dient das Atemtraining. Fehler im Ablauf des Atemgeschehens werden durch die Atemkorrektur behoben. Die Atemtherapie schließlich umfaßt alle 3 genannten Disziplinen mit dem Ziel, krankhafte Veränderungen organischer oder funktioneller Art an den Atmungsorganen selbst oder in den von diesen abhängigen Organsystemen, das sind der Kreislauf, das Herz, die Verdauung einschließlich Leberfunktion sowie das vegetative Nervensystem, zu beseitigen.

Die Fehlatmung ist ein weit verbreiteter Übelstand, der mannigfache krankhafte Störungen funktioneller Art, aber auch wesentliche organische Veränderungen nach sich ziehen kann. Die Symptomatik der Fehlatmung ist vielgestaltig. Bei unserer Arbeit heißt es, daß wir dem Patienten seine Fehler bewußtmachen, ihm behilflich sind, diese Fehler zu unterlassen. Andererseits verhelfen wir ihm durch bewußte Übung, die Abschnitte zu mobilisieren, die bisher nur ungenügend am Atemablauf teilnahmen.

Auch die Koordinierung von Spannung und Entspannung, die wichtige Atempause und damit das Erleben des richtigen, normalen Atemrhythmus lassen wir bewußt erleben und üben, wobei wir der individuellen Eigenart genügend Spielraum lassen.

Von seiten der am Atem interessierten Psychotherapeuten wird darauf hingewiesen, daß die Fehlatmung eine Folge einer fehlerhaften psychischen Verhaltensweise darstellt. Das ist völlig richtig. Es erscheint daher naheliegend, die psychische Fehlhaltung zu korrigieren, womit – so meint man – sich die Fehlatmung von selbst ändert. Das hört sich sehr einfach an, stimmt aber in der Praxis nicht oder nur selten. Der Mensch haftet sehr an seinen Gewohnheiten. Es ist deshalb notwendig, die Fehler und falschen Gewohnheiten abzustellen und das Richtige auszuführen.

Es ist eine überraschende Tatsache, daß man aufhören kann, etwas falsch zu machen, und daß man es statt dessen richtig machen kann, einfach dadurch, daß man es richtig denkt und will. In annähernd 30 Jahren haben wir an Hunderten von Patienten, die sich einer symptomatischen Atembehandlung unterzogen, unter kritischer Kontrolle feststellen können, daß eine psychisch bedingte Fehlhaltung über eine systematische Atemkorrektur zu beheben ist.

Lernt ein gespannter, von zu großem Ehrgeiz oder überbetontem Gewinnstreben gehetzter Mensch das entspannte Ausatmen und das Einhalten der Pause, so wird ihm seine verkrampfte Haltung bewußt. Entspannen läßt sich auf vielen Wegen lernen. Auch das Entspannen, das Sichlösen ist ein Willensakt – zuerst einmal.

Entspannt sich ein Mensch ohne Bewußtsein und ohne Willen, so ist es ein Erschlaffen oder ein Kollaps. Wir müssen das richtige Wollen lernen und dann das Richtige wollen! Wir müssen uns darüber klar sein, daß wir uns von dem unbewußten Zustand des Tieres entfernen und den höheren menschlichen Zustand der bewußten Kontrolle erreichen müssen. Es ist höchste Zeit, sowohl gegen das »Brust raus – Bauch rein« als auch gegen die einseitige Vorderbauchakrobatik entschieden Einspruch zu erheben.

Eine überraschende Tatsache ist noch hervorzuheben: Die Atemkorrektur und Atemtherapie über Bewußtsein und Willen führt in relativ kurzer Zeit zu sehr positiven Ergebnissen. Seit Jahrzehnten lasse ich diese Behandlung im Rahmen einer Kneippkur 3–4 Wochen durch meine Mitarbeiterinnen ausführen, die nach einer modifizierten Methode nach Pfister, ergänzt durch Yoga, vorgehen.

Nach einer kurzen, vorübergehenden Phase der Verwirrung, in der die alten Gewohnheiten mit dem neu Erkannten, Erlebten und Erlernten in Widerstreit stehen, kommt es bald zu dem freudig bejahenden Erfassen des neu Erlernten.

Die Patienten werden von Anfang an dazu angehalten, stufenweise aufbauend das Erlernte auch für sich täglich kurz zu üben. Dadurch werden die Übertragung und die Abhängigkeit vom Therapeuten von vornherein vermieden.

Die willentlich bewußte Atmung bedeutet:
- keineswegs Atmung auf Kommando,
- keine Vergewaltigung des individuellen Rhythmus;
- keineswegs Ignorierung oder Ablehnung des Einfühlens und Erspürens der vegetativen Steuerung der Atmung;
- keine rein somatisch orientierte Mechanisierung des Atemablaufs.

Wissen vom Atem ist nicht einfach nur eine Kenntnis physiologischer Mechanik, es ist aber auch keine esoterische Lehre mit mystischem Einschlag. Was die Atmung unter allen Lebensvorgängen an Bedeutung heraushebt, ist die Tatsache, daß sich hier die Leib-Seele-Einheit – also die Person – am deutlichsten erleben und therapeutisch erfassen läßt. Der mechanisch richtige Ablauf der Atembewegung kann eingeübt werden, und das Haus, der Körper, die äußere Form zum Atemgeschehen ist nun lebendiger, freier geworden. Der Naturatem kann wieder in seiner tiefen Form, Geschwindigkeit und seinem persönlichen Rhythmus auf Leistungsansprüche, Sinnesreize von außen, auf Veränderungen des »innerleiblichen Milieus« und auf Vorstellung wie Gefühle, Ängste, Wünsche usw., kurz auf Bewußtseins-(und Unterbewußtsein)-vorgänge reagieren. Die seelische Lebendigkeit ist ja gebunden an die Ansprechbarkeit des leiblichen Instrumentes.

Die Schule Schlaffhorst-Andersen für Atmung und Stimme und die »fünf Regenerationswege«

Die Schule Schlaffhorst-Andersen für Atmung und Stimme im Jugenddorf Bad Nenndorf ist eine staatlich anerkannte Ersatzschule/Berufsfachschule. Die Arbeitsweise dieser besonderen Schule basiert auf der lebenslangen Forschungsarbeit von Clara Schlaffhorst und Hedwig Andersen.

Wesentliches Anliegen waren beiden die feinen Wechselbeziehungen zwischen dem Atemgeschehen und der menschlichen Stimme, deren naturgegebene Funktionen und tiefe Bedeutung für den Menschen sie durch täglich neue Erfahrungen an sich selbst und an ihren Schülern zu erfassen vermochten.

Sie erkannten, ohne durch das Wissen um parallele Strömungen in den östlichen Kulturen beeinflußt zu sein, daß die Entwicklung organischer Atem- und Stimmfunktionen gleichzeitig eine Persönlichkeitsentwicklung und damit einen Erziehungsweg darstellt.

Sie haben gezeigt, daß die Beschäftigung mit dem Gesang und der Sprache auch bei nicht musikalisch oder sprechbegabten Menschen zu schöpferischen Aussagen führen kann. Da jeder Mensch atmet und ein Stimmorgan hat, ist dieser Weg auch für jeden Menschen gangbar.

Die Atmung des Menschen ist ein vegetativer Vorgang, der willkürlich beeinflußt werden kann. Von dieser Tatsache ausgehend, entwickelten Klara Schlaffhorst und Hedwig Andersen Übungen, mit deren Hilfe sich gestörte Atembewegungen und die damit oft verbundene Ateminsuffizienz mit ihren vielfältigen negativen Funktionen für den gesamten Organismus korrigieren bzw. beheben lassen (Atemtherapie). Darüber hinaus werden die Übungen zur Kräftigung und Verbesserung der gesunden Zwerchfellatmung eingesetzt (Atempflege) und schließlich zur Schulung der Atemfunktion in Richtung auf eine erhöhte Leistungsfähigkeit, wie sie z. B. für den Gesang oder bei der Ausübung von Berufen mit starkem Sprecheinsatz erforderlich wird (Atemschulung).

Bei der Arbeit der Schule Schlaffhorst-Andersen steht das Bemühen um den sogenannten dreiteiligen Atemrhythmus im Mittelpunkt.

Die »fünf Regenerationswege«

Dieser Artikel wurde von Jürgen Ambros ursprünglich als Beitrag für das Info-Heft 1/89 des Vereins für Körperbildung der Dore-Jacobs-Schule in Essen geschrieben. Er erscheint hier in einer gekürzten Fassung und beschreibt einen Teilaspekt der Arbeitsweise Schlaffhorst-Andersen, nämlich die sogenannten fünf Regenerationswege:

Regenerationswege sind diese insofern, als sie über die Verbesserung der Stoffwechselvorgänge die Erneuerungsfähigkeit des Körpers erhöhen. Sie wurden von Clara Schlaffhorst und Hedwig Andersen entwickelt, um heilsam auf die Bereiche »Atmung und Sprechen«, »Atmung und Singen« und »Atmung und Bewegung« einzuwirken.

Das *Kreisen*, als erster in der Reihe der Regenerationswege, wird auf die Urbewegung des Blutkreislaufes zurückgeführt und wird auch benutzt, um auf diesen, zumeist anregend, einzuwirken. Durch die Möglichkeit der Spannungsabfuhr kann es aber auch beruhigend sein.

Diese Beruhigung entsteht vor allem dann, wenn mit dem ganzen Körper gekreist wird oder aber mit Bereichen des Rumpfes (z. B. Becken oder Brustkorb) oder dem Kopf, da diese Bewegungen viel eher zentrierende Wirkung haben als Bewegungen mit den Extremitäten. Dabei ist unter Zentrierung ein Sich-Niederlassen des Bewußtseins im Körperschwerpunkt zu verstehen, den man zugleich als seelische Mitte und Ruhepunkt erleben kann.

Kreisende Bewegungen mit den Extremitäten haben nur dann zentrierenden Charakter, wenn sie mit Bezug zur Körpermitte ausgeführt werden, man z. B. Kreise mit der rechten Hand in die horizontale Raumebene (Tischebene) malt, wobei diese Kreise zum Bauchnabel hin gemalt werden.

Für das Kreisen, die kreisende Bewegung, ist charakteristisch, daß es in eine Richtung führt, keinen Umkehrpunkt hat und trotzdem immer zum gleichen Anfang zurückführt, wie es im »Uroborus«, dem Symbol der sich selbst in den Schwanz beißenden Schlange, versinnbildlicht wird.

Man kann kreisende Bewegungen mit dem ganzen Körper ausführen, mit einzelnen Körperteilen oder aber nur in der Vorstellung kreisende Bewegungen in bestimmte Körperräume hineindenken. Möglich ist auch, mit der Hand oder anderen Körperteilen Kreise in die Luft zu malen oder aber mit einem Stift auf ein Papier. In diesem Zusammenhang sei darauf hingewiesen, daß bei Schlaffhorst-Andersen auch mit sogenannten Atemschriftzeichen gearbeitet wird, wo über das Malen bestimmter Zeichen auf ein Papier zunächst der Atem rhythmisiert wird, um damit auch auf Stimme, Sprache, Gesang heilsam einzuwirken.

Auf der organischen Ebene führt das Kreisen z. B. im Handgelenk zu besserer Durchblutung, besserem Stoffwechsel und dadurch besserer Funktionsfähigkeit der Nerven, Muskeln, Sehnen und Gelenke. Die kinästhetische Wahrnehmung wird verbessert. Die Größe der Bewegung soll sich immer am Bewegungsantrieb des Menschen orientieren, um ein Zusammenspiel von Innen- und Außenbewegung zu erreichen.

Das ganzkörperliche Kreisen bietet durch die Verlagerung des Gleichgewichtes Möglichkeiten, den eigenen Schwerpunkt zu erleben und darüber an Haltungs- und Gleichgewichtsschulung zu arbeiten. Indem der Atem einbezogen wird, kann das Loslassen in einzelnen Körperteilen erleichtert werden. Loslassen gegen den Boden erleichtert wiederum die Streckreflexe und die Aufrichtung nach oben.

Dieses harmonisierende Prinzip des Kreisens zeigt

sich schon seit alters her in der Symbolik des Kreises. Für C. G. Jung führt die Bewegung im Kreis (»circumambulatio«) zur seelischen Mitte des Menschen hin, und das Kreissymbol taucht immer im Unterbewußtsein von Menschen auf, die nach seelischer Krankheit auf dem Weg der Heilung sind. Auch in bestimmten Ritualbildungen alter Völker zeigt sich, daß der Kreis immer dann auftritt, wenn es um harmonisierende und heilende Prozesse geht (magische Kreise von Hexen und Schamanen; kreisende Tänze der Derwische; Kreistänze als Gruppenritual, um die einzelnen Gruppenmitglieder wieder zu reintegrieren).

Das Kreisen in einer Gruppe, wo über die Handfassung ein Kreis gebildet wird, hat über den Weg der Tonusregulation und Tonusimitation auch sozial-integrativen Charakter.

Dem Kreisen folgt, als zweiter Regenerationsweg, das *Schwingen*, das schon zur Rhythmisierung des Atems hinführt.

Im Gegensatz zum Kreisen ändern schwingende Bewegungen ihre Richtung und haben daher einen Umkehrpunkt. Während das Kreisen in Anlehnung an den Blutkreislauf entstand, bezieht sich das Schwingen auf die herein- und hinausschwingende Luft. Schwingen ist immer ein ganzkörperliches Geschehen, bei dem man immer wieder über den Körperschwerpunkt hinaus in die eine oder andere Richtung hinausschwingt. Der eigentliche »Beweger« des Schwingens ist die Luft, und daher stellt sich über diese Bewegungsform sehr schnell ein Gefühl der Leichtigkeit ein.

Die besondere Aufgabe beim Schwingen besteht nun darin, durch bestimmte Positionen bzw. Positionswechsel die einströmende Luft gezielt zu bestimmten Räumen hin auszurichten. Die einfachste Form, obwohl schon an ihr sich hunderterlei Schwierigkeiten zeigen, ist jene, wo man auf beiden Fußsohlen steht, in der Einatmung nach hinten, in der Ausatmung nach vorne schwingt. Läßt man alle Probleme, die sich evtl. aus falscher Haltung ergeben, außer acht, so sehen wir, daß beim Rückschwung sich die Vorderseite anspannen muß, diese sich daher nicht so sehr weiten kann und der Atem daher verstärkt die rückseitigen Lufträume bis tief in die Lungenflügel hinab ausfüllt. Schwinge ich umgekehrt in der Einatmung vor und in der Ausatmung zurück, so lenke ich die Luft stärker in den vorderen Brustbereich hinein. Durch ein wenig Experimentieren läßt sich leicht eine Fülle der verschiedensten Übungen entwickeln.

In ihrer differenzierten Weiterentwicklung erhöht sich der Schwierigkeitsgrad dieser Bewegungsform, indem etwa ein Partner oder ein Gerät hinzugenommen wird oder das Schwingen auf eine ganze Gruppe ausgeweitet wird.

Schwingen hat auch den Effekt, auf Haltung und Bewegung einzuwirken, und wird, außer zum Ordnen der Luftführung, genutzt, um über die bessere Luftführung eine bessere Stimmgebung und daraus resultierend eine ökonomische Art des Sprechens und Singens zu erüben.

In Ihrem Aufsatz »Aufnehmen – Abgeben – Lösen, Gedanken zum *Rhythmus*«, äußert sich Verena Rauschnabel zum dritten Regenerationsweg der Schlaffhorst-Andersen-Arbeitsweise:

»Der physiologische Atemrhythmus als zentraler Orientierungspunkt bei aller Stimm- und Bewegungsarbeit weist die Richtung zum Verständnis der übrigen physiologischen Funktionen. Clara Schlaffhorst und Hedwig Andersen haben erstmals die Dreiteiligkeit des Atemrhythmus erfahren und sodann als allgemein physiologische Gesetzmäßigkeit erkannt und gelehrt. Dies war ein jahrzehntelanger Gegensatz zu der bis vor kurzem üblichen Meinung in der Schulmedizin. Der Bewegungsablauf des Zwerchfells mit seiner Zusammenziehung, Streckung und Lockerheit wird zum Modell für das Verständnis der gesamten Grob- und Feinmotorik. Dreiteiligkeit bezogen auf den Atemrhythmus heißt: Ein – Aus – Pause. Das bedeutet nun, daß die Ruhe- und Leistungsfunktionen des Körpers jetzt nicht mehr als zweiteiliger Takt (z. B. Saugen und Stoßen oder Systole–Diastole) verstanden werden, was letztlich zu einer Erschöpfung führen würde, sondern es wird eine regulierende dritte Phase angenommen, die sich in der praktischen Arbeit und schließlich auch in der medizinischen Forschung im großen und ganzen bestätigt.«

Der Regenerationsweg des Rhythmus hat zum Hintergrund die Erfahrung, daß eine dreiteilige Bewegung erholsamer ist als eine zweiteilige. Das Zwerchfell steigt in der Einatmung scheinbar hinab, es zieht sich zusammen. In der Ausatmung löst es sich wieder, streckt sich also scheinbar nach oben und bleibt dann in einer dritten Phase, der Lockerheit. Bei der Lunge haben wir dagegen eine Ausdehnung in der Einatmung (scheinbar streckt sich die Lunge), ein Zusammenziehen in der Ausatmung und dann wieder die Lockerheit in der Pause.

Ich persönlich finde die Ausdrucksweise: Zusammenziehung, Streckung und Lockerheit manchmal etwas verwirrend, wenn ich den Funktionsablauf von Zwerchfell und Lunge vor Augen habe. Man muß bei dieser Terminologie beachten, daß oft so über die Tätigkeit der Organe gesprochen wird, wie man diese

empfindet, was sich manchmal nicht mit dem physiologischen Ablauf deckt, denn die Lunge z. B. streckt
sich ja nicht wirklich. Mir ist daher die Bezeichnung
Ausdehnung statt Strecken einsichtiger.

Stellt man nun die Bewegung der Lunge neben die
des Zwerchfells, so ergibt sich folgendes Schema:

Atemphase	Zwerchfell	Lunge
Einatmung	Zusammen-ziehung	Streckung (Ausdehnung)
Ausatmung	Streckung (Ausdehnung)	Zusammen-ziehung
Pause	Lockerheit	Lockerheit

Wie schon gesagt, ist eine dreiphasige Bewegung erholsamer als eine zweiphasige. Man kann das sehr
leicht überprüfen, indem man im Liegen das Heranziehen und Wegstrecken des Beines einmal zwei- und
einmal dreiphasig ausführt.

In der zweiphasigen Bewegung ziehe ich das Bein
heran und strecke es wieder von mir weg. Diese Bewegung kann ich nur eine begrenzte Zeit ausführen, und
sie macht eher unruhig, vor allem, wenn ich auch noch
den Atem an die Bewegung koppele.

Lasse ich aber nach dem Wegstrecken des Beines
dieses ganz am Boden zur Ruhe kommen, den Fuß
nach außen fallen, so findet immer wieder eine Rege-
neration statt, in der sich neue Kräfte sammeln können.
Dies ist vor allem dann der Fall, wenn ich den Atem in
seinen drei Phasen damit verbinde, was noch den zusätzlichen Vorteil hat, daß ich den Atemrhythmus bewußt werden lasse und so die Außenbewegung der
Innenbewegung angleiche.

Eine solche regenerierende Bewegungsübung kann

mit allen Körperteilen ausgeführt werden. Betrachtet man noch einmal das vorgenannte Schema, so kann man sehen, daß solche atemrhythmischen Bewegungen im Zwerchfell- und im Lungenrhythmus durchgeführt werden können.

Ein Beispiel für eine Armbewegung im Zwerchfellrhythmus ist das Heranziehen des Armes in der Einatmung, das Wegstrecken des Armes in der Ausatmung und das Lockerlassen in der Pause. Die Armbewegung im Lungenrhythmus beginnt mit dem Strecken des Armes in der Einatmung und führt über das Heranziehen des Armes in der Ausatmung zum Lockerlassen in der Pause.

Die Arbeit über den Weg des Rhythmus wird auch übertragen auf die Bewegung von Kiefer, Lippen und Zunge und hat auch eine Bedeutung bei der Erarbeitung bestimmter Laute. Auf diese Punkte will ich hier aber nicht näher eingehen.

Der Regenerationsweg *Atmen* bezieht sich hauptsächlich auf Atemübungen von Leo Kofler in dem Buch »Die Kunst des Atmens« (Bärenreiter-Verlag), das im Jahre 1912 von Clara Schlaffhorst und Hedwig Andersen veröffentlicht wurde. In dem Buch findet man neben den Atemübungen auch Hinweise auf:
– die Atmung im alltäglichen Leben
– die Atmung beim Singen
– die Atmung beim Sprechen.

Als letzter in der Reihe der Regenerationswege steht dann das *Tönen*. Tönen ist derjenige Vorgang, bei dem, auf dem Hintergrund eines bereits rhythmisierten Atems, die Stimmlippen in Bewegung versetzt werden und die daraus resultierenden Schwingungen sich im ganzen Körper ausbreiten. An den sich mehr oder weniger ausbreitenden Schwingungen kann man erken-

nen, inwieweit einzelne Körperpartien durchlässig sind
oder nicht. Über die sich ausbreitenden Schwingungen
erreicht man zugleich ein Lösen der verspannten Bereiche. Die Durchblutung verbessert sich mit allen
Folgen, die bereits bei der verbesserten Durchblutung
durch das Kreisen genannt wurden.

Je nachdem, mit welchen Lauten das Tönen vorgenommen wird, kann man unterschiedliche Bereiche des
Körpers ansprechen. Das »M« spricht andere Resonanzräume an als das »U« usw.

Das, was man als Ergebnis der Tätigkeit »Tönen«
hören kann, das individuelle Timbre, das sich aus Körperform und -beschaffenheit, der Art und Weise der
Durchlässigkeit, der geistigen und seelischen Verfas-
sung usw. ergibt, wird als »Tönung« bezeichnet.

*All diese Arbeitswege dienen letztlich der gesunden und
ökonomischen Stimmgebung und führen hin zu Form-
gestaltungen im Sprechen und Singen, wo die Aus-
drucksfähigkeit über Lieder, Gedichte, Textrezitationen
usw. geschult wird.*

Die Schlaffhorst-Andersen-Arbeit findet Anwendung
in den Bereichen:
- Stimmtherapie
- Atemtherapie
- Sprech- und Sprachtherapie
- Gesundheitsvorsorge und Gesundheitserziehung
- gestalterische Arbeit, z. B. Sprecherziehung für
  Schauspieler.

Die integrale oder ganzheitliche Atemschulung – Klara Wolf

Frau Klara Wolf arbeitet mit dem bewußten Atem. Sie will mit ihrer Atem- und Körpererziehung den *ganzen* Menschen erfassen und ins Gleichgewicht bringen. Sie geht von dem Grundsatz aus, daß eine vorgeschriebene Bewegung oder Technik, gleich der mit ihr einhergehenden Atmung, dem Eigenrhythmus des Menschen angeglichen und auf der vorhandenen Grundspannung aufgebaut werden kann. Daher kann man für deren rhythmisch-dynamische Gestaltung beim Ansagen der Übungen sowohl vom Atmungs- als auch vom Bewegungsablauf ausgehen.

Bei einer Bewegungsansage bringt man im Rhythmus des Sprechens gleichzeitig den Atemrhythmus zum Ausdruck. Er ist im Tonfall, in der Modulation der Worte, die die verschiedenen Sequenzen der Bewegung markieren, impliziert. Der Rhythmus der Atmung wird dadurch ständig in seiner Eigenständigkeit und Anpassungsfähigkeit angesprochen und bleibt gleichwertiger Partner der Bewegung.

Frau Klara Wolf schreibt in ihrem schon genannten Buch »Integrale Atemschulung« S. 194f.:

»Angesichts der stets wachsenden Anforderungen, die das moderne Leben an den Einzelnen stellt, ist es lebenswichtig und womöglich für ihn eine Existenzfrage, die Gesundheit und Leistungsfähigkeit mit natürlichen Mitteln zu erhalten und nicht nur körperlich fit zu bleiben, sondern seine Lebensqualität auch auf seelisch-geistiger Ebene so zu erweitern, daß er trotz der Belastungen im Lebenskampf noch ein Entwicklungssoll erfüllt, das ihn innerlich bereichert und den Sinn seines Daseins erkennen läßt.

Lebensqualität, auch als Leistungsvermögen, Widerstandskraft, Antriebsstärke, Anpassungs- und Regenerationsfähigkeit definiert, ist vorhanden oder entsteht, sobald alle Organe vollwertig funktionieren und geordnet zusammenarbeiten. Es setzt voraus, daß in den winzigen »Kraftwerken« sämtlicher Körperzellen die erforderliche Energie für ihre Lebensleistungen und ebenso für die seelisch-geistigen Lebensäußerungen des Menschen erzeugt wird.

Bei geschulter und reaktionsfähiger Atmung, geregeltem Kreislauf und systematisch betriebener Körperübung ist die Versorgung des Zellstaates mit Sauerstoff und Betriebsstoffen gewährleistet und die Energieproduktion den Erfordernissen im Organismus gemäß.

Erhebungen haben allerdings gezeigt, daß 90 % der Zeitgenossen der industrialisierten Gesellschaft ungenügend oder verkehrt atmen, kreislaufgestört sind und sich zu wenig bewegen.

Mangelversorgung der Zellen und das Fehlen von physiologisch notwendigen Bewegungsreizen – dazu Kräfteverschleiß und psychischer Streß – haben dazu geführt, die Verhältnisse im Energiehaushalt des Körpers durcheinanderzubringen. Die Wechselwirkungen zwischen Atem-Kreislauf und Zellstoffwechsel spielen nicht mehr situationsgerecht. Der Energieverlust wird nicht mehr ausreichend durch oxidative Energiebildung wettgemacht.

Zunächst muß die Atmung aufgearbeitet und die nervlich-psychische Spannung mit leicht faßlichen adäquaten Bewegungsübungen ausgeglichen werden. Später kommen Übungen mit mannigfaltigen Trainingsreizen hinzu, um die Tätigkeit und Zusammenarbeit aller anderen Organsysteme zu optimieren. Auf diese Weise gewinnt der Organismus und Mensch die gewünschte Anpassung an die Ansprüche des alltäglichen Lebens.«

»Der erfahrbare Atem« – Prof. Ilse Middendorf

Wir lassen den Atem weder unbeachtet und unbewußt ablaufen, lassen »Es« in uns atmen, noch greifen wir vom Willen her in seinen Ablauf ein, indem wir den Atem holen und führen. Wir bemühen uns um ein Drittes: den erfahrbaren Atem. Dieser Atem wird vom Unterbewußtsein gesteuert, aber wir erleben ihn mit. Wir lassen ihn nicht vollkommen unbewußt ablaufen, sondern versuchen, ihn wahrzunehmen. Wir machen uns den Atem bewußt, aber nicht über unser Kopfbewußtsein, indem wir vom Kopf her beobachten, wie »Es« in uns atmet, sondern wir nehmen ihn in unser Empfindungsbewußtsein auf.

Wir unterscheiden 3 Atemräume:
- den unteren Raum, der Becken und Beine umfaßt,
- den mittleren Raum, der vom Nabel bis zur 6. Rippe reicht,
- und den oberen Raum, der Schultergürtel, Arme und Kopf einbezieht.

Im Laufe der Atemarbeit lernen wir die 3 Räume in ihren unterschiedlichen Qualitäten und seelischen Bedeutungen kennen. Wir lernen, mit diesen Kräften umzugehen.

Der untere Raum

Im unteren Raum liegt die Quelle der Elementarkraft. Wenn man den stabilen, kräftigen Bau des Beckenrings betrachtet, so zeigt sich schon von der Anatomie her, daß hier Raum für eine große Kraft ist.

Das Becken ist die Basis unserer Aufrichtung, aus dem Halt der tragenden Beckenkraft erwächst gute Haltung. Kein Sich-halten-Müssen, Festhalten oben, um Haltung zu bewahren, sondern ein Gehalten-Werden, Getragen-Werden von unten und dann ein organisch müheloses Emporwachsen.

Die schöpferische Kraft des aufsteigenden Atems

Wir lassen durch Sammlung den Einatem im unteren Raum entstehen, er bündelt sich im Hara-Zentrum zur Kraft, steigt dann an der Wirbelsäule hoch und sucht sich im oberen Raum ein Ventil. Es gibt verschiedene Zentren, durch die die Ausatmung entweichen kann: durch den Mund, die Ohren, das Hinterhauptloch und die Nase.

Entsprechend der Qualität des unteren Raumes ist auch die Kraft des aufsteigenden Atems von dort mächtig, vital und impulsiv. Die Atemkraft richtet uns auf und läßt uns in Erscheinung treten, gibt Kraft für die Welt.

Das Loslassen im absteigenden Atem

Der absteigende Atem wird am deutlichsten aus dem oberen Raum erfahrbar. Von dort fließt er hinunter zum Beckenboden, zu den Füßen und über sie hinaus in den Boden.

Der absteigende Atem hat eine andere Qualität als der aufsteigende: Er ist sanft, ruhig und meditativ, während der aufsteigende Atem kräftig, vital und elementar ist. Der absteigende Atem hat eine sanfte Kraft, er rieselt langsam nach unten, während der aufsteigende Atem dynamisch ist und nach oben drängt. Der absteigende Atem gibt Ruhe und Geborgenheit. Alles Belastende kann nach unten abgegeben werden, an die tragende Kraft im Becken.

Die zentrierende Kraft des horizontalen Atems

Der auf- und absteigende Atem bringt die Senkrechte in die Erfahrung. Der horizontale Atem spricht die waagerechte Achse an: Beim Einatmen weiten sich die Körperwände nach außen, schwingen dann zurück, und der Ausatem fließt nach innen.

Der mittlere Raum

Im unteren Raum herrschen also kollektive Kräfte – der mittlere Raum ist der persönliche Raum, hier ist der Sitz des Ichs.

Im mittleren Raum verfeinern sich die elementaren Triebe des unteren, hier ist der Raum des Gemüts mit dem ganzen Spektrum persönlicher Gefühle – Liebe, Haß, Freude, Trauer, Schmerz, Wut. Im Alltag kann man immer wieder erleben, wie seelische Spannungen einem Menschen auf den Magen schlagen oder eine unangenehme Situation ihm an die Nieren geht. Die Sprache gibt hier einen deutlichen Hinweis, daß Gemütsregungen ihren Sitz im mittleren Raum haben.

Der obere Raum

Im oberen Raum finden die Kräfte, die sich in der Mitte gesammelt haben, ihre Verwirklichung. Es ist der Raum der persönlichen Entfaltung: Hier trete ich in Erscheinung und stelle mich der Welt.

Die Entwicklung des oberen Raumes im Laufe der Atemarbeit ist rein äußerlich stark nach vorne oder hinten eingezogen. Man verkriecht sich. Allmählich öffnet sich der obere Raum in die Breite, und allmählich kommt die Sicherheit zu sagen, hier bin ich.

Die Einheit der Räume – Korrespondenzräume
Die drei Räume gehören eng zusammen, einer baut auf dem anderen auf. Dieser Aufbau läßt sich gut darstellen am Bild des Baumes. Im unteren Raum liegen die Wurzeln, die elementaren Kräfte, aus ihnen wächst im mittleren Raum der stabile Stamm, die Ich-Kraft, die sich dann im oberen Raum zur Baumkrone – zur Persönlichkeit – entfaltet.

Durch die horizontale Atemweise werden die beiden Elemente Raum und Zentrum besonders deutlich erfahrbar. In der Einatmung bildet sich der Raum, in der Ausatmung fließt der Atem in das Innerste des Raumes, es entsteht ein Kern, eine Konzentration von Kraft. Der horizontale Atem bildet ein Zentrum und reichert es an. Raum und Zentrum bedingen sich gegenseitig: Je größer der Raum ist, desto stärker komprimiert sich seine Kraft im Zentrum. Je kräftiger das Zentrum ist, um so mehr kann ich mich im Raum entfalten, ohne den inneren Anschluß zu verlieren.

Die Zusammensetzung der Atemweisen
Es ist möglich, verschiedene Atemweisen gleichzeitig zu üben. Man kann zum Beispiel den auf- und absteigenden Atem in einer Form zusammenfassen. Man läßt die Einatmung im mittleren Raum entstehen und die Kraft dann von der Mitte an sowohl nach unten wie nach oben fließen. Diese Gegenbewegung erzeugt eine sehr starke Aufrichtung und gleichzeitig ein deutliches Mittengefühl.

Übt man vorher von der Mitte ausgehend erst einzeln nur den auf- bzw. absteigenden Atem, so ergibt sich bei der Zusammensetzung beider Atemweisen eine sehr interessante Erfahrung: War bisher z. B. beim aufsteigenden Atem die gesamte Kraft nach oben geströmt, so fließt die eine Hälfte der Kraft nach oben, die andere Hälfte nach unten. Das Kraftmaß an sich bleibt dasselbe, nur die Richtung ändert sich. Diese Erfahrung ist ein Beweis für die Realität des Kraftstroms.

Es ist auch möglich, alle drei Atemweisen zu kombinieren, d. h. innerhalb von drei Atemzügen einen aufsteigenden, einen absteigenden und einen horizontalen Atem zuzulassen. Dabei entstehen sowohl die vertikale wie auch die horizontale Achse, in deren Schnittpunkt das Ich liegt. Wenn es ihm gelingt, die polaren Kräfte zu integrieren und die Gegensätze zu einem Dritten zu vereinigen, dann entsteht Mitte. Als Symbol erscheint die Vierung des Kreises, das Zeichen eines gelungenen menschlichen Entwicklungsprozesses.

Vorbereitung auf schmerzarme Entbindung – Dr. med. Read

Als ich 1958, von Dr. med. Grandel Dick Read persönlich dazu autorisiert, seine Methode der Vorbereitung auf eine schmerzarme Entbindung in Westdeutschland einführte, war die *Atemhilfe* bei der Geburt eine ganz wesentliche Aufgabe bei den unterschiedlichsten Voraussetzungen, die die Schwangeren mitbrachten. Die Brusthochatmung stellte dabei eines der größten Hindernisse dar, eine Geburt über 6–7 Stunden zu meistern. So entschloß ich mich, schon ab dem 4. Monat gewisse Atemtechniken neben Haltungsübungen, die ja für die *richtige Zwerchfellatmung* unbedingt nötig sind, mit den Schwangeren zu üben. Mutter und Kind profitierten davon nun schon frühzeitig, und das Training für eine möglicherweise langwierige Geburt war dadurch auch gegeben.

Als sich 1963 der Rektor der Universität Düsseldorf, Prof. Dr. Reinhold Elert, sehr stark für die Vorbereitung auf Entbindung nach der Methode von Dr. G. D. Read in der Universitätsfrauenklinik in Düsseldorf einsetzte, mußten wir, die Krankengymnastin Marlis Lugossy und ich, einen sehr großen Zustrom von begeisterten Schwangeren bewältigen, dabei ging jede, vor allem was den Atem betraf, ihren persönlichen Ansichten und Wegen nach, was ja auch heute noch der Fall ist.

Für mich auffallend war die oberflächliche und kurze Atmung, die die ängstliche, nicht oder zu kurz vorbereitete Gebärende bevorzugt. Dieser für die Angst charakteristische Atemtypus führt nach kurzer Zeit zu einem Sauerstoffdefizit und Erschöpfung. Da aber der vermehrte Energieverbrauch bei der Wehe eine erhöhte Sauerstoffzufuhr nötig macht, übte ich allmählich eine *größere Atemtiefe* bei verringerter Frequenz ein.

Über den Wert der Atmung für das Kind und für alle Organe und Funktionen des menschlichen Körpers brauche ich mich hier wohl nicht zu äußern.

Da der Atem als einzige Funktion des Körpers sowohl autonom verläuft, als auch vom Willen steuerbar ist, übte ich, nachdem die Atmung allein eingesetzt hatte, eine *bewußt geführte Atmung* ein, um diese zu vertiefen und in die richtigen Wege zu leiten, d. h. von der Brust- in die Zwerchfellatmung.

Um die Schwierigkeiten mit der Zwerchfellatmung zu verringern, ließ ich durch Auflegen der Hände seitlich auf Rippen und Oberbauch die Aufmerksamkeit auf diese Körperregion – die Mitte – lenken und nicht, wie in der ersten Zeit meiner Tätigkeit, auf die Bauchatmung.

Durch meine persönliche Anwesenheit bei unendlich vielen Geburten hatte ich die Möglichkeit festzustellen, daß die Frauen, wenn sie auf die Bauchatmung geschult waren, diese bei der Geburt zu heftig ausübten, wobei sie subjektiv eine ungeheure Erleichterung empfanden, daß aber die meisten Hebammen diese Atmung für die Tätigkeit der Gebärmutter als störend erachteten.

Nach einem zusätzlichen Lehrgang der Lamaze-Methode in Paris entschied ich mich nur noch für die *Zwerchfell- und Hechelatmung* bei der Geburt. Denn während der Geburtsarbeit muß der Druck der Bauchdecke und des Zwerchfells von der Gebärmutter möglichst ferngehalten werden. Dies verlangt eine elastische Führung durch den unteren Rippenrand, an dem das Zwerchfell ja angewachsen ist, und durch die schrägen Bauchmuskeln. Dies wiederum bedingt ein spezielles Muskeltraining. Nach Einübung des bewußt geführten Atems – also mit der spontanen Einatmung beginnend – gelingt es den Frauen mit der Zeit, ihren *eigenen* Atemrhythmus zu finden, der sich allerdings unter den individuellen Schmerzempfindungen bei der Geburt oft sehr schwer einhalten läßt. Dadurch wird sich eine streckenweise bewußte Atmung wieder als hilfreich erweisen.

Aus 30jähriger Erfahrung möchte ich hier feststellen, daß auch bei der Geburt die physiologische Atmung die richtige ist, also entweder Nase ein – Nase aus oder Mund ein – Mund aus. Nur nach Beendigung der Kontraktion sind ein bis zwei Seufzer Nase ein – Mund aus wichtig.

Warum nicht während der Kontraktionstätigkeit Nase ein – Mund aus? Die durch die Nase, vor allen Dingen durch die oberen Nasengänge, eingeatmete Luft regt die Hypophyse und viele Nerven, die oberhalb der Nasengänge liegen, an. Atmen wir durch die Nase wieder aus, so wird durch die ausströmende wärmere Luft diese Anregung besänftigt. Das ist von ausschlaggebender Wichtigkeit bei langwierigen Geburten. Diese Besänftigung geschieht jedoch nicht bei Nase ein – Mund aus. Da bei Mund ein – Mund aus der Mund sehr trocken wird und die Kaltluft direkt in die Lungen strömt und Hustenreiz erzeugt, habe ich eine andere Atmung als außerordentlich hilfreich empfunden, nämlich die *gleichzeitige Mund- und Nasenatmung.* Diese Atmung ist sehr sanft und leicht, sehr anregend und doch beruhigend und entspannend.

Der Mund sollte ein klein wenig geöffnet sein und die Zungenspitze leicht den Gaumen berühren. Jetzt atmen wir sehr sanft und leicht durch Mund und Nase, ohne dabei allzusehr auf den genauen Ablauf des Atems zu achten, d. h. darauf, ob zuerst durch Nase und dann durch Mund oder erst durch den Mund und dann durch die Nase geatmet wird.

Es ist dabei wichtig, die Kehle und den Bauch zu entspannen. Dann achten wir darauf, daß wir beim Einatmen allmählich langsamer werden und die Ausatmung genauso langsam durch Nase und Mund heraus*fließen* lassen. Werden die Wehen sehr heftig, so kann man über kurze Zeit, d. h. auf dem Höhepunkt der Wehe, ein klein wenig das Einatmen betonen, aber sanft und langsam. Wenn die Wehe sich dem Ende nähert, sollte man mehr auf die Ausatmung achten und nach der Wehe die Erleichterungsatmung Nase ein – Mund aus (2–3mal) nicht vergessen.

In der Austreibungsperiode wird in den meisten Fällen den Frauen klargemacht, daß zu einem wirkungsvollen Pressen das Zwerchfell durch maximale Inspiration tief gestellt und durch Anhalten der Luft und langsam ansteigende Kraftanstrengung der Preßakt unterstützt werden soll.

Ich unterstütze aber auch die Ansichten der Schweizer Therapeutin Liselotte Kuntner, wonach an dieser Preßtechnik zu viele Atemmuskeln beteiligt sind, da es oft schwierig zu sein scheint, ausdauernd und gezielt zum Beckenausgang zu pressen. Die Aufforderung zum tiefen Einatmen zu Beginn einer Preßwehe wäre ein Störfaktor im Atemmechanismus und sollte vermieden werden. Das tiefe Luftholen sollte man also vermeiden und statt dessen eine kürzere Mitte-Zwerchfelleinatmung ausführen und während des Pressens die vorhandene Luft gebremst ausatmen, d. h. leise und nicht forciert durch die Lippen blasen.

Die Erfahrungen mit der *gebremsten Ausatmung,* die bei einer Reihe von Naturvölkern angewandt wird, zeigen, daß hierdurch die Austreibungsphase erleichtert werden kann.

Daß ich für eine Geburt im Sitzen plädiere, ist selbstverständlich.

Intuitives Atmen – Karl Scherer

Jeder Mensch ist mit dem einen oder anderen menschlichen Dilemma wie Überlebenskampf, Krankheit, Einsamkeit, Leiden und Sterblichkeit konfrontiert. Obwohl niemand diesen Bedingungen entfliehen kann, können wir überraschenderweise Freiheit inmitten solcher Bedingtheiten entdecken.

Das Intuitive Atmen findet im Geist der intensiven Meditationsretreats der großen Traditionen und der spirituellen Camps der Indianer statt. In einer Atmosphäre intensiver Übung findet der Teilnehmer in der Stille Zeit für sich.

Das Training gliedert sich in mehrere Phasen:

1. Introspektion — Wie bin ich geworden, was ich bin?
2. Illumination — Wer bin ich? Direkte Erfahrung des wahren Seins und Befreiung von falschen Vorstellungen
3. Transformation — Wie versöhne ich mich mit meinem Schatten und mache aus Grenzen Berührungspunkte?
4. Manifestation — Wohin gehe ich? Verwirklichung im Alltag

Beim Intuitiven Atmen wird auch mit verschiedenen Meditations- und Kommunikationsübungen und der Enlightenment Intensive-Struktur gearbeitet. Indianische Rituale dienen der Reinigung von Körper, Geist und Seele. Besonders förderlich ist dabei Karl Scherers klare und unkonventionelle Art, die »eine Wahrheit« in allen Traditionen, frei von Verpflichtungen an eine bestimmte Weltanschauung, zu vermitteln.

Die AFA: Arbeits- und Forschungsgemeinschaft für Atempflege e.V.

AFA steht für Verband der Atemlehrer und Atemtherapeuten, eine Arbeitsgemeinschaft für Spezialisten und Ausbildungsstätten.

AFA-Mitglieder dürfen ihre Berufsbezeichnung nur dann führen, wenn sie über eine qualifizierte Ausbildung und Praxiserfahrung verfügen. Das ist in der Satzung und der Prüfungsordnung festgelegt.

Die erste Vorsitzende der AFA ist Karoline von Steinaecker (Adressen siehe Adreßverzeichnis).

ZWEITER TEIL

Atmung, Haltung, Stimmstütze

Vorbemerkung

Der nun folgende zweite Teil stellt einige Bücher verschiedener Atemtheoretiker und -praktiker vor.

Diese Stimmen – Theorien, Meinungen, Zitate,
Übungen – haben die eigene Arbeit stark beeinflußt
und stellen die bisherigen Aussagen in einen weiteren
theoretischen Rahmen.

1. Franziska Martienssen-Lohmann aus ihrem Buch »Der Wissende Sänger«

Leider habe ich die Gesangspädagogin Frau Martienssen-Lohmann, die ich hoch verehre, nicht mehr ken-
nengelernt. Sie starb im Jahr 1971. Ihr Buch »Der
Wissende Sänger« bringt eine Fülle von Erfahrungen
und Hilfen für Sänger und Instrumentalisten. Ich be-
schränke mich jedoch bei der Auswahl der Zitate auf
mein Arbeitsgebiet der Atmung, Haltung, Stimmstütze
und kann zur Vertiefung dieses speziellen Themas nur
die Lektüre des umfassenden Werkes empfehlen.

Das tägliche Leben des Berufssängers und des Instrumentalisten steht unter dem Kennwort »Spannung«. Die vorberei-
tenden Proben, die oft sehr schwierige Disposition über seine
Zeit und Kraft, die Art seiner Leistung vor dem Publikum –
das alles ist ein Hochgespanntsein.(...) Der vollbeschäftigte
Sänger muß in seiner spannungsvollen Existenz systematisch
Pausen notwendigen Entspanntseins in seinen Tageslauf ein-
fügen.

(...) Neben gewissen Yoga-Techniken ist für den abendländischen Menschen mit seiner besonders gearteten Mentalität das »autogene Training« von Dr. J. H. Schultz eine ihm entsprechende, gute Entspannungslehre sowie die ganz einfachen, ruhevollen Zwerchfellatemübungen, die im Liegen, Sitzen oder Stehen ausgeführt werden können. Blutkreislauf und Herztätigkeit werden tiefgreifend positiv beeinflußt. (Kap. »Spannung und Entspannung«)

Es gibt kaum einen Begriff in der Gesangstechnik, der so viel angewandt wird und so wenig klargestellt ist wie dieser. Jeder schwört auf eine andere Form der »Atemstütze«. Er nennt sie »Bauchstütze«, »Tiefstütze«, »Zwerchfellstütze«, »Flankenstütze«, »Bruststütze«, »Rückenstütze«, »Kehlstütze« und so fort. Die Einheitlichkeit des Begriffs fehlt, aber das einheitliche Wort »Atemstütze« ist da. Der Sänger und der Instrumentalist, der intensiv singt oder bläst, empfindet die Notwendigkeit, irgendwo ein *körperliches Kraftzentrum* zu spüren. Fragt man einen Vertreter der ausgeprägten Bauchstütze nach einer Erklärung dieses Begriffes, so zeigt sich, daß er zwar meist nichts Stichhaltiges zur Sache zu sagen weiß, aber dafür sofort den (oft bereits überdehnten und dadurch in seiner Muskelkraft geschwächten) Leib ostentativ herauspreßt und die Beweisführung weniger im Logischen als vielmehr im Lauten, also in Fortetönen sucht. Die imponierende Unbeweglichkeit des Herauspressens während der Tongebung wirkt zwar verblüffend, steht aber im Widerspruch zu jeder gesunden und naturgemäßen Kraftfunktion.

Der Möbeltransporteur, der schwere Lasten gewohnt ist, würde sich einem Bruch holen, wenn er seine Kraftquelle im Bauch suchen würde. Er fühlt sie im festen Stand des breiten Rückens, im Körperzentrum. Für Rückenschwächlinge unter den Sängern könnte das Buch von Dr. med. Parow »Funktionelle Atemtherapie« ein aufrüttelnder ärztlicher Berater sein.

(. . .) Im Prozeß des Alterns aber hält keine Stützform vor, die nicht den Naturgesetzen entspricht. Die gesunde Idealform der Muskelharmonie tritt an großen Könnern gerade im Alter überzeugend in Erscheinung, z. B. der leuchtend junge Klang der Stimme Battistinis noch mit etwa 70 Jahren entsprach dem ganzen äußeren Bilde dieses größten Atemkünstlers. Im Klang dokumentierte sich die unverwüstliche Kraft der während der Tongebung vom Unterleib aus nach einwärts oben arbeitenden Bauchdecke in ihrer Zusammenarbeit und Verbindung mit der breiten Flanken- und Rückendehnung (die die Magengegend, das »epigastrische Dreieck«, mit einschloß): kaum sichtbar, und doch in der stählernen Federung des Zwerchfells deutlich dem nachtastenden und einfühlenden Hören spürbar. Man vergegenwärtige sich demgegenüber das bekannte Bild alternder Sänger, wenn sie mit steif herausgepreßtem Leib und immer weiter zurückgelehntem Oberkörper das Detonieren ihrer »gestützten« Tonhöhen vergeblich zu überwinden suchen. – Nein, die Stütze ist in ihrer wahren Form das Ergebnis eines *konsequenten Körpertrainings* in Verbindung mit einem ausbalancierten Stimmbandschluß, ob dieses Training sich nun mit bewußter oder (aus der Natur heraus) unbewußter Zielsetzung vollzogen haben mag. Der Dirigent, der doch keine körperliche Muskelschulung wie etwa ein Sportler hat, könnte seine Dirigierbewegungen keinesfalls – ohne das Spielen des Orchesters – auf die reine Muskeltätigkeit hin konzentrieren. Er würde mit Sicherheit schon etwa in der Zeitdauer der Hälfte einer Sinfonie ermattet die Arme niedersinken lassen. Also bewußte Muskelarbeit ist sehr nötig, darf aber nicht überbewertet werden. Nach der bewußten Muskelarbeit, besonders nach Parow, müssen alle Bestrebungen (neben dem Klanglichen und seiner Intensität) hingelenkt werden auf das Gewinnen einer gelösten, freien, sichtbar souveränen und überlegenen Haltung – einer Haltung, bei der Form und Stellung des Rumpfes ganz vom Rücken her bestimmt sind und Spannung und Lockerheit, Gehobenheit und Lässigkeit sich im Gleichgewicht befinden.

Singen ist Kraftleistung – gewiß. Es wird sogar viel zuwenig als solche anerkannt; und damit scheidet leider der natürliche Vergleich mit »wirklichen« Kraftleistungen weitgehend aus. Caruso hat deutlich davon gesprochen, daß Singen eine Form der Athletik sei. Insbesondere die Wagner-Sänger werden diesem Wort zustimmen. Welche Lockerungs- und Elastizitätsdurcharbeitung des ganzen Körpers wird vorbereitend zum athletischen Sport benötigt, wie wenig aber ahnen die Stützmethoden von solcher Vorbereitung des Singesports!

(Kap. »Stütze«)

Experimentelle Untersuchungen ergaben, daß »kurze, aber durch Wochen regelmäßig angestellte Übungen die besten Ergebnisse liefern, während krampfiges, überlanges Üben an Einzeltagen sehr wenig einbringt. Auch beispielsweise stundenlanges, »fleißiges«, unkonzentriertes Üben ist nicht günstig. Sich immer nur auf den Vorgang des Übens einstellen und sich fragen: »Zu welchem Zweck muß gerade ich diese Übung machen? Und wie gewinne ich ihre sinnvolle Ausführung?«

(Kap. »Vom Üben«)

Die Griechen dachten sich das Zwerchfell als den Sitz der Seele. So müßte fast ein griechischer Hymnus dem Seelenmuskel des Sängers gesungen werden!

Hochgewölbt in Kuppelform trennt er das Hohe von dem Niederen, trennt quer (»zwerch«) durch den Menschenkörper die Brust- und Bauchhöhle. Absteigend im Einatmen, sich wieder »aufwölbend« im Ausatmen, regiert und dosiert das Zwerchfell mit seiner Spannungsfähigkeit die tönende

Lebensbewegung – in feinstem Balancespiel mit der Brustmuskulatur und immer von den elastischen Bauchmuskeln unterstützt, die seine Bewegungen dem Singenden fühlbar machen: Urmuskel für den Sänger, stählerne Quelle seiner Kraft, seiner Geschmeidigkeit, seiner ewigen Jugend. (...)

Unterhalb des Zwerchfells liegt das Sonnengeflecht – das System miteinander verbundener sympathischer Nervenknoten, das so stark dem Einfluß seelischer Bewegungen ausgesetzt ist. Das Zwerchfell selbst steht mit der Zwischenrippenmuskulatur des unteren Brustkorbes in engster Bindung – beide arbeiten als Synergisten, also gleichzeitig; dadurch erst ist die Bewegung des Zwerchfells vervollständigt. Es »saugt« wie ein Kolben in einem Zylinder die Luft in den Brustraum hinein. Im Gegensatz zu diesen tiefliegenden Bewegungsvorgängen der Atmung bewahrt bei einwandfreiem Gesangskörper der obere Brustkorb (in Haltefunktion für Schultergürtel und Arme und in idealem Zusammenhang mit Rücken-, Nacken- und Kehlhaltung) seine souveräne Ruhe. Das Zwerchfell stellt gleichsam das Zentrum der Lebensbewegung dar.

Zwerchfellbewegung. Bei einer ruhigen Ausatmung steigt das Zwerchfell ja höher und bei der stoßweisen Ausatmung paradox herunter. Ohne besondere Einatmungsvorbereitung versuchen wir, ein Licht auszublasen oder zu hüsteln, oder innerlich zu lachen. Wir fühlen sofort, daß bei diesen Übungen die Bauchdecke genauso herausschnellt wie bei der Einatmungsphase, z. B. dem Einschnüffeln, weil das Zwerchfell in diesem Fall in gleicher Weise herunterschlägt.

(Kap. »Das Zwerchfell«)

Das Bild von dem, was wir sein möchten, bestimmt in hohem Grade das, was wir wirklich sind. Es ist für den künstlerischen Lehrer eine Frage des innigsten Kontaktes, dieses Bild aus dem jungen Menschen herauszufühlen. Nur wer von der Ganzheit als Mensch ausgeht und wiederum zu ihr hinstrebt, kann aus einem Stimmbesitzer einen Sängermenschen bilden. Kein noch so einfaches Gerät des täglichen Lebens ist ja entstanden, ohne daß vorher das Bild im Ganzen, die Idee dieses Gebrauchsgerätes, im Geiste des Verfertigers lebte. Wie sollte ein so hohes Kunstwerk wie die vollkommen durchgebildete Sängerstimme geschaffen werden, ohne daß vorher die Idee des Ganzen im Geiste lebendig wäre?

Die freie Entwicklung der Vorstellungskraft im jungen Sänger – von der einfachen Klangstellung bis hin zu dem vorgeformten Bilde der Gestaltung eines Werkes – diese eigentliche schöpferische Tat eines Pädagogen verträgt sich mit keiner »Methode«. (...) Der Begriff »Technik« hört in dem Augenblick auf, in dem die Technik unlösbar in die Gestaltung eingeschmolzen ist.

(Kap. »Psychologie und Gesangsunterricht«)

Der größte Teil der Erwachsenen scheut die Gefühlsäußerung. Die Zeit will es so, und es ist auch gut, daß jedes Gefühlsgeschwätz aufgehört hat. Aber die Entseelung unserer Welt ist auch das Sorgenthema aller geistigen Menschen. Die äußere »Wirklichkeit« scheint jene innere Wirklichkeit langsam und unmerklich auslöschen zu wollen, die in dem Menschen unserer Tage schon stumm werden will. Im Tier und im Kinde spricht sie sich noch täglich aus in ihrer überwältigenden Kraft. Die Wirklichkeit der unbändigen Freude, mit der der Hund seinen Herrn nach längerer Abwesenheit begrüßt, beschämt die menschliche Freudefähigkeit. Gegenüber den Zärtlichkeitsausbrüchen eines kleinen Kindes selbst zu einer Blume stehen wir arm da – fassungslos vor der so ungehemmt offenbarten Liebeskraft des Gefühls. Aus dem völligen Verbergen nach außen kann ein Verneinen nach innen werden. Aus jedem Verneinen wird Kälte. In Kälte stockt das Leben. Die Eiszeit des inneren Menschen scheint in vielen nicht mehr fern. Kunst bedeutet Bejahung des

Menschentums, der innersten menschlichen Existenz. (Kap. »Zum Schluß: Zweck oder Sinn«)

Die Kunst der Rhetorik genoß im griechischen Altertum eine überaus hohe Wertschätzung, die sich mit gleicher Stärke auf den glänzenden Inhalt der Rede wie auch auf die überzeugende Sprechart des Redners richtete. Jahrhunderte hindurch war diese Art der Hochwertung des Redens und Sprechens jedoch vergessen. Die Gymnasiasten erfuhren allerhöchstens im griechischen Unterricht etwas von Demosthenes, dem bedeutendsten der griechischen Sprecher – namentlich daß er sich interessanterweise Steine auf die Zunge legte und seine Stimmkraft an der Brandung des Meeres erprobte. Eine erhöhte Schätzung der Rede setzt jetzt erst neu ein; seit das gesprochene Wort durch die Einführung des Rundfunks und des Fernsehens wieder zu einer Macht wurde. Es ist zu hoffen, daß das Neuerwachen solcher Wertung langsam Folgen für den Schulunterricht tragen und ihn um das Fach »Sprecherziehung« bereichern wird. In England und Amerika sind solche Bestrebungen im Gange. Damit könnte schon im Kindesalter für das Gedeihen der Gesangsstimmen viel getan werden. Verschobene und verspannte Sprechweise zumal in der Jugend wirkt sich derart ungünstig auf die Stimmfunktionen aus, daß gut veranlagte Sängerorgane sich nicht normal entwickeln können und daß es Gesangsstudierende gibt, die erst durch Monate völliger Umstellung ihrer Art zu sprechen in die Gesangsausbildung hineingeführt werden können. Gerade für den Bühnensänger muß ständig ein gesunder Ausgleich zwischen Sprech- und Singfunktion angestrebt werden. Ein krankes Sprechen macht die Singstimme krank, ein gesundes unterstützt sie. Es ist geradezu ein Problem für diejenigen, deren Sprechstimme noch mit (meist unbewußten) schädlichen Funktionen arbeitet. Dann gehört ein hohes Maß von Ernst und Konzentration dazu, um ein freies und klingendes Sprechen noch zu erreichen, wie es für den Bühnensänger unbedingt obligatorisch ist, schon wegen der Gesundheit seines Gesangsorgans. Das Singen darf also durch schlechtes Sprechen nicht leiden, das Sprechen nicht durch schlechtes Singen. Erst das gute Sprechen im Singen selbst erweckt das Gefühl des Spontanen und Natürlichen im Rezitativischen sowie in der Deklamation der musikalischen Linie, insbesondere durch die malerische Kraft intensiver Konsonantierung. Und ebenso löst erst gesunder Klang im Sprechen selbst das Überzeugende der Worte aus. (Kap. »Sprechen und Singen«)

2. Die Theorie Dr. Heinrich Egenolfs in seinen Büchern »Wunder des Atmens« und »Die menschliche Stimme«

Der Stimm- und Atemlehrer Dr. Heinrich Egenolf starb im Jahr 1966 im Alter von 75 Jahren.

Auszüge aus »Wunder des Atmens«

Wie soll der Mensch atmen? Verständlich diese Frage, wenn wir bedenken – was übrigens auch die fortgeschrittene Medizin ohne weiteres zugibt und betont –, daß ein außerordentlich hoher Prozentsatz der zivilisierten Menschheit schlecht oder völlig falsch atmet. Beschämend, daß wir als Kulturmenschen im Besitze höchster, tiefster Erkenntnisse noch nach unserer wichtigsten Lebensfunktion fragen müssen, nämlich dem Atem. Der eine Autor empfahl, »mit dem Bauch zu atmen«, der zweite lehrte nur »Flankenatmung«, der dritte die »normale Brustatmung«. Das soll nur ein kleiner Ausschnitt sein. Klarheit ist in dieser Frage nötig. Die medizinische Wissenschaft hat sich jahrhundertelang um die Atemfunktion im menschlichen Organismus keine

Gedanken gemacht. Indes beschäftigen sich heute medizinische, internistische Kongresse mit dieser Frage. Themen wie z. B. Beziehung zwischen Blutkreislauf und Atmungsfunktion stehen heute auf dem Tagesprogramm dieser Kongresse. Schul- und Sportmedizin sind außerordentlich interessiert an dieser Frage. Und trotzdem muß festgestellt werden, daß auch heute noch nicht von der medizinischen Wissenschaft her eine einheitliche Atemformel gefunden worden ist (eine einheitliche wird es wohl nie geben). (...)

Meine Atemlehre basiert auf folgender einfacher Überlegung: Die Atmungsfunktion im menschlichen Organismus ist eine animalische (tierische) Funktion, etwa wie der Stoffwechsel. Wenn dem so ist, und das bestreitet niemand, dann müssen wir wie die Tiere atmen, dann atmen wir richtig. Wenn man das atmende Tier und den atmenden Menschen in den einzelnen Phasen der Atmungsfunktion gegenüberstellt, zeigt sich, daß es dieselben 3 Atmungsarbeitstakte sind:

1. Arbeitstakt der Ausatmung
2. Atempause
3. Einatmung

Hier wird ersichtlich, in welch krassem Gegensatz ich zu den herrschenden Atmungsmethoden stehe, deren Atmungsarbeitstakte folgendermaßen lauten

1. Einatmung
2. Atempause
3. Ausatmung
4. Atempause

1. Ausatmung
Ich habe ganz bewußt die Ausatmung an die erste Stelle gesetzt. Sie ist der wichtigste Arbeitstakt. Ich sage, wer

richtig, d. h. tief, zwanglos, ergiebig ausatmen kann, atmet zu 80 % richtig.

Warum steht nun die Ausatmung an so bevorzugter Stelle? Nun, wir werden durch die tiefe, gesteigerte Ausatmung entgiftet, entschlackt, entsäuert, innerlich gereinigt. Wir atmen also tödliches Gift aus. Da nun die Ausatmung bei den meisten Menschen zu kurz, ja verkümmert ist, bleibt dieses tödliche Gift im menschlichen Körper bzw. im Blut, und es ist nicht übertrieben, wenn man heute von einer latenten, langsam fortschreitenden, inneren Vergiftung des Menschen redet. (...) Nichts ist natürlicher und selbstverständlicher, als daß man, ehe man den göttlichen Sauerstoff in seiner reinen Form in die Lungen bringt, erst diese Gefäße reinigt, denn beim Eintritt in die ungereinigten Lungen wird der Sauerstoff seines Höchstzweckes entkleidet. (...)

Andererseits ist die Ausatmung deshalb so wichtig, weil wir durch sie entkrampft, gelöst, gelockert werden. Es ist heute keinem Mediziner mehr eine Frage, daß die Verkrampfungszustände im menschlichen Organismus ins Ungemessene gestiegen sind, und zwar besonders durch mangelhafte Entsäuerung des Körpers, und daß diese die Hauptursache der meisten heutigen Krankheitsformen darstellt.

2. Atempause

Sie hat mit dem bewußten Stauen der aufgepumpten, aufgeblähten Brust, mit anderen Worten einem angeatmeten Krampf, der oft mit der Stoppuhr kontrolliert wird, z. B. beim Sportler, nicht das geringste zu tun. Nach meiner Lehre ist die Atempause der konstante Ausdruck wirklicher innerer Entspannung, sie tritt nach der Ausatmung ein. Es ist dabei nicht von vornherein notwendig, daß die Ausatmung gleich eine völlige sei (weil man die Ausatmung eben im Anfang noch nicht beherrscht), schon ein geringes Ausatmen bewirkt im Körper eine bewußte Entspannung, der die Pause folgen kann und auch oft folgt. Wie gut können wir das bei uns beobachten, wenn wir durch einen Seufzer (Ausatmung) uns erleichtert haben, woran anschließend eine wohltuende Ruhepause in Atmung und Körperbewegung eintritt. Diese Atempause ist in unserer heutigen pausenlosen, gehetzten Zeit eine wunderbare Medizin, als solche aber nicht oder nur wenig bekannt und vor allem nicht anerkannt, weil sie offenbar zu einfach ist.

Die Atempause hat zwei Komponenten. Die eine ist die tiefinnerste Lockerung und die andere die aus dieser feinsten Gelöstheit in höchstem Maße entwicklungsfähige Konzentration. In dem Zustand der Pause überkommt den Menschen das herrliche Gefühl des »In-sich-selbst-Ruhens«, des Losgelöstseins von der Außenwelt, ja man kann sagen, ohne zu übertreiben, das unbewußte Gefühl, als sei man völlig entmaterialisiert. In diesem Zustande nun, den man durch bewußte Übung der Entspannung immer mehr vertiefen und steigern kann, erhöht sich auch die Fähigkeit, sich tiefinnerlich zu konzentrieren, ich möchte sagen, innerste unbewußte Sinne zu wecken und zu steigern. Eine Vorstufe dieses Erlebnisses ist die Tatsache, daß, wenn wir unsere uns bewußte Sinnestätigkeit gesteigert anwenden, die Atmung zur gleichen Zeit aussetzt, d. h. also, daß eine Atempause eintritt, ohne die diese erhöhte Sinnestätigkeit nicht erfolgt. (...)

3. Einatmung

Im Gegensatz zur herrschenden Lehre, die die Einatmung als Atmungsarbeitstakt an die erste Stelle setzt, d. h. also der Einatmung die *wichtigste* Position einräumt, rangiert die Einatmung nach meiner Lehre an letzter Stelle. Nicht deshalb, weil sie nicht notwendig wäre, wohl aber als Folge der Überlegung, daß im Grunde genommen jeder schon dafür sorgt, daß er auch nach der Richtung hin nicht zu kurz kommt.

Es wird so viel von der *Tiefatmung* geredet und dabei immer, man höre und staune, *hoch* geatmet. Der Einatmungsschwerpunkt der meisten zivilisierten Menschen hat sich im Laufe der Entwicklung des einzelnen meist ausschließlich auf die Brust verlagert. Begünstigt wird diese Entwicklung durch die völlig irrige Meinung, daß ein breiter Brustkasten, hinter dem, wie bereits unter dem Kapitel »Ausatmung« dargetan, möglichst große Lungen mit großen Luftfassungsvermögen lagern, ein Zeichen besonderer Gesundheit und deswegen erstrebenswert sei. Durch diese Einstellung wird einseitig der Brustkasten breit gezüchtet und im Laufe der Jahre immer mehr fixiert. Es entsteht jener dem faßförmigen Thorax des Asthmatikers außerordentlich ähnliche, auseinandergetriebene, kataleptisch starre Brustkasten mit dahinterliegenden, immer mehr und mehr sich vergrößernden Lungen. Dieses führt in den meisten Fällen zur stärkeren Verkrampfung – zur ständigen Atemnot. Aber Atemnot haben, heißt zu viel und nicht zu wenig Luft haben. Hier nützt keine äußere Massage, um den Brustkorb wieder aufzuweichen und elastisch zu gestalten, noch weniger sind den Brustkorb wieder einengende, mechanische Apparate am Platze oder vielleicht eine passive, manuelle Gymnastik, sondern »aufgetaut« werden kann ein solcher Heldenthorax nur durch die gesteigerte Ausatmung und durch eine mäßige Einatmung. Man kann also beim zivilisierten Menschen beobachten, daß er durchweg unmäßig einatmet.

Sehen wir uns nun einmal diese Einatmungsfunktion näher an. Wir sollen tief einatmen, das sagen alle. Wir sollen aber vor allem grundsätzlich nur durch die Nase einatmen, so wie auch die Nase grundsätzlich Atmungsorgan ist. Warum ist nun zunächst die Nasenatmung so wichtig? Einer der Hauptgründe ist nicht unbekannt. Wir werden nämlich einerseits durch die Nasenatmung in die Lage versetzt, die Einatmungsluft gereinigt, vorgewärmt, angefeuchtet in die Lungen hinein

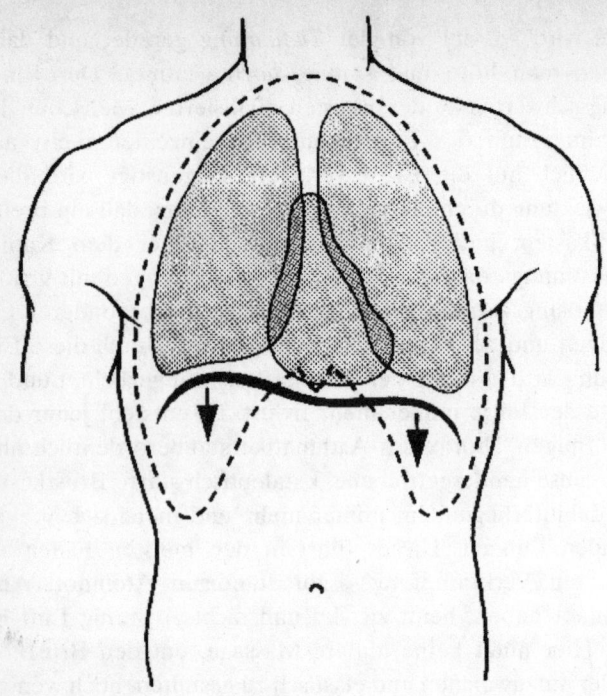

Abb. 1: Zwerchfell in tiefster Inspirationsstellung (Einatmung)

zu bekommen, andererseits aber – und das scheint mir noch viel wichtiger zu sein – werden wir gezwungen, durch die Nasenatmung das Einatmungsquantum zu dosieren. Wir bekommen also im Gegensatz zur Mundatmung ein verhältnismäßig geringes Quantum Luft durch die Nase in die Lunge. Dieses ist ebenfalls eine Naturgesetzlichkeit, die uns das Tier überall vorexerziert.

Aber achten wir darauf? Was wissen wir überhaupt von unserer Nase? Sie kommt uns zum Bewußtsein, wenn wir Schnupfen haben. Sonst aber ist dieser »Gesichtserker« ein Etwas, das eben mit zum Gesicht gehört. Daß es mit das

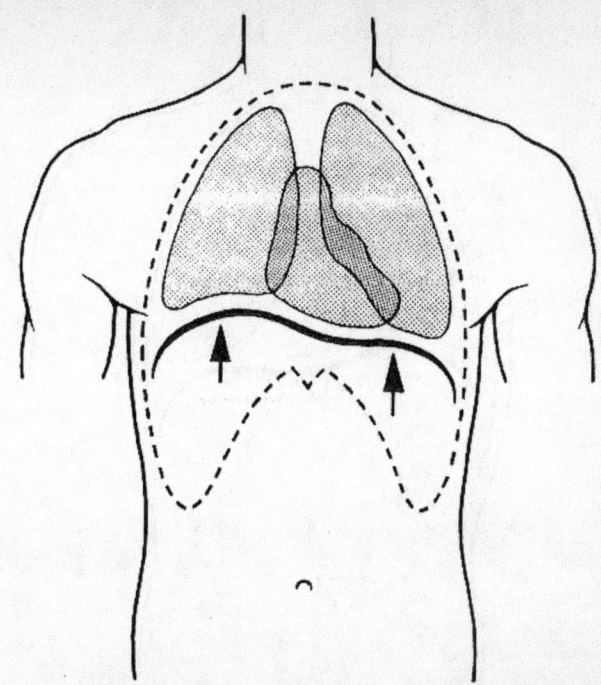

*Abb. 2: Zwerchfell in tiefster Expirationsstellung
(Ausatmung)*

wichtigste Organ zur Vermittlung einer tiefgreifenden Ven-
tilation im menschlichen Organismus bedeutet, ist uns allgemein völlig unbekannt.

Nun ist ja die überaus bedauernswerte Tatsache nicht
wegzuleugnen, daß ein großer Teil der zivilisierten Menschheit »verklebte« Nasen hat, d. h. also, eine mangelnde Ven-
tilation aufzuweisen hat. Von dieser Tatsache der verklebten
Nasen lebt dann auch ein Spezialistentum in der Medizin, das
gegebenenfalls mit Brennen, Schneiden, Ätzen, mit Hammer
und Meißel diese verklebten Nasen zu öffnen sucht. Meist ist
der dadurch entstehende Schaden größer als der gesundheit-

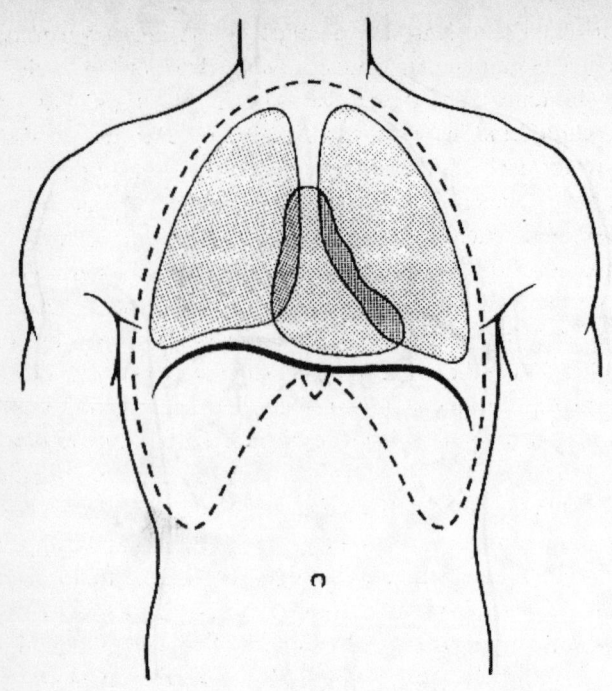

Abb. 3: Zwerchfell in Ruhelage

liche Gewinn. Es gibt nun demgegenüber ein anderes, harm-
loseres, natürlicheres und damit gesundheitsförderndes Mittel, verklebte Nasen zu öffnen.

Dieses Mittel heißt zunächst erst einmal: zu versuchen, mit
der Nase zu atmen, und wenn die Nase nicht gleich frei ist
und die Einatmung beschwerlich macht, so liegt nichts näher
– unserer zivilisierten Vorstellungsweise dagegen nichts ferner –, als daß man die Nase wirklich systematisch gebraucht,
daß man sie »exerziert«. Man exerziert nun die Nase auf die
einfachste und tiefgehendste Weise, indem man die Luft
»einschnüffelt«. Das zeigt uns auch die animalische Welt.

Bei diesem »Schnüffeln« tritt nun noch ein anderes Phänomen ein. Es verlegt sich nämlich der Atemschwerpunkt von einer Sekunde zur anderen vom Brustkasten, vulgär gesagt, hinunter zum Bauch, von »hoch« zu »tief«. Wir erleben schnüffelnd die wirkliche Tiefatmung. Bei diesem Vorgang wölbt sich zunächst äußerlich erkennbar und auch fühlbar die Bauchdecke vor. Indes können wir auch bei genauerer Beobachtung und etwas intensiverem Schnüffeln an unserem Körper wahrnehmen, daß sich gleichermaßen auch die Flanken herausdehnen, die Rückenmuskeln bewegt werden, daß die Wirkung sogar die Zwischenrippen erfaßt und zuletzt auch die Unterleibsmuskulatur angeregt wird.

Wenn wir nun dieses aufgetretene Phänomen näher beobachten, so ist folgendes dazu festzustellen: der äußere Vorgang der Anregung der verschiedenen soeben genannten Muskelgruppen hat seine Ursache in einem unerhörten Geschehen im Innern des Körpers. Alle diese Muskelgruppen werden nämlich in Erregung versetzt vom Zwerchfell. (...)

Dieses Zwerchfell ist nun nach meiner Lehre die »Zentralatmungsmuskulatur«. Es bedient sich der Flanken, des Rückens, der Zwischenrippen und der Unterleibsmuskulatur lediglich als Hilfsmuskeln. Diese Muskeln werden vom Zwerchfell aus gesteuert und sind, atemmäßig gesehen, einer selbständigen Atmungsform nicht fähig. Deshalb ist die immer noch herrschende Lehre von der sogenannten »Teilatmung« falsch, weil sie vor allem auch unphysiologisch ist. Atemgymnastik, die Teilatmung betreibt, verkrampft den Menschen noch mehr, als er es bisher war.

Lassen Sie mich nun kurz die einzelnen Phasen des Zwerchfellstandes im Atmungsgeschehen erläutern und in seiner wunderbaren Wirkung erklären. Wenn wir einatmen, flacht sich das Zwerchfell, seine Ruhelage, die es während der Atempause innehat, verlassend, nach unten ab. Populär ausgedrückt: Das Zwerchfell geht hinunter. Und je tiefer ich einatme (»tiefer« hier im wahrsten Sinne des Wortes), um so stärker ist auch die Zwerchfellsenkung. (siehe Abb. 1, Zwerchfell in tiefster Inspiration [Einatmungsstellung].) Je tiefer ich ausatme, um so stärker überkuppelt sich das Zwerchfell nach oben (siehe Abb. 2, tiefste Exspiration [Ausatmungsstellung]). In der Atempause befindet sich das Zwerchfell in Ruhelage, d. h. in seiner natürlichen Kuppelform (siehe Abb. 3 Zwerchfell in Ruhelage [Atempause]).

Nun bleiben aber diese einzelnen Bewegungen des Zwerchfells nicht auf das Atemgeschehen begrenzt, sondern hier setzt ein Phänomen ein, das ich als das »Wunder des Atmens« bezeichnen möchte. Wunder deshalb, weil diese Zwerchfellbewegungen in ihrer Wirkung auf den menschlichen Organismus – bis in seine kleinsten Teile hinein von der medizinischen Wissenschaft noch längst nicht voll und ganz erkannt, für den Laien meist völlig fremd – außerordentlich tiefgreifend sind und eine natürliche Heilkraft größten Ausmaßes zur Folge haben. (...)

Es handelt sich bei der sogenannten »Zwerchfellatmung« um eine durch das Zwerchfell ausgeführte Mechanik. Alle Organe, die das Zwerchfell umlagern, Lungen, Herz, Leber, Galle, Magen, Bauchspeicheldrüse, in der weiteren Tiefenwirkung auch der gesamte Darmtraktus, werden durch das sich bewegende Zwerchfell, das sie ja berühren, in irgendeiner Form ihrerseits in Bewegung gesetzt. Dazu kommt, daß das Zwerchfell durchbohrt wird von der Aorta (große Körperschlagader) und von der großen Hohlvene. Je nachdem nun das Zwerchfell sich senkt oder überwölbt, erscheinen Ader und Vene im Röntgenschirm ganz dünn oder gestaut.

Es tritt eine unmittelbare innere Massage dieser Organe durch das Zwerchfell ein. Diese Massage kann, je nachdem wie wir das Zwerchfell mehr oder weniger stark innervieren (anregen), oder nennen wir es mobilisieren, stärker oder schwächer sein.

In dieser Folge nun möchte ich ein interessantes Phänomen beschreiben, das in der medizinischen Wissenschaft bisher zum mindesten kaum beachtet wurde und in seinen Auswirkungen auf den menschlichen Organismus und die Stimme eine eminente Bedeutung hat.

Wir haben oben beschrieben, daß das Zwerchfell beim ruhigen Ausatmen »höher« steigt. Demgegenüber nun zeigt sich, daß das Zwerchfell beim *stoßweisen* Ausatmen paradox »hinunter« geht wie beim Einatmen. Die physiologische Erklärung dieses Vorgangs ist sehr einfach: durch das stoßweise Ausatmen ereignet sich ein Rückprall, der das Zwerchfell zum Tiefergehen zwingt. Dieses bei der stoßweisen Ausatmung hinuntergehende Zwerchfell übt verständlicherweise noch eine viel intensivere Massage aus als bei der Einatmung bzw. beim Einschnüffeln, und es ist sehr wichtig und tiefgreifend, daß das Zwerchfell bei der stoßweisen Ausatmung hinuntergeht, zumal man in dieser stoßweisen Ausatmung die viel größere Kraftentfaltungsmöglichkeit hat.

Es sei hier nur am Rande bemerkt, daß das bei der stoßweisen Ausatmung hinuntergehende Zwerchfell mit den es umlagernden Hilfsmuskeln die wahre »Stimmstütze« ist.

Ich nenne das Zwerchfell auch gern »die physiologische Quelle des Gefühls«; mit ihm lachen und weinen, schluchzen und seufzen wir. Wenn sogar die Antike im Zwerchfell den Sitz des Verstandes vermutete (s. Homer an vielen Stellen), so behaupte ich nicht ohne Grund, ohne dies allerdings noch weiter auszuführen, daß das Zwerchfell die Brücke zum Metaphysischen ist.

Nach dem in den vorigen Kapiteln Vorgetragenen wird nun der einfache, unkomplizierte Mensch fragen:»Ja, wie soll ich denn nun im täglichen Leben atmen, wenn ich spazierengehe oder sitze und arbeite oder sonst etwas tue! (...)

Ich will aber auch hierzu eine allgemein verständliche Erklärung geben:

Wenn ich das Schnüffeln so sehr betont habe, so deshalb, weil, wie schon gesagt, der Tiefatemschwerpunkt sich rein reflektorisch mehr und mehr scharf markiert, d. h., wir fühlen den Beginn der Atmung stets »unten« tief. Immer mehr wird uns die Zwerchfellbewegung beim Einatmen zum *Muskelgefühl*.

Ein vorzeitiges Hochziehen der Brust und Schultern wird nach einiger systematischer Übungszeit uns unangenehm, ja qualvoll, auf alle Fälle unnatürlich erscheinen.

So wandelt sich allmählich das frühere Hochatmungsbedürfnis immer mehr zur natürlichen Tiefatmung.

Da ist es gleichgültig, ob ich gehe oder stehe oder sitze, ob ich arbeite, im Auto fahre oder den Berg hinaufsteige. Immer wird das Tiefatmungs-Muskelgefühl uns beherrschen, das frühere Hochziehen der Brust wird automatisch abgelöst durch das Hervordrängen der Bauchdecke.

So teilt sich dann die Zwerchfellbewegung der jeweiligen Muskulatur mit und bedient sich dieser als Hilfsmuskulaturen, so, wie die Körper-Haltung oder -Lage es gerade erfordert.

Wenn ich mich z. B. bücke, wird die Rückenpartie des Zwerchfells sich der außen ihm vorgelagerten Rückenmuskeln bedienen. Bei seitlicher Haltung wird die entsprechende Flankenmuskulatur vom Zwerchfell gesteuert.

Und so kommen wir mehr und mehr zum *positiven* Gefühl der Zwerchfellbewegung, zu einem ganz neuen, elastischen Muskelbewußtsein. Ob ich dann die Luft »einschnüffele« oder »einziehe«, immer ist das Gefühl des Tiefatemschwerpunktes vorherrschend.

Es kann aber nicht genug betont werden, daß die Umkehrung des Atemschwerpunktes nach unten nur durch beharrliche und sachgemäße Übung, die in liegender Haltung beginnt und sich allmählich aufs Sitzen, Stehen und Gehen verlagert, erreicht werden kann. (...)

Wirklich *tiefatmend* in jeder Lebenslage, fühlt der Mensch, wie der lebendige Atem seinen Körper von *unten nach oben* wohlig durchflutet. (Kap. »Die Atmung im täglichen Leben«)

Auszüge aus »Die menschliche Stimme«

Über die Art und Weise, wie die Stimme gestützt wird, herrscht in der Stimmbildung große Verwirrung. Daß gestützt werden muß, wird nirgends bestritten. Es fragt sich nur, wie?

Die meisten Sänger und Schauspieler stützen in der Kehle selbst. Das kann nur unmittelbar oder auch mittelbar geschehen. Unmittelbar, wenn sie drücken oder pressen, oder – wie der Ausdruck so schön heißt – »knödeln«. Diese Vorgänge spielen sich im Hals selbst ab. Der Schüler fühlt den Halt im Hals genau. Ist er ihm auch im Anfang lästig und zur Heiserkeit führend, so gewöhnt sich der Stimmechanismus im Laufe der Zeit aufgrund der Assimilationsfähigkeit der menschlichen Organe an dieses Gefühl und empfindet es sogar als richtig. Selbst die Heiserkeit verschwindet, ebenso wie das anfängliche physische Unbehagen. Und nun kann der Sänger oft jahrelang mit dieser Stütze sprechen oder auch singen. Aber der Ton ist unfrei und dadurch unschön. Er wird oft als zu tief, manchmal auch als zu hoch empfunden.

Bei dieser Art des Singens und Sprechens zieht sich der Bauch des Stimmproduzierenden ein, während die Brust meist starr fixiert sich nach oben drängt. Der ganze Mensch befindet sich in einem absolut unfreien Zustand, den er seinerseits als normal empfindet. Es tritt ein gewisses Kraftmeiertum zutage, wie es leider den deutschen Sängern und Sprechern eigen ist. Diesen Menschen ist es auch nicht möglich, den Ton an- und abzuschwellen. Piano zu singen, ist ihnen ein völlig unbekannter Begriff. Sie brüllen. Brüllen allerdings nur solange, als die Halsmuskeln diese unnatürliche Vergewaltigung aushalten. Das ist bei jedem verschieden, aber eines Tages setzt die Katastrophe ein. Das geschieht oft ganz plötzlich, so daß der Betreffende überhaupt nicht mehr imstande ist, eine klare Stimme zu produzieren, oder man merkt, wie die Höhe nachläßt trotz doppelter, falscher Anstrengung. Der Sturz in die Tiefe geht dann meist rapide vor sich. Der Sänger oder Sprecher verliert seine Stimme. Die falschen Verstärkermuskeln haben ihren Dienst quittiert, während die richtige Phonationsmuskulatur überhaupt nie in Anspruch genommen wurde. Theoretisch genommen, sind diese Stimmen oft noch zu korrigieren. Dagegen steht allerdings das psychische Moment auf Seiten des Schülers, der sich jahrelang in seiner Vorstellungswelt über die Stimmproduktion bewegt hat, so daß es einer übermächtigen, seelischen Umstellung bedarf, nunmehr für seine Kehle andere Wege einschlagen zu müssen. Dabei darf auch nicht übersehen werden, daß Sänger und Sprecher jahrelang eine völlig andere akustische Vorstellung ihres Tones hatten, die ihrerseits nunmehr auch völlig umgestellt werden muß.

Das ist also eine falsche Stützmöglichkeit. Im Innern des Körpers spielt sich dabei folgendes ab: Wenn ich die Brust herausstrecke, zieht sich der Bauch unmittelbar gleichzeitig ein. Da nun das Zwerchfell naturgesetzmäßig beim Einatmen heruntergehen will, wird es durch die sich kontrahierende Bauchmuskulatur daran gehindert. Es tritt ein Konflikt zwischen heruntergehendem Zwerchfell und der sich zusammenziehenden Bauchmuskulatur ein. Das Zwerchfell wird nicht nur aufgehalten, sondern direkt wieder nach oben gedrängt.

Dieser nun eingetretene Krampf – denn als solchen kann man das nur bezeichnen – pflanzt sich mit Windeseile zur Brust und zum Hals fort. Hier tritt die bekannte Strangulation der Kehlmuskeln ein, die ihrerseits eine verkrampfte Tonproduktion im Gefolge hat. Dabei spielt es keine Rolle für die Praxis, welches nun diese Muskeln gerade sind. Tatsache ist, daß die sogenannte Bruststütze zum frühen Ruin

der Stimme beiträgt und vor allem den natürlichen Stimm-
charakter völlig verändert. Sie ist die beliebteste Art, eine
Stimme zu stützen, vor allem in Deutschland. Daher die
steifen Töne, die meist jeden Charmes bar sind und von
denen man im Auslande behauptet, daß sie wohl eine deutsche Eigenart seien.

Die andere falsche Stützart der Stimme läßt sich so beschreiben: Bevor man mit der Tonproduktion beginnt, wird
der Bauch herausgestreckt und herausgehalten. Gleichzeitig
wird der Atem, wie man sagt, »in den Bauch gepumpt«. Mit
dieser, durch Muskel- und Atemdruck gespannte Bauchstütze
wird die Stimme produziert. Es ist derselbe Druckvorgang
wie bei der Bruststütze, nur spielt sich die Drückerei unten
statt oben ab. Ob aber die Stimme das Produkt eines oberen
oder unteren krampfhaften Prozesses ist, bleibt sich in der
Wirkung auf den Kehlkopf völlig gleich.

In beiden Fällen ist das Zwerchfell in seinem Schwingungswinkel behindert. Die Belastung der Stimmbänder ist dementsprechend starr und auf die Dauer für diese unerträglich.
Man stelle sich nur einmal den doch immerhin relativ zarten
Kehlkopf vor und überlege, welch ungeheurer permanenter
Druckwirkung er bei solchem Singen wie auch Sprechen
ausgesetzt ist.

(...)

Diesen beiden oben beschriebenen falschen Stützarten ist
ein Moment gemeinsam, nämlich, daß beide *vor* der Stimmproduktion in Gang gesetzt werden. Es heißt also dabei: erst
stützen und dann singen oder sprechen. Ich aber sage: die
Stütze kommt *mit* dem Singen und Sprechen, nicht vorher
und nicht nachher.

Damit stehen wir aber in diamentralem Gegensatz zu den
herrschenden Methoden, bei denen man sich leider nicht
bewußt ist, daß vor allem in der Frage der Stimmstütze und
der Art, wie sie diese Frage lösen, der Hauptfehler ihrer

Stimmbildung liegt, der ja dann auch ein wirklicher Erfolg versagt bleiben muß. (Kap. »Über falsche Stimmstützen«)

3. Romeo Alavi Kia aus seinem Buch »Stimme – Spiegel meines Selbst«

Körperliche Entspanntheit ist als eine Art Grundvoraussetzung für die sukzessive Entwicklung der Stimmkapazität anzusehen. Die Entfaltung von Sonorität und Volumen bedarf eines jahrelangen Prozesses und sollte auf keinen Fall forciert werden. Die Italiener setzten das Funktionieren des Körpers als Instrument gewissermaßen voraus. Es ist uns nicht überliefert, ob sie außer den Übungen mit Vokalisen und Koloraturen auch andere, mehr körperbezogene Übungen beispielsweise zur Entwicklung der Resonanzfähigkeit des Körpers nutzten. Jedoch ist allgemein bekannt, daß die Menschen im mediterranen Raum eine sehr viel ursprünglichere Beziehung zum Singen haben als beispielsweise die Bewohner nördlicher Breiten. (. . .) Vielleicht liegt darin einer der Gründe, warum die Italiener in ihren Formulierungen über die Kunst des Gesanges davon ausgingen, daß das Instrument Körper beim Singen grundsätzlich funktioniert. Sie hatten eben eine prinzipiell andere Einstellung dem Singen gegenüber. Es wurde sogar von Kindheit an gefördert.

In unseren Schulen wurden die Kinder im Musikunterricht, die nicht spontan singen konnten, als »Brummer« aussortiert und dadurch dem allgemeinen Gespött preisgegeben. Manchen wurde das Singen von den Eltern auch schlicht verboten mit der Behauptung, sie könnten es ja ohnehin nicht. (. . .) Diese so Betroffenen sind in hohem Maße von der Möglichkeit des Singens als Selbstausdruck getrennt. (. . .)

Der Psychotherapeut Wilhelm Reich erläutert in seinem

Buch »Charakteranalyse« Situation und Wirkungsweise von
Blockaden (Panzerungen) sowohl in physiologischer als auch
in psychologischer Hinsicht. (...) Reich beschreibt die ring-
förmige (segmentäre) Anordnung von Körperpanzerungen,
welche kontrahierend wirken, den Körper also gewissermaßen einschnüren und den Menschen in seinen körperlichen
sowie emotionalen Ausdrucksmöglichkeiten einschränken.
(...) Auf das Singen angewendet bedeutet dies, daß, wenn
der Körper aufgrund unterschiedlichster Gegebenheiten Panzerungen aufbaut, energetische Durchlässigkeit und akustische Schwingungsfähigkeit abnehmen und in der Folge sich
die stimmlichen Kapazitäten reduzieren. Da sich nach Reich
die »Panzerringe« in verschiedenen (insgesamt sieben) Regionen um den Körper legen, finden wir je nach dem Grad
der Abpanzerung klar unterschiedene Ausdruckshemmun-
gen sowohl im psychisch-emotionalen Bereich als auch in
der stimmlich-körperlichen Funktions- und Resonanzfähigkeit.

Die sieben »Panzerringe« nach Reich
1. Panzerungen des okularen Segmentes
   (Stirn, Augen, Jochbein)
Wir finden hier eine mehr oder weniger große Unbeweglichkeit der Stirn, vielfach einen leeren, starren Blick oder hochgezogene Augenbrauen. Manchmal ebenso kleine, zusam-
mengekniffene Augen. Im großen und ganzen eine Unbeweglichkeit der Augenpartien bzw. einen maskenhaften
Ausdruck. Je nach Grad der Abpanzerung finden wir Kurz-
sichtigkeit oder Astigmatismus. Ein weiterer wesentlicher
Punkt ist das Problem des Tränenflusses. Da die betroffenen
Personen oftmals Schwierigkeiten haben zu weinen, liegt in
diesem Faktum eine weitere Möglichkeit der Schädigung für
den Körper insgesamt. (...) Der Körper befreit sich beim
sogenannten herzhaften Weinen von sehr vielen Giften, die

durch eventuell vorangegangene Streßsituationen produziert und angesammelt wurden. (...) Manchmal gelingt es dem Körper, die Gifte durch die Nase auszustoßen, und wir kennen das Phänomen des »Weinens durch die Nase«. (...) Eine weitere Ausdruckserscheinung der okularen Abpanzerung ist eine Unbeweglichkeit der Muskeln links und rechts der Nase sowie geweitete Nasenflügel, ebenso teilweise hochgezogene Wangenpartien.

Die Konsequenzen derartiger Abpanzerungen äußern sich in mangelhafter Brillanz der Stimme, ferner im Fehlen von stimmlicher Leichtigkeit, besonders bei hohen Tönen.

2. Panzerungen des oralen Segmentes (Mund, Kiefer)

Dazu gehören die Kinnpartie und der Unterkiefer, ferner die Muskulatur des Mundringes und der Lippen sowie die Muskulatur der oberen Nackenpartien. Menschen mit oralen Panzerungen sind kaum oder nur sehr schwer in der Lage, den Mund zu öffnen. Das »Zähnezusammenbeißen« fällt genau in diesen Bereich, und wir kennen es als eine spezifische psychologische Einstellung, Streßsituationen durchzustehen. (...) Das Loslassen in diesem Bereich gestaltet sich als äußerst schwierig, da es Durchsetzungsvermögen und Charakterfestigkeit in Frage stellt.

3. Panzerungen des Halssegmentes (Hals, Zunge)

Wir erinnern uns an das bekannte Gefühl, einen »Kloß im Hals« zu haben, und an das oft damit einhergehende Bedürfnis zu weinen oder zu schreien. Eine bedrohliche oder unangenehme Situation wird vom Betroffenen mit einer prompten Reaktion des Zwerchfells (einatmen, damit verbundene Senkung der Zwerchfellkuppen sowie anschließende Zwerchfellstarre) quittiert. Dieser Reiz wird neurophysiologisch übertragen und führt zu einem Anheben des Adamsapfels sowie zu einer Kontraktion der tieferen Halsmuskulatur. Ferner

178

geht damit eine Verhärtung und Senkung des tiefen Zungenmuskels einher, was sich bei geöffnetem Munde an einer weit
zurückgezogenen Zunge zeigt. Bei der Halsregion handelt es
sich um einen äußerst diffizilen Bereich, der für das Singen
von mehrfacher Bedeutung ist. Einerseits strebt die »Sing-
energie« durch den Hals hindurch zum Mund hinaus, um sich
hörbar zu machen. Andererseits fungiert der Hals als eine
Art Durchlaßventil zum Kopfregister, das der Stimme Brillanz und Leichtigkeit verleihen kann. Darüber hinaus können
wir den Hals als »Tor zur Höhe« betrachten. Schwierigkeiten,
die sich beim Ausweiten des Stimmhabitus nach oben ergeben, stehen oftmals in direktem Zusammenhang mit Verspannungen im Bereich von Hals und Nacken. In der alten
italienischen Gesangstradition suchte man, den obertonrei-
chen Klang durch eine besonders gute Lockerung der Halsmuskulatur zu erreichen. Es ist also unumgänglich, daß man
sich mit der Auflösung der Panzerungen in diesem Bereich
beschäftigt.

Auch eine gewisse Flexibilität der Zunge gehört dazu. Erst
indem man die Zunge entspannt, wird sie beweglich und
positionierbar und ermöglicht so eine klarere und natürliche-
re Artikulation. Um Panzerungen in diesem Segment aufzu-
lösen, sind Massagen der Hals-Nacken-Muskulatur und des
tiefen Zungenmuskels hilfreich und – vielleicht am wichtigsten – eine völlig veränderte Einstellung des Sängers oder der
Sängerin zum Singen überhaupt.

4. Brust- und Rückenpanzerungen

Brust und Rücken sind die Bereiche, in denen sich emotio-
nale Panzerungen am deutlichsten zum Ausdruck bringen.
Da Einatmen und Anhalten des Atems das zweifellos wichtigste Mittel zur Unterdrückung von Emotionen jeder Art ist,
zeigt sich ein chronischer Zustand der Panzerung in einer
Unbeweglichkeit des Brustkorbes, hochgezogenen Schultern

(mit entsprechend kurzem Hals) und einer flachen Atmung. Dies ist der gepanzerte Ausdruck der »Selbstbeherrschung«, des »An-sich-Haltens«. Dies kann zu einer äußeren Erscheinung führen, die steife Vornehmheit ausstrahlt. Die entsprechenden Charakterideale sind Festigkeit, Unberührbarkeit, Distanziertheit, Erhabenheit und Beherrschtheit. Eines solchen Körperausdrucks bedient sich vor allem das Militär mit zusätzlicher Betonung auf »unnahbarer Würde«. In der »Vorsicht!«- oder »Achtung!«-Position wird die Hals-Nakken-Muskulatur kontrahiert, der Hintern zusammengekniffen, der Bauch eingezogen und die Brust herausgestreckt.

Bei Frauen äußern sich Panzerungen dieses Segmentes eher in vorgezogenen Schultern und einem entsprechenden Zurücknehmen der Brust, beziehungsweise ihrer selbst. Demzufolge treten die Panzerungen bei Frauen oft in Form von Verhärtung der Rückenmuskeln, besonders zwischen den Schulterblättern, auf. Da Arme und Hände quasi die Fortsetzung des Brust-Rücken-Segmentes sind, findet man oft auch fest an den Körper gepreßte Oberarme, die die körperliche Unbeweglichkeit noch steigern. (...)

Brustkorb und Rücken stellen gewissermaßen den Hauptresonanzraum des Körpers dar. Die stimmliche Entwicklung im Sinne einer Entfaltung des Stimmvolumens und der Trag- und Schwingungsfähigkeit der Stimme sowie der Expressivität steht also in direktem Zusammenhang mit der biologisch-energetischen Durchlässigkeit des Brust- und Rückenraumes.

Um eine emotional-dramatische Expressivität zu entwikkeln, die sozusagen den Funken überspringen läßt, müssen Sänger und Sängerinnen möglicherweise ihre emotionalen Bezüge zu sich selbst und anderen hinterfragen und gegebenenfalls neu definieren. Dies geschieht jedoch nicht primär auf einer intellektuellen Ebene, sondern ist eine Angelegenheit des Herzens. Die Auflösung der emotionalen Verknotungen im Brust- und Rückenbereich schafft eine stärkere

Präsenz der künstlerischen Persönlichkeit, eine größere Resonanzfähigkeit im weitesten Sinne sowie mehr Volumen und Reichweite in der Stimme.

5. Panzerung des Zwerchfellsegmentes

Dieses Segment verläuft vorn über die Magengrube, den unteren Teil des Brustbeins und die untersten Rippen bis nach hinten zu den Ansatzstellen des Zwerchfells, das heißt zum 10. bis 12. Brustwirbel, dann über den Solarplexus, das Pankreas, die Leber und die Muskelstränge längs der Wirbelsäule an den untersten Brustwirbeln. Eine Panzerung dieses Segments macht eine spontane Zwerchfellpulsation unmöglich.

Wahrscheinlich kennen alle das Gefühl, einen »Knoten im Magen« zu haben. Man empfindet eine Situation als unangenehm und reagiert mit Einatmen (Senkung des Zwerchfells), anschließendem Atemstau (Zwerchfellstarre) und Hinunterschlucken. Die Beeinträchtigung der Zwerchfelltätigkeit hat eine Einschränkung des Atemvolumens zur Folge.

6. Panzerung der Bauchmitte

Hierbei handelt es sich um Verhärtungen des großen Bauchmuskels und der beiden seitlichen, schrägen Bauchmuskeln, die von den untersten Rippen bis zum oberen Beckenrand verlaufen. Diese Panzerung hat verschiedene Stoffwechselprobleme zur Folge. Entspannung in diesem Bereich äußert sich zum einen in verstärkten Peristaltikgeräuschen, zum anderen in einer weicheren, flexibleren und intensiveren Bauchatmung. Zusätzliche Atemräume können nun viel leichter erschlossen und genutzt werden (Flankenatmung). Dadurch ergibt sich die Möglichkeit, den Körper auch in kurzen Atempausen wieder ausreichend mit Luft zu versorgen.

7. Panzerung des Beckens

Diese Panzerung schließt fast alle Beckenmuskeln ein. Sie äußert sich in einem stark nach hinten gezogenen Becken (Hohlkreuz bildend) oder in einem zusammengekniffenen Hintern. Die Beine als Verlängerung des Beckens werden von der Panzerung mitbetroffen, die sich dort in Krämpfen im Bereich der Waden und Oberschenkel äußert. Da in der Beckenregion Sinnlichkeit, Lustempfinden und Sexualität angesiedelt sind, liegen die Ursachen für die Panzerung häufig in einem blockierten Sexualverhalten.

Auf die Stimme wirkt sich diese Panzerung in fehlender Bodenständigkeit und Tiefe (Profundität) aus. Auch fehlt eine gehörige Portion Sex in der Stimme. Die Auflösungsarbeit gestaltet sich in diesem Bereich eher schwierig, da es sich hier um einen der »letzten Tabubereiche« handelt. Jedoch ermöglicht erst ein energetisch freies Becken im Zusammenspiel mit allen anderen Bereichen Freiheit und Spontaneität im persönlichen wie im stimmlichen Ausdruck.

Gedanken zur Entstehungsgeschichte und Funktion der Panzerung

»Die Bewegungen des Ringelwurmes beruhen auf Erregungswellen, die vom Schwanzende längs der Körperachse nach vorn zum ›Kopf‹ ablaufen. Die Erregungswellen pflanzen sich kontinuierlich von Segment zu Segment fort, bis sie das Vorderende erreicht haben.« (siehe Reich, Charakteranalyse, Seite 375) Dieses Beispiel macht deutlich, daß die Panzerung eine notwendige biologische Funktion haben kann. Dem Wurm dient sie zur Fortbewegung. Das Beispiel zeigt auch, daß die Panzerungen entstanden sein müssen, lange bevor die Spezies Mensch existierte. Auch beim Menschen haben die Panzerungen durchaus noch einen anderen Aspekt, den ich als »biologische Schutzfunktion« bezeichnen möchte.

Nun müssen wir leider davon ausgehen, daß die Wirkung einer Panzerung nachhaltig ist. Da sie nicht einfach angelegt oder abgestreift werden kann wie ein Kettenhemd, kann sie ihr Opfer so vollständig in den Griff bekommen, daß es sowohl körperlich als auch geistig-emotional völlig erstarrt. Beispiele hierfür gibt es mehr als genug.

In unserer Zivilisation gehören Panzerungen zum Menschen wie die Butter zum Brot. Panzerungen nämlich bedeuten »Sicherheit«, und Sicherheit ist eines unserer Grundbedürfnisse geworden. Das permanente Streben nach Sicherheit (Versicherung) hat dazu geführt, daß sich die Wartezimmer von Psychologen und Therapeuten in den letzten Jahren mehr und mehr gefüllt haben. Sicherheit ist dem Leben an sich fremd – der Tod ist der beste Beweis dafür –, und das Streben nach Sicherheit ist demnach gewissermaßen als ein Verlangen nach Panzerung anzusehen. Potentielle Schwachstellen im System wollen mit einem Versichertsein kompensiert, sprich, gepanzert werden. Dabei vergessen wir jedoch leicht, daß wir mit der Panzerung einen Bumerang auswerfen, der früher oder später sicher zu uns zurückkommen wird. Die Angst vor der Schwachstelle wirkt nämlich letztlich wie eine Provokation, und in Wirklichkeit ist das Aufgeben der »Scheinsicherheiten« notwendig, damit wir dem Leben so begegnen können, wie es selbst ist: ehrlich – wahrhaftig – wirklich.

Das gilt auch für die Stimmbildung. Das Bilden einer Stimme bedeutet immer das Wachsenlassen einer Person insgesamt. Und in dem Maße, in dem jemand an seiner stimmlichen Sicherheit, das heißt an seinem Können und an seinen Fertigkeiten festhält, werden ihm diese Tricks über kurz oder lang vom Leben genommen werden.

Die Richtung auf dem Weg der Stimmentfaltung muß also ständig korrigiert werden. Eine Möglichkeit zur Korrektur besteht in der Auflösung der Panzerungen, weil dadurch der

Weg zum Leben an sich freigemacht wird. Die Auflösung der Panzerungen bringt eine Veränderung des gesamten Menschen mit sich. Damit ist auch das Aufgeben von falschen Wertmaßstäben, emotionalen Verknotungen, eines lang gehüteten Selbstbildes und vieles andere verbunden. Oft mag man das Gefühl haben, es würde einem »der Teppich unter den Füßen weggezogen«. Aber was für eine Raupe das Ende der Welt ist, kennt man als Schmetterling. Nach der Auflösungsarbeit kann eine Neugestaltung beginnen. Der Mensch findet zu seiner wahren Natur und dadurch auch zu seiner wahren Stimme. (Kap. »Körperpanzerungen«)

Der richtige Ton – die doppelte Angst

Angst ist eine psychische Konditioniertheit, eine Panzerung, die sich beim Singen nachteilig auswirken muß. Die meisten Muskeln im Kehlkopfbereich sind für das Heben des Kehlkopfs verantwortlich. Die Angst vor einer möglicherweise ungenauen Intonation bewirkt beim Sänger wie beim Instrumentalisten eine Kontraktion der Muskulatur ganz allgemein und speziell im Kehlkopfbereich, was zur Folge hat, daß sich der Kehlkopf nach oben bewegt. Dieser Situation wird in der Regel (meist unbewußt) dadurch begegnet, daß man den Kehlkopf wieder herunterdrückt, denn nach der Fixierung des Kehlkopfes kann mit den Unterschieden des »subglottischen Luftdrucks« sowohl Intonation als auch Lautstärke reguliert werden. So werden etwa durch vermehrten Luftdruck die Stimmlippen noch einmal angespannt, woraus eine Erhöhung des Tones resultiert. Ferner wird muskulärer Druck von unten produziert – aus der Bauch-Zwerchfellregion (»Stütze«) und aus dem Brustkorb, also durch ein Forcieren der »Brustkraft«.

Dieser Kunstgriff stellt jedoch keine Lösung des Problems dar, denn er schränkt die Möglichkeiten zu einer vollen Entfaltung der Stimmkapazitäten ein und verstärkt darüber

hinaus die Panzerung im Bereich der Halsmuskulatur. For-
scher haben herausgefunden, daß unser Gehör keineswegs als
absolut bezeichnet werden kann. Unser Ohr verfügt vielmehr
über die Fähigkeit des »Zurechthörens«, das heißt, es toleriert Abweichungen von der exakten Tonhöhe von bis zu
40 % nach oben und unten (also insgesamt 80 %). Wenn man
bedenkt, daß eine 40prozentige Abweichung beinahe einer
Vierteltonschwankung gleichkommt, können wir davon ausgehen, daß die »Toleranzfähigkeit« des Ohres außerordentlich groß ist. Warum ist das so? Die Toleranzfähigkeit des
Ohres beruht nicht auf einer Ungenauigkeit des Organes
selbst, sondern vielmehr auf dem Wissen um die Vielzahl
der musikalischen Möglichkeiten. Das Ohr läßt sich also
nicht etwa trügen, wie manche gern behaupten, sondern
toleriert die Abweichungen von der Norm als Möglichkeit,
etwas anders zu machen, aufgrund der Erfahrung (Spiritua-
lität des Körpers), daß es andere Zeiten und andere Gesetz-
mäßigkeiten gab. Der Körper (das Ohr) weiß um die Rela-
tivität der Bezugssysteme noch heute. Es erscheint mir jedoch an dieser Stelle notwendig nachzuschicken, daß es sich
bei meinen Erklärungen für die möglichen Gründe des Phä-
nomens »Zurechthören« um rein hypothetische Annahmen
handelt. Da es zumindest gegenwärtig keinerlei Beweismög-
lichkeiten für diese Annahmen gibt, möchte ich doch diese
Erläuterungen akzeptieren.

(...)

Wie können wir nun sichergehen, nicht Opfer der eingangs
erwähnten doppelten Angst zu werden? Um diese Frage
befriedigend beantworten zu können, müssen wir etwas näher auf die unterschiedlichen »Hörgewohnheiten« eingehen.
Hier sei zunächst einmal auf die vom Gehirn getroffene
Unterscheidung zwischen linkem und rechtem Hören hingewiesen. Das Gehirn verarbeitet die Signale, die über das linke
Ohr eintreffen, anders als jene, die über das rechte Ohr

ankommen. Ein einfacher Test kann dies beweisen. Wenn wir nämlich das gleiche Signal mit abwechselnd nur einem Ohr (das andere geschlossen halten) aufnehmen, werden wir Unterschiede in der Tonhöhe feststellen können. Allerdings läßt sich hier keine eindeutige oder allgemein verbindliche Zuordnung treffen, da diese Unterschiede sehr stark von den individuellen Hörgewohnheiten abhängig sind. So hört das linke Ohr (rechte Gehirnhälfte) global, während das rechte Ohr (linke Gehirnhälfte) eher analytisch und gerichtet hört. Je nachdem, auf welchem Ohr jemand seinen Schwerpunkt hat, das heißt, welcher Art zu hören er/sie mehr Bedeutung beimißt, wird die Intonationskontrolle entweder auf globalem oder analytischem Hören beruhen.

Ein anderer Unterschied besteht zwischen innerem und äußerem Hören. Auch hier kommen wieder individuelle Hörgewohnheiten zum Ausdruck. Ein inneres Hören findet statt, wenn die Musizierenden (Singenden) während ihrer Ausführungen die Aufmerksamkeit auf ihre innere Resonanz richten, wenn also das körperliche Resonanzgefühl innerlich an das Gehirn weitergeleitet wird. Von äußerem Hören spricht man, wenn eine klangliche Beurteilung der Schallreflexionen über das Außenohr erfolgt, wenn die Singenden also den Klang ihrer Stimme hören, nachdem er durch den Raum zu ihnen zurückgeworfen wurde. Die Gewohnheiten des inneren und äußeren Hörens hängen eng mit dem persönlichen Temperament zusammen. So wird ein sehr introvertierter Mensch eher innerlich hören, während ein eher extravertiert Veranlagter zu äußerem Hören neigen wird.

Trifft eine Schallquelle unser Ohr, so erzeugt das Ohr selbst sowohl »Obertöne« als auch »Kombinationstöne«. Dies läßt eine Harmoniestruktur im Körper entstehen, die bei innerem Hören unter Umständen sehr leicht wahrgenommen werden kann. Macht sich der einzelne mit dieser inneren

Harmonisierung vertraut, sollte es ihm eigentlich nicht schwerfallen, seinen eigenen Beitrag (Stimme) und das sich daraus ergebende Resonanzverhältnis im Körper mit dem von außen herangetragenen und vom Ohr harmonisierten Schallsignal zu vermischen. Meine Erfahrungen haben gezeigt, daß dieses Hineinhören, dieses »Hineinkriechen« in den Gesamtklang, außerordentlich wertvoll ist für die Gewöhnung an die spezifische Harmonie eines bestimmten Musikstückes.

(Kap. »Atem und Stimme«)

4. Dr. med. Julius Parow aus seinem Buch »Stimmschulung«

Dr. Parow hat mit seinem Buch »Stimmschulung«, das leider vergriffen ist, eine Grundschulung von Atmung und Stimme herausgegeben, mit der er sich in erster Linie an Gesangs- und Instrumentalpädagogen wendet. Das von ihm bearbeitete Thema ist ein relativ kleiner Ausschnitt der gesamten, vielschichtigen Gesangs- und Instrumentalausbildung, stellt aber hierfür die unentbehrliche Grundlage dar. Bei dieser Schulung geht es um die maßgebliche Rolle der willkürlich lenkbaren Muskeln, d. h. ausschließlich um die mechanischen, funktionell-anatomischen Vorgänge, durch die der Ton erzeugt und geformt wird. Atmung und Stimme haben eigene Zusammenhänge und Regeln, deren Kenntnis von größter Wichtigkeit ist für den Sänger sowie für den Instrumentalisten.

Mit Hilfe dieser Anleitung können
• Atmung und Stimme leistungsfähig erhalten bleiben oder werden,

- jede Einbuße an Qualität, einschließlich ihres angeblich unvermeidlichen Altersverfalls, sicher verhütet werden,
- vorhandene Fehler und Schwächen beseitigt und die volle Leistungsfähigkeit wiederhergestellt werden,
- Atem und Stimme so weit gekräftigt und entwickelt werden, daß sie auch den höchsten Anforderungen genügen.

Die Muskeln des Stimmorgans sind Skelettmuskeln (die ihrem Bau nach auch als »quergestreifte« bezeichnet werden). Diese Muskeln dienen einerseits zum *Halten*, andererseits zum *Bewegen*, wobei beide Funktionen ineinandergreifen. Sie wirken dabei ähnlich wie Spiralfedern, können aber, im Gegensatz zu Metallspiralen, ihre Länge und ihre Spannung selbsttätig ändern. Beim Bewegen geschieht beides; Halten besteht in einem mehr oder weniger starken, der jeweiligen Belastung sich anpassenden Anspannen.

Die Muskeln arbeiten im allgemeinen *automatisch*, d. h. ohne bewußte Kontrolle, und unterliegen dabei verschiedenen unbewußten, inneren Einflüssen (Stimmungen u. a.); sie können jedoch jederzeit bewußt gehandhabt und kontrolliert werden.

Daher kann sich ihre Arbeitsweise einerseits *unwillkürlich ändern*, andererseits kann sie aber auch *willkürlich geändert werden*. So kommt es, daß diese Muskeln von der korrekten – das ist die konstruktionsgerechte – normalen Arbeitsweise abweichen können und damit an Nutzeffekt (Wirkungsgrad), Leistungsfähigkeit und Belastbarkeit verlieren, daß sie aber andererseits auch korrigierbar sind und ihre normale, günstigste Arbeitsweise wieder eingeübt werden kann.

Ebenfalls erklärt sich so die Tatsache, daß ihre Spannkraft sowohl durch ungenügenden Einsatz nachlassen als auch durch Üben erhalten, wiederhergestellt und erhöht werden kann.

Diese Eigentümlichkeiten der Muskelarbeit sind von größter praktischer Bedeutung: die spielende Leichtigkeit ihrer Leistung, nicht zuletzt der artistischen, ist nur bei konstruktionsgerechtem Einsatz einer *kräftigen und ge-übten* Muskulatur gewährleistet; nur diese arbeitet mit dem dafür entscheidenden Minimalaufwand. Daher ist auch der volle, »mühelose« Klang der Stimme nur bei perfektem Funktionieren eines mit kräftigen, geübten Muskeln ausgestatteten Stimmorgans möglich und unter allen Umständen gesichert.

Da Muskeln ihre Gewohnheiten – und damit ihre *eingeübten* Fehler – behalten, selbst wenn deren Ursachen inzwischen fortgefallen sein sollten, schwinden Stimmschäden so gut wie nie von selber, sondern müssen durch systematisches Üben beseitigt werden.

Das Stimmorgan

Am Singen und Sprechen sind zwei Organsysteme beteiligt:

der *Atmungsapparat* in seinem ganzen Umfang, einschließlich der Stimmbänder, die aber beim eigentlichen Atmen nicht tätig sind; er bringt den Klang für die Vokale und die Geräusche für die Konsonanten hervor,

der zum Verdauungsapparat gehörende *Mund*, mit dem jene zu Lauten ausgeformt werden.

Beim Erzeugen des Klanges – dem wesentlichen Teil der Stimme – arbeitet das Atmungssystem in einer vom Atmen deutlich verschiedenen Weise und unter erhöhter Anspannung. Ähnlich arbeitet der Mund bei der Lautformung ganz anders als beim Kauen, nur daß dessen Muskeln sich dabei erheblich weniger anspannen.

Zum Atem-Stimm-Apparat gehören:

a) die *Lungen*, die an der Luftröhre und deren oberen Abschlußstück, dem Kehlkopf, in die Brusthöhle hineinhängen*) und durch diese mit der Außenluft in Verbindung stehen (der »innere« Atemapparat),

b) der *Brustkorb* und das ihn unten – als nach oben gewölbter Boden – abschließende Zwerchfell, deren Muskulaturen, die »Atemmuskeln«, die Brusthöhle beim Atmen abwechselnd erweitern und verengen (der »äußere« Atemapparat),

c) die *Bauchmuskulatur*, die an den von Brustkorb und Zwerchfell ausgeführten Atembewegungen teilnimmt, ohne jedoch selbst zur eigentlichen Arbeitsleistung der Atmung beizutragen,

d) die vom Naseneingang bis zur Stimmritze reichenden *oberen Luftwege* mit ihren verschiedenen, kleinen Muskeln im Rachen, die an der Atemsteuerung (Regulierung der Atemströmung) beteiligt sind und in der Klangerzeugung eine maßgebliche Rolle spielen,

e) die im Kehlkopf gelegenen *Stimmbänder* mit ihrer Muskulatur, die – beim Atmen in Ruhestellung – nur beim Klang ihre spezielle, komplizierte Tätigkeit entfalten.

Indirekt beteiligt an diesem System sind die für die Länge des Rumpfes maßgeblichen Muskeln der *Wirbelsäule*, welche die Grundform und -stellung des Brustkorbes, und die *vorderen Halsmuskeln*, welche die Grundstellung der Kehle bestimmen.

Mittelbar spielt dabei auch die *Beinmuskulatur* mit, die dem Becken und damit der Wirbelsäule Halt gibt.

Bei der Lautformung mit dem Mund sind ausschließlich die Kiefer-, Zungen- und Wangenmuskeln tätig. Sie geben der Mundhöhle jeweils die den verschiedenen Lauten entsprechende Form.

---

*) Außerdem sind die Lungen nur noch mit der hinteren Brustwand durch Gefäße lose verbunden, die von dort her – ungefähr in halber Höhe des Brustraumes – in sie hineinführen und die von Bindegewebszügen begleitet sind.

Klangbildung und Lautformung erfolgen beim Sprechen und Singen zwar gleichzeitig, normalerweise aber völlig unabhängig voneinander und sind deutlich gegeneinander abzugrenzen. Die betreffenden Muskelgruppen stehen aber in enger direkter oder indirekter Verbindung miteinander und können sich gegenseitig beeinflussen resp. beeinträchtigen.

Die normale Atmung

Da der Klang mit dem Atmungssystem erzeugt wird und dieses dabei stärker beansprucht wird als beim Atmen, ist eine korrekte, kräftige Atmung die erste Voraussetzung einer gesunden, leistungsfähigen Stimme. In der Stimmschulung ist daher eine genaue Kenntnis der normalen Atmung unerläßlich. (...)

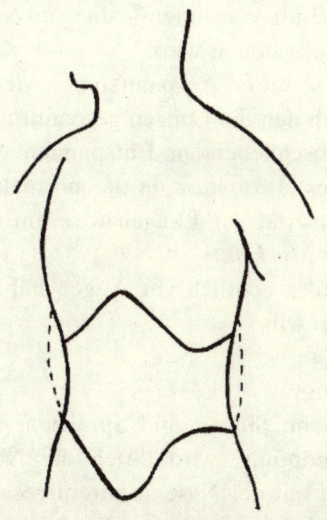

Abb. 1: Normale Atembewegung des Rumpfes, Einatmung punktiert

Die normalen Atembewegungen

Sie sind von der normalen Rumpfform abzuleiten, die ihrerseits von einer *normalen*, d. h. gut durchgestreckten Wirbelsäule bedingt ist.

Beim Einatmen weitet sich der Rumpf durch Anspannen der in seinem Inneren gelegenen Atemmuskeln *spindelförmig*, das heißt am meisten in seiner Mitte, der Taille (Abb. 1).

Durch Nachgeben dieser Muskeln beim Ausatmen sinkt der Rumpf wieder in sich zusammen.

Bei *normaler* Stellung der Rippen bewegt sich der Brustkorb beim Atmen relativ wenig, weit weniger, als allgemein angenommen. Er weitet sich beim Einatmen geringfügig und nur in waagrechter Richtung, hauptsächlich in seinem unteren Teil, und geht beim Ausatmen wieder zusammen. Ein *Heben und Senken des Brustkorbes gehört nicht zur normalen Atmung.*

Die elastischen Lungen, die der Wandung des luftleeren Brustraumes direkt anliegen und dessen Bewegungen folgen müssen, werden durch das Erweitern des Brustraumes beim Einatmen wie Gummiblasen voll Luft gesaugt und in *Spannung versetzt.* Mit dem Nachgeben der Atemmuskeln beim Ausatmen können sie sich wieder *entspannen* und elastisch zusammenziehen, wobei die Luft von ihnen – und nur von *ihnen allein!* – wieder hinausgeschoben wird.

Die Atemtätigkeit besteht somit im Anspannen der Atemmuskeln, dem *Atemzug*, durch den die Lungen gespannt und gefüllt werden, und dem anschließenden Entspannen der Muskeln und der Lungen, der *Atempause*, in der normalerweise ausschließlich die Elastizität der Lungen wirksam ist, *ohne Mitarbeit irgendwelcher Muskeln.*

Dieses Kräftespiel muß jeder deutlich vor Augen haben, der die Atmung kontrollieren will.

Die normale Atemsteuerung

In der Regel, d. h. außer beim Singen und Sprechen, bei Anstrengung und bei Erschöpfung, wird durch die Nase geatmet und der Atem dabei mit der Nase, in ihrem gesamten Verlauf, und dem anschließenden oberen Rachen »gesteuert«. In den oben erwähnten Fällen muß dagegen durch den Mund geatmet werden; die Steuerung liegt dann nur im oberen Rachen.

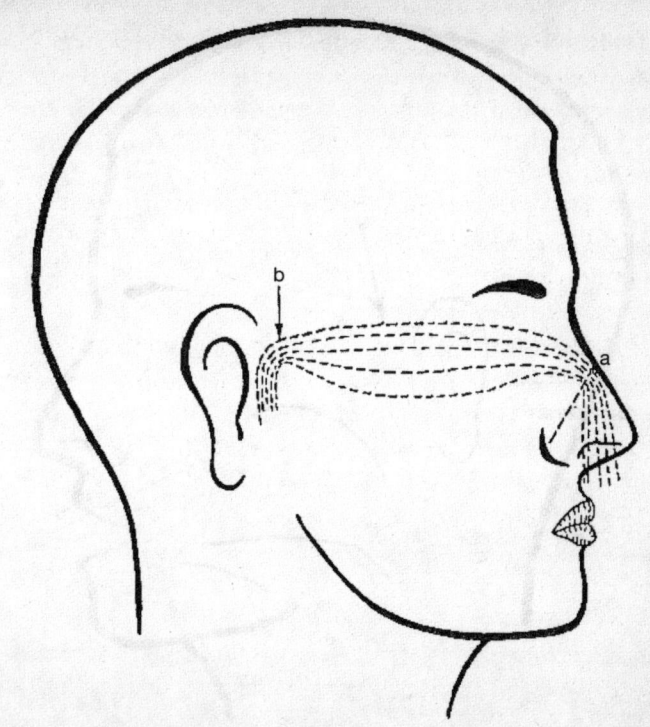

Abb. 2: Atemsteuerung mit der ganzen Nase, a) in der vorderen Nase, b) in der Rachenkuppel

Beim korrekten *Nasenatmen* (Abb. 2) ist der Atem am deutlichsten vorn innen im Nasenrücken zu hören und zu spüren. Beim Einatmen werden die normalerweise weich-elastischen Nasenflügel vom Luftstrom angesaugt, so daß sich Naseneingang und Nasenspitze geringfügig verengen. Dabei entsteht an der oben erwähnten Stelle in der Nasenspitze das *normale Atemgeräusch* in der Nase, gleichmäßig, leise und mit einem charakteristischen, lispelnd-rauschenden Klang.

Dieses Geräusch bleibt auch beim Ausatmen bestehen; es

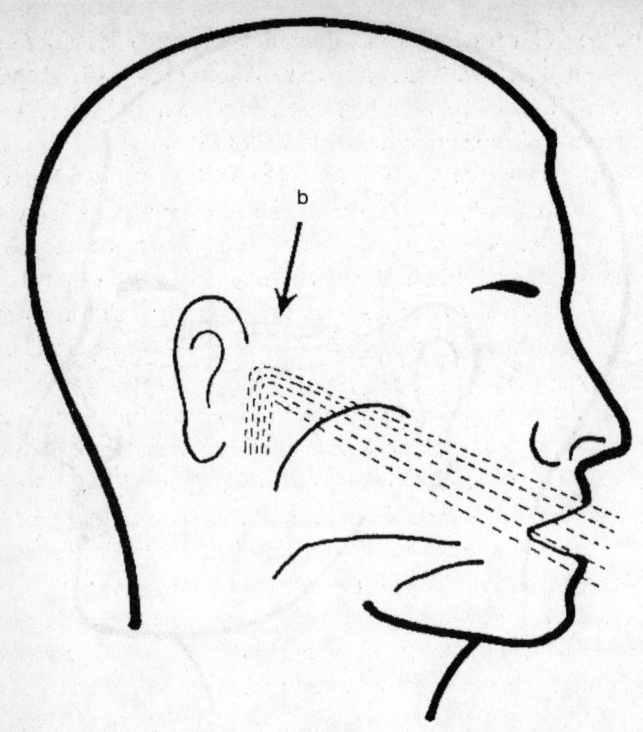

Abb. 3: Das Atmen »mit« dem Rachen »durch« den Mund

ist dann aber schwächer, da die Nasenflügel wieder auseinandergehen, und wird mit fortschreitendem Ausatmen immer leiser. Man kann es an schlafenden, gesunden Kindern gut beobachten.

Auch die Beteiligung des hinter der Nasenwurzel gelegenen, oberen Rachens (Abb. 2 b) kann man spüren und kontrollieren lernen. Bemüht man sich, »mit« oder »in« der hinteren Nase, in Augenhöhe und zwischen den Schläfen, innen in der Mitte des Kopfes oder »hinten oben im Oberkiefer« *hörbar* zu atmen, entsteht auch dort ein ganz bestimmtes Geräusch. Es ist aber viel leiser als das in der vorderen Nase und hat auch einen anderen, mehr »hohl-resonierenden«, innen im Kopf sitzenden Klang. Beim Schlafenden ist es manchmal deutlich zu hören.

Bei *korrektem Mundatmen* wird, *durch* den offenen Mund, *mit* dem oberen Rachen (Abb. 3) hör- und spürbar geatmet, also mit derselben Stelle, die auch beim Nasenatmen beteiligt ist. Das Atemgeräusch klingt dabei wie ein helles, relativ leises »ha«. Es wird auch genau an der oben beschriebenen Stelle hinter der Nasenwurzel – vom Mund her gesehen hinten, oberhalb des weichen Gaumens – wahrgenommen.

Bei diesem Füllen der Lungen handelt es sich um eine echte Saugwirkung durch Unterdruck im Brustraum. Dieser verringert sich natürlich beim Ausatmen, schwindet aber infolge der einander entgegenwirkenden Spannung des Brustkorbes und des Lungenzuges normalerweise nie ganz.

Die eingeatmete Luft wird *mit der Nase* und dem hinter ihr liegenden Teil des Rachens gesteuert und *zum Atem geformt*. Anschließend an die äußere, sichtbare Nase setzt sich die Nasenhöhle waagrecht durch den Oberkiefer hindurch nach hinten fort, wo sie in den vorhin erwähnten oberen Teil des Rachens einmündet (s. Abb. 2). Dieser, die *Rachenkuppel*, liegt innen, mitten im Kopf zwischen den Schläfen und ungefähr in der Höhe der Nasenwurzel, durch den Mund gesehen, oberhalb und rückwärts vom Gaumensegel. Ihre Wandung besteht aus kreuz- und querverlaufenden, flachen Muskelbändern.

Der beim Einatmen durch das Verengen der Nasenspitze auftretende, relativ starke Widerstand ist notwendig, um die Spannkraft der Atemmuskeln in Brustkorb und Zwerchfell fortlaufend anzuregen und damit die Weite des Rumpfes zu erhalten. Der geringere Widerstand beim Ausatmen dient der Erhaltung der Lungenelastizität, auf deren Kraft er abgestimmt ist (Abb. 4).

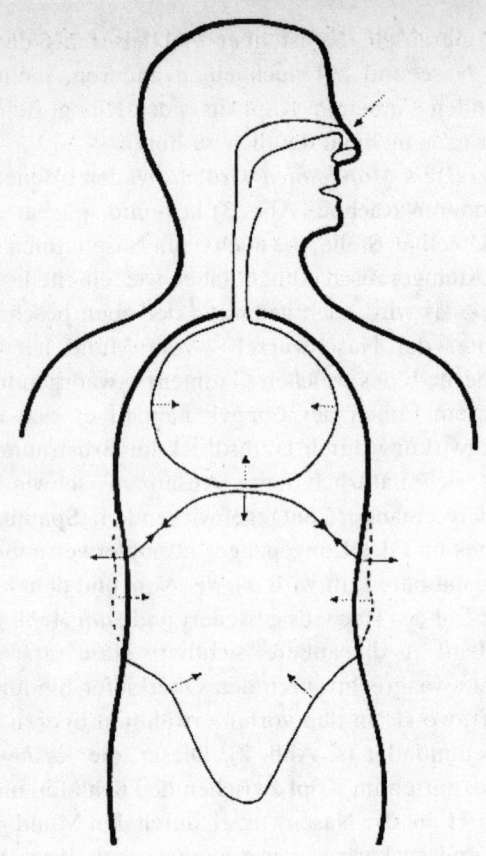

*Abb. 4: Die Nase als Spannungsregulatur der Atem-
muskulatur (in Brustkorb und Zwerchfell) und des
Lungenzuges*

Nur beim »*Schnaufen*« mit der *ganzen* Nase ist diese voll
und ganz tätig, so daß man mit ihr die Luft deutlich *riecht* und
spürt, und nur dann wird der Luftstrom durch die Innenwand
der Nase und die anschließende Rachenkuppel in der für die
Atmung und ihre Organe günstigsten Art und Weise geformt,

so daß er, als *Atem*, glatt und reibungslos weiter hinunterströmt.

Dieses korrekte, »richtige« Schnaufen mit der Nase ist für den Atmungsapparat von ähnlichem Nutzen wie das »richtige« Essen mit dem Mund – unter Kauen und Schmecken – für das Verdauungssystem.

Beim *Mundatmen* übernimmt der Rachen die Formung des Atems allein. Jeder Widerstand fällt dabei fort: beim Sprechen und Singen, weil das Einatmen sehr schnell gehen muß, bei Anstrengungen, um möglichst wenig vom knapp werdenden Sauerstoff für die Atemmuskeln in Anspruch zu nehmen; auch das Mundatmen bei Erschöpfung ist, als notwendige »Schonatmung«, so zu erklären.

Die normale Klangerzeugung

Der Klang entsteht, wie bereits erwähnt, unter Einsatz des gesamten Atemapparates und unter verstärkter Anspannung der Atemmuskeln, des Lungenzuges und der Stimmbandmuskeln. Dabei arbeiten alle Teile zwar anders als beim Atmen, aber ohne daß die Sauerstoffversorgung des Blutes im geringsten davon berührt wird. Die Atemmuskeln dienen hier

zum »Halten« und Regulieren des Atems – der *Atemführung* – (allgemein mit dem nicht ganz glücklichen Begriff der »Atem- oder Tonstütze« bezeichnet),

die Rachenmuskeln

zum Bilden und »Halten« des Klanges – der *Klangführung* – (dem »Klangsitz« der Gesangspädagogen),

die Lungen

zum *Anblasen* der Stimmlippen und des darüberliegenden, als *röhrenförmiges Blasinstrument* wirkenden Rachens,

die Stimmbänder

zum Einstellen der *Tonhöhe* mit den Stimmlippen durch entsprechende Spannungs- und Längenvariationen.

Atemführung beim Ton

Gleichzeitig mit dem Tonansatz spannen sich 1. die Atemmuskeln, 2. die Lungen; außerdem aber, im Gegensatz zur Einatmung, 3. auch die Bauchmuskulatur.

Bei diesem Anspannen weitet sich der Brustkorb oben geringfügig; die Taille wird vom Zwerchfell, das sich kräftig anspannt, etwas herausgedrückt, am deutlichsten in den Lenden und der Magengrube.

Dabei gibt der Bauchmuskelschlauch aber nicht wie beim Einatmen nach, sondern *spannt sich* und leistet dem Zwerchfell Widerstand, wobei sich beide die Waage halten (siehe Abb. 5).

Solange der Ton klingt, bleibt diese Spannung bestehen. Dabei verengt sich die Taille – und *nur* sie! –, dem minimalen Atemverbrauch entsprechend, ganz langsam. Auf diese Weise werden Form und Weite des Brustraumes – und des Rumpfes – gehalten und die Feinregulierung des Atems beim Anblasen der Stimmlippen und des darüberliegenden Klangrohres durch die Lungen ermöglicht und gesichert. Den perfekten »Minimalatem« des Sängers gibt es nur unter dieser Voraussetzung.

In diesem Halten der Weite besteht die vieldiskutierte Atem- oder Tonstütze, eine Bezeichnung, die besser durch »Atemhalt« ersetzt werden sollte.

Diese Atemführung bleibt auch bei den – klanglosen – Konsonanten unverändert, durch welche die einzelnen – klingenden – Vokale beim Artikulieren (beim Sprechen und Singen) voneinander getrennt werden, einschließlich der Hauch- und Zischlaute (mit dem Atem hervorgebrachte Reibungsgeräusche) verschiedener Art. Auch sie müssen mit der gleichen Minimalluft zustande kommen wie die klingenden Laute; einige Konsonanten, P/B, K/G und T/D, entstehen sogar ganz ohne abströmenden Atem.

Mit dem Absetzen des Tones wird der bisher *gestaut*

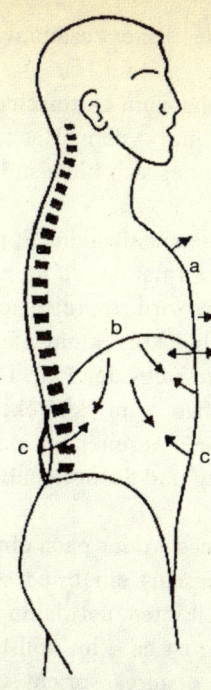

gehaltene Atem *losgelassen*, indem Brustkorb, Zwerchfell und Bauchmuskelschlauch nachgeben. Der Brustkorb sinkt dabei wieder so viel ein, wie er sich vorher, mit dem Tonansatz, geweitet hatte; es ist an einem geringfügigen Heruntersinken des Brustbeins zu erkennen. Das Nachgeben des Zwerchfells läßt die Taille einsinken; es ist besonders in der Lendengegend und der Magengrube deutlich zu sehen.

Ob dabei gleichzeitig auch ausgeatmet wird, hängt davon ab, ob anschließend weitergesungen oder -gesprochen wird oder nicht. Im letzteren Falle wird die nicht zur Klangerzeugung verbrauchte Luft unter elastischem Zusammenziehen des Bauchmuskelschlauches ausgeatmet, ganz so wie beim Atmen sonst auch; wieviel, hängt von der Länge der vorhergehenden, auf einem Atem gesungenen resp. gesprochenen Phrase ab (u. U. also auch gar nichts).

Bei fortlaufendem Singen und Sprechen wird dagegen, sobald der Atem auszugehen droht, dort, wo es der Vortrag erlaubt, unmittelbar nach dem Absetzen des Tones am Ende der Phrase sofort wieder eingeatmet. Dies erfolgt normalerweise automatisch und so schnell, daß es mit dem Nachgeben des Brustkorbes – Ein-

Abb. 5: Das »Halten des Atems« beim Ton (»Atem-«, »Tonstütze«) Wirkung der Anspannung in
a) Brustkorb,
b) Zwerchfell,
c) Bauchwand (einschl. Lende)

sinken des Brustbeins – beim Absetzen des Tones zusammenfällt.*)

Dieses blitzschnelle *Luftschöpfen* erfolgt, zum Unterschied vom normalen sonstigem Einatmen, »mit« dem Rachen »durch« den offenen Mund – sofern man es sich nicht mühsam absichtlich abgewöhnt hat.

Es sei ausdrücklich darauf hingewiesen, daß beim Sprechen und Singen dieses »Mundatmen« normal ist, da immer wieder der Annahme das Wort geredet wird, es reize und schädige die Atemwege; das ist aber bei korrektem Luftschöpfen über den oberen Rachen keineswegs der Fall. Die »Schnelleinatmung« gehört unabdingbar zum korrekten Sprechen und Singen, bei dem sich die Pausen nach dem Sinn des Inhalts richten müssen; Atmung und Stimme haben sich diesem unterzuordnen.

Ob man zum *ersten* Ansetzen des Tones – oder nach einer längeren Pause – durch die Nase (langsam) einatmen soll oder durch den Mund (schnell) Luft schöpfen, sei dahingestellt. Für die korrekte Klangerzeugung ist es – im vollsten Sinne des Wortes – gleichgültig. Für ersteres spricht der Umstand, daß es natürlich ist, den Mund beim Schweigen geschlossen zu halten. Es ist auch meistens gar nicht einmal notwendig, vorm Sprechen und einfachen Singen erst noch »Luft zu holen«. Nur bei längeren Phrasen im Kunstgesang o. ä. wird der Könner seine Lungen besonders gut füllen; es strapaziert seine trainierte, leistungsfähige Atmung nicht im geringsten. Dazu läßt sich sowohl das vorsorgliche, langsame Einatmen als auch das schnelle Luftschöpfen verwenden; bei fortlaufendem Sprechen und Singen ist jedoch *nur* das letztere richtig.

---

*) Dieses scheinbar paradoxe Verhalten erklärt sich zwanglos aus dem Umstand, daß der Klang ein stärkeres Anspannen des Brustkorbs verlangt als das Einatmen.

Klangbildung/Tonansatz

Der Klang entsteht in den, bei der Atemsteuerung bereits beschriebenen (S. 19f.) oberen Luftwegen im Kopf, wo der weiche Muskelschlauch des Rachens, das Verbindungsstück zwischen hinterer Nasenöffnung und Kehle, durch Anspannen seiner Muskeln zum festen Rohr wird.

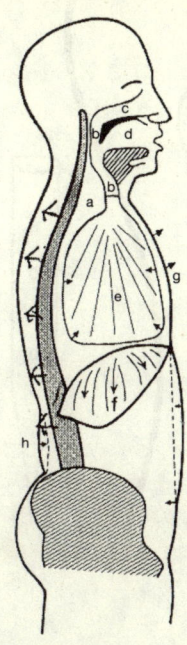

Dieses wird von den Lungen wie eine Schalmei angeblasen, so daß die darin stehende Luft in Schwingungen versetzt wird, deren Frequenz (Geschwindigkeit) durch die gleichzeitig zum Vibrieren gebrachten, in seinem unteren Ende gelegenen Stimmlippen bestimmt wird. Die Schwingungen setzen sich in die mit dem Rachen in offener Verbindung stehenden Räume der Nase und des Mundes fort, außerdem bringen sie den ganzen Körper mehr oder weniger zum Mitklingen (Abb. 6 und 7).

Form und Weite des Rachens wird, solange der Ton klingt, durch das Anspannen seiner Muskeln *gehalten.*

Abb. 6: Das Stimmorgan a–d: das Klanginstrument, e–h: Anblaseapparat Brustkorb, Zwerchfell, Bauchwand angespannt (Atemführung)

Diese Muskeln – im »Inneren des Kopfes« – sind für das Halten und Führen des Klanges von ähnlicher Bedeutung wie die Muskeln im »Inneren des Rumpfes« für das Halten und Führen des Atems.

Die *Höhe* des Tones regulieren die Stimmbänder mit Hilfe ihrer Muskeln, die *Lautstärke* die ela-

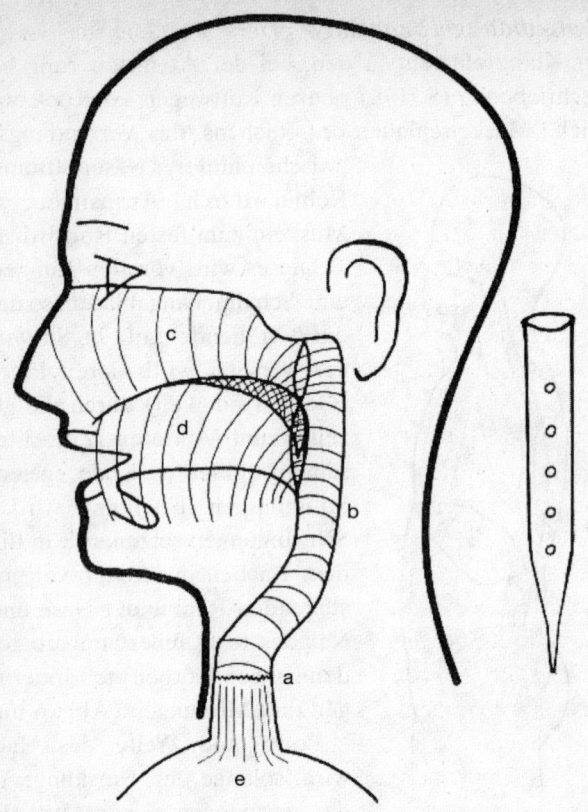

Abb. 7: Das Klanginstrument. a–d wie in Abb. 6.
a) Stimmbänder, b) Klangrohr, c) fester »Schalltrichter«,
d) verstellbarer Klangraum

stisch gespannten Lungen (der Lungenzug).

An den weiteren Variationen der Klangfärbung und der Resonanz sind alle hier genannten Partien beteiligt. (...)

Fehler und Schwächen der Stimme

Ihre Ursachen sind die gleichen wie überall, wo es sich um

Muskeltätigkeit handelt: Mangel an Übung und inkorrekte Arbeitsweise.

Zu ersterem mag nicht wenig das ungenügende automatische Training des Atem-Stimm-Apparates beitragen, wie es das Verschwinden des Singens aus dem täglichen Leben mit sich gebracht hat. Zu letzterem kommt es überwiegend aus ungünstigen Gewohnheiten verschiedenen Ursprungs; sie sind in der Regel auf innere Ursachen – Stimmungslage u. ä. – zurückzuführen, die sich einerseits als Überspannung in leidenschaftlichem Sprechen, Schreien u. a., andererseits als Spannungsmangel in einer kraft- und klanglosen Stimme äußern.

Stimmfehler sind stets deutlich zu *hören;* ein geschultes Ohr erkennt sogar ihren Ursprung und die Zusammenhänge, aus denen sie sich entwickelt haben.

Die Fehler treten anfangs nur bei größeren Anforderungen zutage, in erster Linie in höheren Tonlagen, machen sich aber bald auch beim Sprechen bemerkbar, während sie beim getragenen Singen in bequemer Lage zunächst noch kaum in Erscheinung treten. Schließlich wird jedoch das gesamte Stimmbild von ihnen geprägt und der ganze Atemapparat in Mitleidenschaft gezogen.

Daher sind an der Fehlfunktion der Stimme stets die Atmung wie auch die Klangerzeugung, früher oder später jedoch auch die Lautformung beteiligt, gleichgültig von welcher Stelle die Fehlentwicklung ausging. Nur kann die von Atem und Klang an sich unabhängige Lautformung lange intakt bleiben; dagegen werden ihre eigenen Fehler den Klang stets mehr oder weniger beeinträchtigen: die Rachenmuskulatur wird von jedem Fehler benachbarter Muskelgruppen unvermeidlich in Mitleidenschaft gezogen.

Fehler der Klangerzeugung und der Atmung gehen dagegen regelmäßig Hand in Hand.

Fehlatmung

Jedes Abweichen von der auf Seite 191ff. beschriebenen Art zu atmen ist ungünstig und als Fehlatmung zu bezeichnen. Deren Bewegungen sind dadurch charakterisiert, daß der Brustkorb beim Einatmen hochgezogen wird und beim Ausatmen wieder heruntersinkt. Die Atemsteuerung geht ohne Mitarbeit der Nase vor sich. Fehler der Atembewegungen und der Atemsteuerung sind in der Regel gekoppelt.

Fehlerhafte Atembewegungen

Die *falschen Atembewegungen* sind am Heben und Senken des Schlüsselbeins *eindeutig* zu erkennen, das in Verbindung mit Anspannen des direkt unterhalb des Schlüsselbeins gelegenen äußeren Brustmuskels auch in den allerersten Anfängen wenigstens andeutungsweise vorhanden ist.

Die Fehlatmung ist durch die maßgebliche Mitarbeit der Schultermuskulatur gekennzeichnet. Sie kann die verschiedensten Formen annehmen und unterschiedlich stark ausgeprägt sein; in schweren Fällen sind auch die Muskeln des Nackens, schließlich sogar die Halsmuskeln und die Wirbelsäule daran beteiligt. (...)

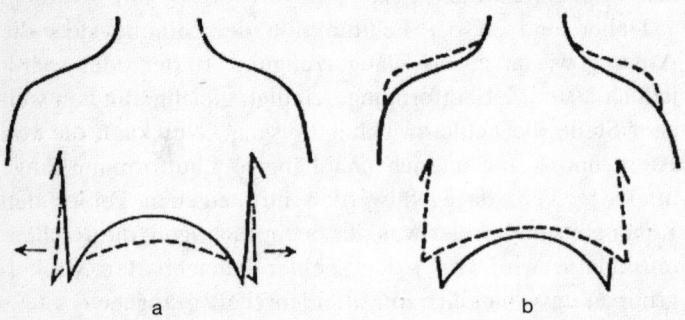

Abb. 8: a) Normale Brustkorbbewegung, b) Fehlerhafte Brustkorbbewegung. Einatmung gestrichelt.

204

Fehlerhafte Atemsteuerung

Sie ist eindeutig am unteren Teil der vorderen Nase zu erkennen, die sich dann beim Einatmen nicht in normaler Weise, wenigstens minimal, verengt; bei ausgeprägter Fehlsteuerung wird sie dabei sogar etwas weiter. Letzteres, das »Aufblähen« der Nasenflügel, tritt allerdings erst dann auf, wenn eine schon recht weitgehend geschwächte Atemmuskulatur eine erheblichere Herabsetzung des Nasenwiderstandes (s. S. 195) verlangt. Der Atem ist unter diesen Umständen nicht mehr zu hören und auch nicht mehr in der vorderen Nase zu spüren. Diese wird mit der Zeit deutlich breiter, ihre Flügel werden steifer und dicker und es kommt dort schließlich zu jenen kleinen Gefäßerweiterungen der Haut, die als Zeichen schlechter Durchblutung für »stillgelegtes« Gewebe charakteristisch sind. Der Verlust der Atemsteuerung in der hinteren Nase wird dagegen anfangs nur offenkundig, wenn man versucht, mit dieser Stelle deutlich hörbar zu atmen; man kann dann nicht mehr das normale leise Atemgeräusch dort zustande bringen, sondern höchstens einen unsicheren Schnarchlaut.

In ganz schweren Fällen, in denen bereits der gesamte Atemapparat weitgehend ruiniert ist, liegt schließlich die engste Stelle weder in der vorderen Nase noch im oberen Rachen, sondern in der Stimmritze und es wird mit einem Geräusch in der Kehle geatmet – eine katastrophale Entgleisung der Atemsteuerung. Die unvermeidlichen Folgen einer fehlerhaften Atemsteuerung zeigen sich

1. an den Atemmuskeln, deren Spannkraft bei fehlendem Einatmungswiderstand (des automatischen Trainingseffekts) nachläßt,

2. an den Schleimhäuten, die ohne die automatische Massage durch den Atem schlechter durchblutet werden und infolgedessen in der Verarbeitung der Kältereize weniger leisten (»Erkältungsanfälligkeit«).

Chronische Nasenleiden sind die regelmäßige Folge.

Fehlerhafte Atembewegungen entstehen bei ungenügender Leistung der eigentlichen Atemmuskeln, sei es, daß diese durch mangelnde Übung zu schwach geworden sind, u. a. infolge des fehlenden Nasenwiderstandes beim Einatmen, oder daß sie durch Haltungsfehler der Wirbelsäule oder Verspannung anderer Rumpfmuskeln in ihrer Tätigkeit beeinträchtigt wurden. Diese *Schwäche der eigentlichen Atemmuskulatur* führt früher oder später unweigerlich zum Einsatz der sogenannten *Atemhilfsmuskeln*, die nie und nimmer mit diesem Namen bezeichnet werden dürften. Sie können zwar die Aufgabe der Atemmuskulatur übernehmen, verzerren aber dabei die Bewegungen der Atmung im Sinne der Fehlatmung und setzen deren Leistungsfähigkeit herab. Daß sie weitgehend eingesetzt werden, ist daher auch für den Atemkranken charakteristisch, bei dem das Versagen der Atmung das Krankheitsbild bestimmt.

Fehler in der Atemsteuerung können entweder direkt aus einer nervös bedingten Verzerrung des Gesichtes entstehen oder indirekt als Folge der oben beschriebenen Atemmuskelschwäche. Im ersteren Fall behindern verspannte Gesichtsmuskeln das Spiel der Nasenflügel; damit geht nicht nur die Formung des Atems, sondern auch der spannungsanregende Widerstand in der vorderen Nase verloren – mit Atemmuskelschwäche und fehlerhaften Atmungsbewegungen als Folge. Im andern Fall ist – umgekehrt – eine bereits vorliegende Schwäche der Muskeln der Anlaß, den Nasenwiderstand unwillkürlich auszuschalten, um jenen die Arbeit zu erleichtern. Damit geht die *gesamte* Atemsteuerung verloren.

Schließlich beeinträchtigen auch Stimmfehler die Arbeit der Rachenmuskeln derart, daß die Atemsteuerung darunter leidet. In dieser Verbindung spielen oft auch gewohnheitsmäßiges Mundatmen und das Atemanhalten bei Anspannungen jeder Art als Ursache eine Rolle.

Fehlerhafte Klangerzeugung

Sie ist unzweideutig daran zu erkennen, daß der Ton, unter immer kürzer werdendem Atem, an Fülle und Resonanz verliert; er wird »enger«, »kleiner«, »hart«, »gequetscht« oder auch »hauchend« u. ä. Die Stimme ermüdet relativ schnell, verliert an Umfang und neigt schließlich dazu, belegt und heiser zu klingen; eine Entwicklung, die zuletzt in der Bildung von »Sängerknoten« an den Stimmbändern gipfelt und durch ärztliches Eingreifen nur unzureichend aufzuhalten ist.

Die *unmittelbare* Ursache für den Qualitätsverlust der Stimme *liegt im Klangrohr des Rachens*. Dort wirkt sich schon der geringste Fehler ungünstig auf dessen Form und Spannung aus. Der Klang wird dadurch nicht nur direkt, sondern auch über die Stimmbänder – indirekt – beeinträchtigt, deren empfindliches Spiel auf jede Abweichung von der normalen Haltung und Stellung der Kehle mit Abwehrspannung reagiert.

Fehlerhafte Atemführung

An den Fehlern der Klangerzeugung ist die Atemführung so gut wie immer beteiligt. Dazu kommt es entweder im Anschluß an eine unkorrekte Klangbildung im Rachen oder auf Grund einer bestehenden Fehlatmung, die selbstverständlich auch der Atemführung beim Klang ihren Stempel aufdrückt; von dieser wird dann die ganze Klangerzeugung in Mitleidenschaft gezogen. Beim nachdrücklichen Sprechen z. B., bei dem der Klang »gequetscht« und der Atem buchstäblich »unter Druck gehalten« wird, kann die verhängnisvolle Entwicklung sowohl von der einen als auch von der anderen Seite ausgehen. Auch mangelhafte Lautformung kann, wie oben erwähnt, die Atemführung auf die Dauer nachhaltig schädigen.

Die fehlerhafte Atemführung erkennt man deutlich

entweder am Heben des Brustkorbes beim Luftschöpfen und dessen Senken während des Tones,

oder am Einziehen oder Herauswölben der unteren Bauchwand mit dem Tonansatz – eine gar nicht seltene, aber völlig abwegige »Atemstütze«.

Ihre unvermeidlichen Folgen sind

der zu kurze Atem infolge geringerer Atemmenge,

eine unsichere Feinregulierung der Atemabgabe (des »Minimalatems«).

Der Ton verliert daraufhin – durch zu schnelles »Nachschieben« des Atems – an Fülle; oft auch klingt er nach »Beiluft« wie eine schlecht angeblasene Flöte. Die Möglichkeiten der Nuancierung und der Artistik sind weitgehend reduziert.

Fehlerhafte Klangbildung im Rachen

Sie macht sich, auf jeden Fall bei lauterem Sprechen und beim Singen außerhalb der Mittellage, stets als Unsicherheit des Klanges bemerkbar und ist immer, wie bereits erwähnt, herauszu*hören*. Direkt *sichtbar* wird sie außerdem früher oder später

am Kehlkopf, der sich dann beim Sprechen und Singen auf und ab bewegt,

an der Zunge, die ihre korrekte Grundstellung und freie Beweglichkeit verliert,

oft sogar am Mundboden, der sich beim Klangansatz mit anspannt.

Sehr häufig liegt die erste Ursache bei der Lautformung, deren Muskeln – in Kiefer, Gesicht (Lippen) und Zunge – bei jeder unkorrekten Bewegung und Anspannung unweigerlich die Rachenmuskeln in Mitleidenschaft ziehen. Der Mißbrauch dieser Muskeln des Mundes wird leider durch die vorherrschende Ansicht, man »singe mit dem Mund«, sehr zum Schaden vieler, ursprünglich guter Stimmen weitgehend gefördert oder gar systematisch gezüchtet. Wäre die Abgrenzung zwischen Klangerzeugung und Lautformung besser bekannt, von der sich jeder, auch ohne nähere Kenntnis vom Bau des Stimmorgans, im eigenen Versuch leicht überzeugen kann, gäbe es dieses Dilemma gar nicht.

Auch jedes andere unkorrekte Anspannen im gesamten sonstigen Bereich des Atem-Stimmapparates kann sich ungünstig auswirken, indirekt sogar das der an sich nur mittelbar beteiligten Muskulatur von Hals und Wirbelsäule.

Schließlich ist auch eine fehlerhafte Atemsteuerung im oberen Rachen (s. S. 206) nachteilig für die Klangbildung, da das damit gegebene automatische Training der für beide maßgeblichen Muskulatur fortfällt.

Atmung
Grundregeln

Die für eine gesunde Stimme unerläßliche korrekte Atmung ist gesichert, solange folgende drei Regeln befolgt werden:

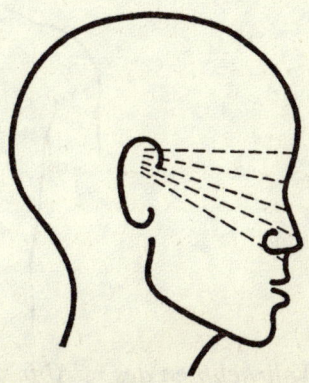

Abb. 9: Atmen mit der Nase (Vorstellung)

1. stets »mit« und »in« der Nase zu atmen (s. S. 193),
2. die Lendengegend sich mit dem Atmen bewegen zu lassen (s. S. 191),
3. Rücken und Schultergürtel dagegen nicht.

Diese Vorgänge sind an den genannten Stellen leicht zu kontrollieren.

Bei leidlich intakter Atmung genügt es daher, sich vorzustellen,

daß man den Atem im Kopf durch die Nase, die als rechteckig geformter Schacht weit in diesen hineinragt, *waagerecht* von vorne nach hinten und wieder zurück *hin und her führt*,

den oberen Brustkorb *hält*,

in der Taille gut *nachgibt*.

Zusätzliche Richtlinien

Zur Sicherheit kann man noch folgende Anweisungen zu Hilfe nehmen:

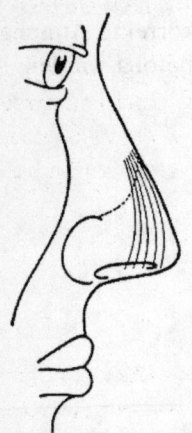
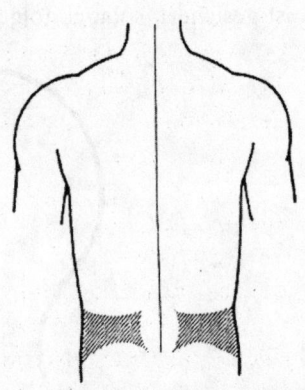

Abb. 10: Das Wahrnehmen des Atems in der vorderen Nase   *Abb. 11: Die Lenden*

Der Rücken wird still gehalten, die Schultern sind entspannt (die Ellbogen hängen).

Mit und »in« der Nase atmen und den Atem dort hin- und herführen, so daß er dort zu hören und zu spüren ist; das Atemgeräusch dort darf nie abreißen.

Die Lenden beim Einatmen so gut nachgeben lassen, daß auch der übrige Teil der Taille genügend nachgibt.

Den Brustkorb in Ruhe lassen; er darf sich nicht im geringsten heben und senken, ebensowenig das Schlüsselbein.

Auch Gesicht und Zunge sollen entspannt sein (Lippen weich, lieber etwas geöffnet als fest geschlossen).

Diese normale Atmung muß zur automatischen Gewohnheit werden, einschließlich der korrekten Nasenatmung.

Bei körperlicher Tätigkeit und Bewegungen ändert man an ihr grundsätzlich *gar nichts*, sondern läßt sie – im vollen Sinne des Wortes – in Ruhe! Geringe Einschränkungen ergeben sich aus gelegentlichen haltungsbedingten Veränderungen der Rumpfform; solange diese nicht zu Dauergewohnheiten werden, sind sie nicht von Belang.

Es ist *grundfalsch, Atmung und Bewegung miteinander zu koppeln.* Die bei größerer körperlicher Anstrengung notwendige Mundatmung stellt sich zu gegebener Zeit von selber ein; sie soll weder absichtlich herbeigeführt noch willkürlich verzögert werden.

Klangerzeugung
Grundregeln
Sie sind bei intakter Stimme relativ einfach;

es genügt, den Ton unter guter Haltung des Rückens ohne jeden Druck oder absichtliches Anspannen, mit der Absicht, »gar keinen« Atem zu verbrauchen, an der Klangstelle »oben innen im Kopf« (Abb. 12) anzusetzen, und, während er sich von dort aus in den vorderen Kopf und den sich weitenden

Rumpf hinein ausbreitet, ihn so voll und schön wie möglich erklingen zu lassen.

Solange die Stimme erklingt, muß der Ton in dieser Weise *gehalten* und *geführt* werden.

Zusätzliche Richtlinien

Zur Sicherung der Atemführung kann man dabei noch

den oberen Brustkorb mit dem Ansetzen des Tones etwas spannen, wobei er sich geringfügig wölben soll,

die Taille sich ringsherum dehnen lassen.

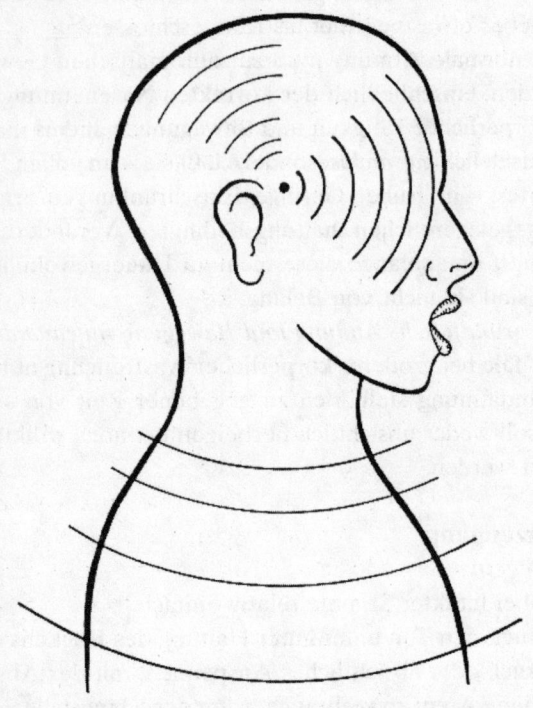

Abb. 12: Ansatzstelle und Ausbreitung des Klanges

Dieses Weithalten des Rumpfes gelingt am besten mit der Vorstellung, *den Ton »ohne« jedes eigene Zutun erklingen zu lassen und ihn nicht »aus der Kehle zum Mund hinaus« zu singen, sondern »von der Klangstelle«* im Kopf aus *»an der Wirbelsäule herunter«* in die Brust hinein und *»von innen gegen das Brustbein«* und *»die Taille damit zu weiten«* (Abb. 5, S. 199).

Auch kann man das Stehenlassen des Atems mit der Vorstellung fördern, die Luft käme, während der Ton klingt, von außen durch den Mund nach hinten oben in den Rachen hinein. Der Ton muß unbedingt ohne jedes Nachdrücken mit dem Rumpf (Brustkorb, Bauch) zustande kommen, und das absichtliche Anspannen der Bauchmuskeln – der vorderen Bauchwand – ist sorgfältig zu vermeiden.

Mit dem Absetzen des Tones läßt man den oberen Brustkorb und die Taille wieder einsinken und sichert das Nachlassen der Brustkorbspannung durch *absichtliches Sinkenlassen des Brustbeins;* es sinkt dabei geringfügig herunter, ohne daß aber die Wirbelsäule im geringsten dazu beitragen darf.

Bei fortlaufendem Singen und Sprechen kann man das korrekte Auffüllen der Lungen zusätzlich dadurch sichern, daß man darauf achtet, *genau gleichzeitig mit dem Einsinken des Brustbeins mit dem Rachen Luft zu schöpfen.*

Unter Umständen muß es aber, ebenso wie das Führen des Atems, korrigierend eingeübt werden.

Beides muß unbedingt bei allem Sprechen und Singen zur festen, automatischen Gewohnheit werden.

Größere Beanspruchungen sind so lange zu vermeiden, bis die Stimme dafür kräftig genug geworden ist und gar keine Unsicherheiten bei der Klangerzeugung mehr zu merken sind.

Als Sicherheitsmaßnahmen der Klangführung im Rachen empfiehlt es sich, den Klang, unbeschadet aller Änderungen in Stärke, Färbung und Höhe ununterbrochen »mit der Klangstelle« festzuhalten, diesen Griff, fester zupackend, bei Intervallen und sonstigen Übergängen noch zu verstärken, während man den Atem gleichzeitig etwas »zurücknimmt«,

um jedes unwillkürliche Nachdrücken sicher auszuschalten.

Dem sehr leicht eintretenden, aber äußerst ungünstigen Mitbewegen der Kehle kann man meistens durch *geringes Zurücknehmen der Zungenspitze* mit Erfolg begegnen.

Man darf im übrigen den Ton ebensowenig in der Kehle spüren wie den Atem in den Lungen, und es wird ebensowenig »mit der Kehle« gesungen, wie »mit den Lungen« geatmet werden soll!

Korrekturtraining der Atmung
a) Einfache Korrektur der Atembewegungen

Genügt es nicht, jede Abweichung von den normalen Atembewegungen, einschließlich des Anspannens im Schultergürtel, durch intensives Üben der Normalatmung zu beseitigen, soll man das korrekte Atmen a) zunächst mit der einfacheren Methode nach folgenden Regeln einzuüben suchen:

1. Mit möglichst *wenig, nicht* mit möglichst *viel* Luft üben.

2. *So langsam* wie möglich einatmen (Luft einziehen).

3. So *drucklos* wie möglich ausatmen (Luft heraus*lassen*).

4. Nach dem Einatmen *keine Pause* eintreten lassen.

5. *Nie so tief* wie möglich ein- oder ausatmen.

6. Immer mit einem *Geräusch* atmen; man läßt es entweder, wie normal, an der engsten Stelle *in der vorderen Nase* entstehen oder an der Zungenspitze, den Zähnen oder zwischen den Lippen. Das Geräusch muß ununterbrochen weiterlaufen und beim Ein- und Ausatmen immer den gleichen Klang haben. Während des Einatmens ist es

dauernd von gleicher Stärke, beim Ausatmen wird es leiser und leiser, darf aber nie ganz abreißen.

7. Der *Brustkorb* darf sich nicht im geringsten heben und senken; es ist am Schlüsselbein sicher zu kontrollieren.

8. Die *Lenden* sollen sich beim Einatmen weich nachgebend dehnen.

9. Der *Rücken* wird möglichst gestreckt und völlig still gehalten; es ist am Kopf, der sich nicht im geringsten mitbewegen darf, leicht zu kontrollieren.

10. Schultern entspannt lassen – durch Hängenlassen der Ellbogen.

11. *Gesicht* entspannen – durch Sinkenlassen der Augenbrauen und »Weichwerdenlassen« der leicht geöffneten Lippen.

12. *Zunge* entspannen – indem man sie – mit etwas eingezogener Spitze – ganz weich und breit im Mund »zu Boden« sinken läßt.

Gelingt es, diese 12 Regeln genau zu befolgen, ist es nur eine Frage der Zeit, des ausgiebigen Übens und des dauernden, aufmerksamen Kontrollierens, bis die Normalatmung zur Gewohnheit wird und schließlich automatisch verläuft.

Zu 7.
Auch nicht das geringste Anspannen der Brustmuskeln unterhalb des Schlüsselbeins darf geduldet werden, ganz zu schweigen von der Mitarbeit der Hals- und hinteren Schultermuskeln.

Am besten läßt man den Brustkorb »völlig entspannt« liegen und bemüht sich, ihn »überhaupt nicht« zu bewegen. Dies gelingt allerdings erst dann, wenn der Bauchmuskelschlauch in seinem ganzen Umfang genügend nachgibt, d. h. die Lenden und der Rücken sich gut dehnen.

Zu 8.

Die Bauchmuskulatur soll ringsherum losgelassen, aber nicht absichtlich bewegt werden.

Sie darf auf keinen Fall beim Einatmen herausgedrückt oder beim Ausatmen eingezogen werden.

Falls, wie anfangs häufig, das Nachgeben und Dehnen in der Lendengegend schwierig sein sollte, übt man es zunächst mit der vorderen Bauchwand; es ist leichter und regt die Lendenpartie an mitzuarbeiten. So bald wie möglich soll man sich aber auf diese konzentrieren: *bei gut nachgebenden Lenden dehnt sich der gesamte Bauchmuskelschlauch automatisch mit* und zieht sich auch ebenso beim Ausatmen weich und elastisch wieder zusammen, ohne sich dabei anzuspannen.

Zu 9. Das Halten der Wirbelsäule muß notfalls durch Anlehnen des Kopfes gesichert werden; selbstverständlich ohne übermäßiges Anspannen.

b) Kompliziertere Korrektur der Atembewegungen

Gelingt es nicht, sich das korrekte Atmen mit Hilfe der einfacheren Methode anzugewöhnen, ist dies ausnahmslos einer zu schwachen Brustwandmuskulatur zur Last zu legen.

Diese muß dann durch eine Reihe von Spezialübungen systematisch gekräftigt werden, bis ihre wiedergewonnene Spannkraft das normale Atmen ermöglicht.

Brustkorb

Bei allen fünf dieser Übungen muß dafür gesorgt werden, daß die Muskulatur der Brustwand unter günstigsten Bedingungen und ungestört arbeitet und vor allen Dingen nicht durch unzweckmäßige Mitarbeit anderer Muskelgruppen beeinflußt wird. Die Muskeln des Schultergürtels und der Wirbelsäule, die leicht unwillkürlich zu Hilfe genommen werden, dürfen zum Bewegen des Brustkorbes im Rahmen dieser

Übungen genausowenig beitragen wie beim Atmen. Solange dies noch der Fall ist, wird zwar die Beweglichkeit des Brustkorbes gefördert, dessen Muskeln jedoch höchstens etwas gedehnt, keineswegs aber gekräftigt.

Es muß daher bei allen Brustkorbübungen genau darauf geachtet werden, daß

1. die Wirbelsäule völlig ruhig gehalten,
2. der Atem nicht angehalten wird,
3. der Brustkorb sich nach jedem Anspannen vollständig entspannt,
4. die äußere, auf dem Brustkorb gelegene Muskulatur – des Schultergürtels – sich nie mitanspannt.

Die Haltung der Wirbelsäule wird wie bei der einfachen Atemkorrektur gesichert, dem Anhalten des Atems so, wie in dem betreffenden Abschnitt später angegeben, am besten durch wiederholtes, kurzes Ausatmen vorgebeugt.

Das völlige Loslassen, die Entspannung, des Schultergürtels ist – neben dem Gestreckthalten des Rückens – einerseits besonders wichtig, andererseits jedoch etwas schwierig. Es gelingt am besten, wenn man imstande ist, im Stehen die Hände, im Sitzen die Ellbogen »schwer wie Blei« nach unten sinken zu lassen. Trotzdem muß man dem breiten, vom Schulterblatt ausgehenden Muskel, noch besondere Aufmerksamkeit widmen, der den unteren Brustkorb von hinten her umgreift. Dessen verhängnisvolle Mitarbeit wird leicht übersehen, ist aber eindeutig an einem fast unmerklichen Einsinken des Brustbeins, vorn oben im Brustkorb, beim Anspannen dieses Muskels zu erkennen.

Alle diese Vorsichtsmaßnahmen muß man während des Übens immer wieder kontrollieren resp. verbessern.

Die Muskulatur des Brustkorbes ist erst dann genügend gekräftigt, wenn man diesen *auch beim Ausatmen gewölbt halten kann* und er auch einem stärkeren Einatmungswiderstand – mit verengter Nase oder »schniefend« – standhält. Er hält dann seine normale, gut gewölbte Form ganz von allein, ohne mit dem Ein- und Ausatmen zu wanken.

Die wirksamste Übung für den Brustkorb ist das »Rippenspreizen« (1). Sie ist aber auch die schwierigste und muß deshalb durch die anderen vier vorbereitet werden. Manchmal genügt dazu das relativ einfache »Gespannthalten des Brustkorbes« (2); sonst müssen die Brustwandmuskeln durch »Brustbeinbewegen« (3) und »Die Ziehharmonika« (4) erst gedehnt und durch das »Brustkorbbreithalten« (5) zum Anspannen angeregt werden.

1. Rippenspreizen

Man spannt dabei die innen in der Wand des Brustkorbes gelegenen Muskeln ganz kurz an, mit der Vorstellung, die Rippen wie Finger spreizen zu wollen, und läßt sie anschließend sofort wieder los. Bei diesem »Anzupfen« kann man mit den Fingerkuppen kontrollieren, wie sich die Muskeln zwischen den Rippen anspannen und der Brustkorb sich dabei geringfügig weitet, um beim Loslassen wieder in sich zusammenzusinken.

Am besten pflegt es im Sitzen mit angelehntem Kopf zu gelingen. Das Atmen hat nichts damit zu tun; auf keinen Fall darf gleichzeitig mit dem Anspannen eingeatmet werden.

Zunächst übt man das Rippenspreizen vorne-unten, später mehr seitlich und weiter oben, zuletzt vorne-oben.[*]) Sobald es im oberen Brustkorb sicher gelingt, soll nur noch dort, an der für dessen Form und Weite maßgeblichen Partie, weitergeübt werden.

Man soll es dahin bringen, daß das Rippenspreizen jederzeit, überall und in jeder beliebigen Körperhaltung spielend leicht gelingt.

---

[*]) Dabei arbeitet die Muskulatur an der anvisierten Stelle am stärksten; die gesamte übrige Brustwandmuskulatur macht jedoch mit.

2. Gespannthalten des oberen Brustkorbes

Es ist einfacher als das Rippenspreizen und kräftigt die Muskulatur ebenfalls, wenn auch nicht ganz so vollkommen.

Anfangs ist es schwer, die Mitarbeit des Schultergürtels ganz auszuschalten; eine gewisse Wirkung wird aber trotzdem erreicht, sofern man wenigstens den Brustkorb völlig still halten kann. Der Schultergürtel läßt sich dann nach und nach doch noch ganz ausschalten. Man hält den oberen Brustkorb, anfangs nur drei bis fünf Atemzüge lang – *auch beim Ausatmen* –, gewölbt und weit. Dabei kommt es darauf an, ihn *absolut still* zu halten, so daß er sich nicht im geringsten mit der Atmung bewegt, die bei dieser Übung ausschließlich in der Taille sichtbar werden darf. Anfangs wird man dabei relativ vorsichtig atmen – »weich« und flach –, keineswegs aber tiefer, schneller oder mit mehr Widerstand, als es ohne Mitbewegung des Brustkorbes möglich ist; sonst werden die sogenannten »Hilfsmuskeln« mit tätig, und der Erfolg dieser sonst so sicheren Übung ist vereitelt. Nach etwa ein paar Wochen häufigen Übens kann dann mit langsam steigendem Widerstand, in Mund (»ss«) oder Nase, geübt werden. Daß man auch die übrigen Grundregeln nicht aus den Augen lassen soll, sei der Vollständigkeit halber erwähnt.

Hat man Schwierigkeiten, den Brustkorb nur mit Hilfe seiner eigenen Muskeln völlig still zu halten, muß man diese erst mit den anderen drei Übungen vortrainieren. Damit wird dann auch das Rippenspreizen möglich.

3. »Brustbein bewegen« (Abb. 13)

Durch Strecken und Beugen der oberen Wirbelsäule wird »die Mitte des Brustbeins« nach vorn-oben herausgestreckt und wieder nach innen eingezogen (der obere Brustkorb wird dabei abwechselnd gewölbt und flach).

Man soll sich bemühen, ausschließlich die obere Wirbelsäule dabei zu benutzen und Kreuz wie Nacken so ruhig wie möglich zu halten.

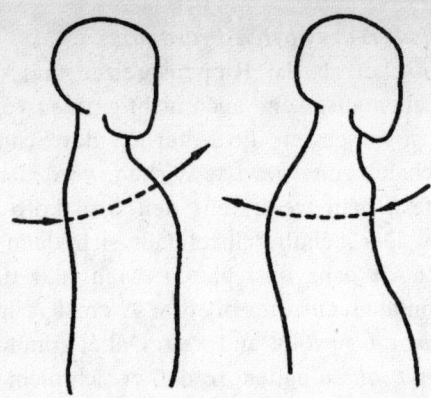

Abb. 13: Brustbein bewegen, nach »oben-vorn« – nach »innen-herein«

Die Schultern dürfen sich nicht anspannen oder gar nach hinten oder nach vorne gezogen werden. Sie werden nur vom Brustkorb etwas mitbewegt; beides ist leicht voneinander zu unterscheiden.

Beim Herausheben des Brustbeins soll mit einem weichen, kurzen »Sch« etwas ausgeatmet werden (»ein Fingerhut voll«), genau umgekehrt wie allgemein üblich. Das Einatmen erfolgt automatisch.

Bei richtiger Ausführung bewegt sich der Kopf kaum.

Das Nachgeben der Lenden

Das elastische Nachgeben der Lenden muß besonders gut geübt werden, da die Muskulatur dort am meisten verspannt zu sein pflegt und die Atemführung beim Ton damit nicht unerheblich stört. Überdies ist mit genügendem Nachgeben in den Lenden die korrekte Bewegung der gesamten übrigen Bauchmuskulatur automatisch gesichert.

Das Nachgeben der Lenden kann man noch durch bestimmte Stellungen fördern:

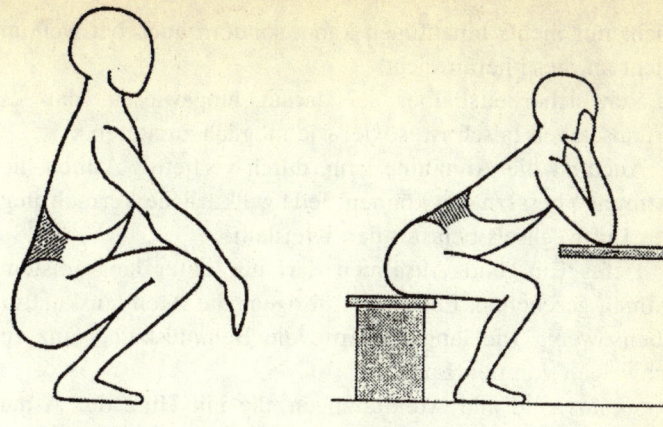

Abb. 14   Abb. 15

1. in der Bauchlage, mit untergelegtem Kissen,
2. in tiefer Hocke (Abb. 14),
3. sitzend mit weit vorgeneigtem Oberkörper, das Kinn in den Händen ruhend, bei auf einem Tisch aufgestützten Ellbogen (Abb. 15),
4. sitzend wie oben, jedoch beide Ellbogen auf die Knie aufgestützt, das Kinn wie oben,
5. dasselbe, jedoch mit übereinandergeschlagenen Knien mit nur einem Ellbogen aufgestützt.

In allen Stellungen soll die obere Wirbelsäule durchgestreckt, das Kreuz dagegen eher etwas »rund« gemacht werden.

Der Erfolg zeigt sich daran, daß sich die Lenden unabhängig von der Körperhaltung beim Atmen mitbewegen, auch beim Gehen.

Schädliche Atemgymnastik

Es bedarf keiner Erläuterung, daß »Atemgymnastik« der üblichen, populären Art der hier skizzierten Atemschulung nicht nur nichts hinzufügen kann, sondern auch bei weitem nicht an diese heranreicht.

Nur sicherheitshalber sei darauf hingewiesen, daß es grundsätzlich falsch ist, soviel wie möglich zu atmen.

Auch ist die Annahme irrig, durch vertieftes Atmen die Atmung »bessern« zu können. Jede willkürliche Vermehrung des Luftwechsels belastet den Kreislauf.

Tiefes Ein- und Ausatmen darf nur unter langsamstem Atmen geschehen. Es kräftigt übrigens die Atemmuskulatur ebensowenig wie lange Schritte die Beinmuskeln, ganz zu schweigen von den Lungen.

Sinnlos sind alle Atemübungen, die mit Hilfe der Arme oder des Rückens ausgeführt werden. Sie fördern die Fehlatmung. Die Elastizität des Brustkorbes, der sie zweifellos dienen, erreicht man besser auf andere Art.

Sinnlos ist auch,

das Zwerchfell durch Belastung der Bauchwand kräftigen zu wollen,

das Koppeln von Atem und Bewegung,

das Weitstellen der Nase beim Einatmen, das Ausatmen auf einen Ton,

Singen und Sprechen auf strömenden Atem.*)

Ausgesprochen schädlich sind:

das Nachdrücken beim Ausatmen, Bauchatmung unter Hervorstrecken der vorderen Bauchwand – des »Bauches« – beim Einatmen und Einziehen desselben beim Ausatmen zu üben.

Mit diesen Hinweisen sollten sich die gängigsten Fehler und Schäden populärer Atemübungen vermeiden lassen; im Zweifelsfalle halte man sich an das Leitbild der Normalatmung und an das Vorbild der Tiere.

---

*) Diese unnatürliche Art der Atemführung ist merkwürdigerweise in der Stotter- und Sprachheilbehandlung immer noch weit verbreitet, obwohl an jeder brüllenden Kuh eindeutig zu sehen ist, wie es gemacht werden sollte.

5. Atmung und Haltung
von Dr. med. Hans-Rochus Walter

Dr. med. Hans-Rochus Walter, geb. 1924, Wirbelsäulenspezialist und Chirurg, hat den von Dr. med. J. Parow festgestellten Zusammenhang erkannt, daß eine richtige Zwerchfellatmung, d. h. eine totale Ausnutzung der Zwerchfellbeweglichkeit vor allem im Rückenbereich nur durch eine richtige Körperhaltung möglich ist und daß diese ein Training sämtlicher am Atmungsvorgang beteiligter Muskeln zur Voraussetzung hat. 1988 und 1992 veröffentlichte er zwei wissenschaftliche Arbeiten über die statischen Zusammenhänge von Fehlatmung und Fehlhaltung.

Dr. Walter ist Dozent in den Weiterbildungslehrgängen des Instituts für Atemtherapie Scheufele-Osenberg in Düsseldorf.

Es sind mehrere Aspekte, die uns beschäftigen, wenn wir das Zusammenspiel von Atmung und Haltung bedenken:

1. Atmung ist nicht nur Austausch von Luft und Gasen.
2. Atmung ist auch Kommunikation mit der Umwelt.
3. Atmung ist auch Voraussetzung für Sprache und Ton, direkt oder indirekt.
4. Atmung ist auch Leben, wenn wir hören, daß dem ersten Menschen, der aus Erde gemacht war, Leben erst eingehaucht wurde.
5. Haltung ist die Form des Körpers, der atmet.
6. Haltung betrifft das Gerüst, um das sich die Form entfaltet.
7. Haltung ist auch Ausdruck der Form, insbesondere des Menschen als Persönlichkeit.

Oder zusammenfassend: Haltung ist die Form, die durch Atmung mit Leben erfüllt wird.

Atmung – Haltung sind so eng miteinander verbunden, daß man sagen kann, sie seien wie zwei Seiten einer Medaille. Eines ist ohne das andere nicht möglich. Eines wirkt im anderen. Was aber ist Haltung? Kommt das Wort von »halten«? Was wird »gehalten«?

Letztlich scheint es ganz einfach: das knöcherne statische Gerüst wird gegen die Schwerkraft gehalten. Das wird deutlich, wenn wir uns flach hinlegen. Dann fällt jede Haltearbeit weg; erst wenn wir uns wieder gegen die Schwerkraft aufrichten, wird Balance- und Haltearbeit nötig.

Stabiles Gleichgewicht wird erreicht, wenn ein Körper auf drei Punkten gelagert wird. Da wir auf zwei Beinen stehen, muß das labile Gleichgewicht durch ständige Balancearbeit in ein scheinbar stabiles Gleichgewicht umgewandelt werden. An den Prozeß des »Laufenlernens« können wir uns alle nicht erinnern, da ein Reflexgeschehen im Körper, gesteuert vom Kleinhirn, die Koordination übernimmt. Wir denken auch als Erwachsene über unser Gleichgewicht nicht nach; erst wenn wir aus dem Gleichgewicht geraten, merken wir, wie mühsam die Wiederherstellung ist.

Beim Vierbeiner ist die Frage des Gleichgewichts gesichert. Erst die Aufrichtung vom Vierbeiner- zum Zweibeinergang brachte die Notwendigkeit der ständigen Balancearbeit. Eben weil diese Balancearbeit sozusagen »automatisch« vor sich geht, machen wir uns über die Haltung keine Gedanken. Da liegt ein großes Versäumnis, denn wir sprechen z. B. von einer »schlaffen Haltung« oder von einer »geraden, aufrechten Haltung«. Worin liegt der Unterschied? Natürlich ist er offensichtlich; er muß aber auch zu erklären sein.

Da »Haltung« nur bei seitlicher Betrachtung des aufrechten Menschen zum Tragen kommt, wollen wir zunächst den frontalen Aspekt, also die Sicht von vorn beschreiben. Hier sprechen wir von »Stellung«. So wie wir zu ebener Erde stehen, so verhält sich das gesamte statische Gerüst; die Beine tragen durch Vermittlung zweier Kugelgelenke das Becken. So wie das Becken dreidimensional im Raum steht, genauso verhält sich die Reihe von 24 Wirbeln, die auf dem Becken – einer über dem anderen – aufgeschichtet sind. Diese Kette von Wirbeln, die zudem noch alle gegeneinander in allen Richtungen beweglich sind, stellen das Achsenorgan dar, den einzigen Halt, den wir haben. Es hängt also alles davon ab, wie das Plateau des Beckens im Raum steht! Es kann zu einer Seite geneigt sein, es kann gedreht sein, es kann aber auch gekippt sein. Wir betrachten zunächst nur die Neigung und Drehung, die meist miteinander verwoben sind. Neigung und Drehung sind von der Stellung des Beckens abhängig, die Kippung allein von der Haltung, der wir uns später zuwenden. Jede Abweichung des Becken-Kreuzbein-Plateaus aus der Horizontalen bedeutet demzufolge eine Abweichung der Wirbelkörperreihe aus dem Lot, und zwar in einer S-förmigen Verbiegung. 80 % der Bevölkerung haben eine solche S-förmig verbogene Stellung ihres Achsenskeletts, ohne es zu wissen. Wir sprechen bei der Betrachtung des Achsenskeletts von vorn bewußt von Fehlstellung oder Stellung, weil eine Korrektur nur von außen vorgenommen werden kann. Selbstverständlich sind viele Muskelgruppen an diesem ständigen Balanceakt beteiligt, und zwar in symmetrischer Anordnung. Folgerichtig treten Störungen bei dieser asymmetrischen Balancearbeit auch immer asymmetrisch auf, d. h. auf einer oder der anderen Seite.

Das Achsenskelett kann nur einwandfrei und schmerzfrei arbeiten, wenn es auf der horizontalen Basis im Lot steht und symmetrisch um das Lot herum schwingt. Eine statische Korrektur ist also die unabdingbare Voraussetzung für die ideale »Stellung« und, wie wir sehen werden, auch für die ideale Haltung.

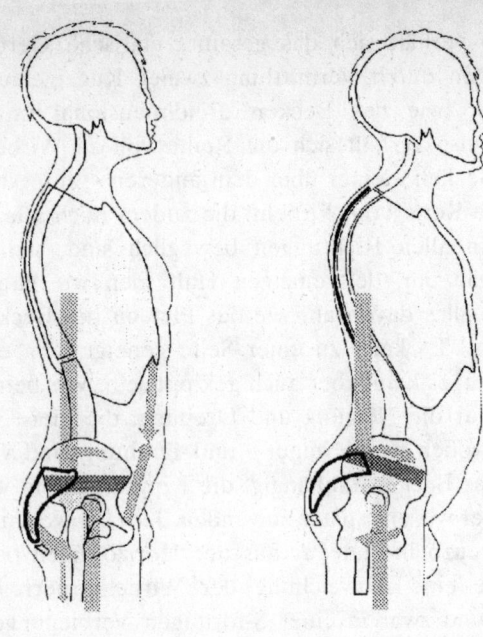

Abb. 1   *Abb. 2*

Am Bild der zwei extremen »Haltungstypen« (siehe Abb.)
läßt sich sowohl der Begriff der Haltung als auch deren
Korrektur beschreiben und nachvollziehen:

Das eine Extrem (Abb. 2) zeigt das Becken nach vorn
gekippt, den Steiß herausgestreckt und der Bauch hängt
noch zusätzlich als Kippmoment! Dadurch entsteht das Hohlkreuz, das man nicht *hat*, sondern das man *macht!*

Dieses Hohlkreuz bedingt zwangsläufig einen runden Rükken mit der Folge, daß der Brustkorbdurchmesser von vorn
nach hinten schrumpft, daß die Rippen »hängen« und auch
die Schultern nach vorn fallen. Schon die Vorstellung dieser
Fehlhaltung macht einem Atemnot, denn der Brustkorbin-
nenraum insgesamt und damit die beatembare Lungenfläche
werden wesentlich verkleinert.

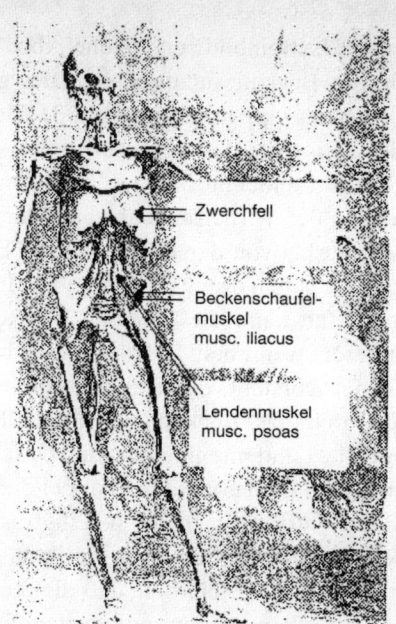

Abb. 3

Zusätzlich setzt sich die Verbiegung der Wirbelkörperreihe auch im Halsbereich in Form eines Schwanenhalses fort, der Kopf wird nach vorn verlagert und die Summation dieser Verformungen bedeutet eine Schrumpfung der Gesamtkörpergröße. Alle Verbiegungen der Wirbelkörperreihe nehmen im Laufe des Lebens allmählich unter der Schwerkraftwirkung zu.

Die notwendige Korrektur derartiger »Fehlhaltungen« kann, wie auch im frontalen Aspekt, nur an der Basis beginnen und zwar durch Verstehen der anatomischen Voraussetzungen, nämlich daß die Wirbelkörperreihe sich so ausrichtet, wie die Basis gehalten wird. Deshalb sprechen wir im seitlichen Aspekt von »Haltung« und »Fehlhaltung«, weil die Haltearbeit ausschließlich im Beckenbereich erfolgt.

Wie das andere Extrembild zeigt (siehe Abb. 1), ist es sehr wohl möglich, das Becken aufzurichten. Dies geschieht mit Hilfe zweier Muskelgruppen (siehe Abb. 3). Der wichtigere Muskel ist der Iliopsoas, der aus zwei Teilen besteht. Der Psoas- oder auch Lendenmuskel verläuft ganz hinten im Bauchraum neben der Wirbelsäule abwärts, der Iliacus- oder Beckenschaufelmuskel von der Innenseite der Beckenschaufeln abwärts; beide gehen durch die Leiste zur Innenseite des Oberschenkels. Man kann diese beiden Muskeln wahrnehmen und trainieren, wenn man in Rückenlage bei gebeugten Hüftgelenken sich vorstellt, das Steißbein *unter* das Becken zu ziehen, dadurch das Becken um die Hüftgelenkachse aufrichtet und die Lendenregion auf die Unterlage drückt. Es kann nicht genug betont werden, daß bei diesem Vorgang die Bauchdeckenmuskulatur *nicht* beteiligt ist! Sie bleibt entspannt. Nur dann wird die Übung richtig gemacht und die Voraussetzung dafür geschaffen, daß die Aufrichtung des Beckens auch im Stehen gelingt und bei ständiger Übung im Liegen dann auch im Stehen selbstverständlich wird. Im Stehen kommt dann die zweite Muskelgruppe ins Spiel, der große Gesäßmuskel, der die erreichte Aufrichtung des Beckens unterstützt und fixiert.

In der Abbildung der zwei Extremstellungen erkennt man deutlich die Folgen der Aufrichtung des Beckens: die gesamte Wirbelkörperreihe folgt zwangsläufig der Aufrichtung des Beckens, als dem Plateau, durch Annäherung an das Lot; der Kopf steht über den Hüftgelenken und der Mensch streckt sich insgesamt um 5 cm.

Die Haltearbeit beschränkt sich auf die Aufrichtung des Beckens, denn die Wirbelkörperreihe folgt von selbst der Aufrichtung durch die Schwerkraftwirkung, welche durch das Lot markiert wird.

Nochmals: diese minimale Haltearbeit beschränkt sich auf die Muskelgruppen des Iliopsoas und des Gesäßmuskels.

Solchermaßen »aufrecht stehende« Menschen können alle weitere Haltearbeit und auch Imponiergesten des »Sich-in-die-Brust-Werfens« getrost vergessen, weil sie ihren Schwerpunkt auch physikalisch im Becken verankert haben, den Kopf hoch tragen und die Schultern fallen lassen können.

Nun erst wird die Verbindung zum rechten Atem deutlich: Menschen, die ihre Haltearbeit auf den Beckenbereich beschränken können, die ihren Rücken gerade halten, weil die Basis aufgerichtet ist, können die Atemarbeit vervollkommnen, weil sie ideale Voraussetzungen haben:

1. Freier Atemfluß, weil keine Verbiegung oder Verkrampfung die oberen Luftwege beeinträchtigt.

2. Maximale Ausdehnungsmöglichkeit des Brustkorbs, weil die Rippen nur noch wenig gehoben werden müssen, sich aber um so besser nach außen dehnen können infolge des vergrößerten Brustkorbdurchmessers durch die »aufrechte Haltung«.

3. Der wichtigste Aspekt ist aber die durch die »Haltung« ermöglichte Arbeit des Zwerchfells. Dieses ist in den Rahmen des Rippenbogens eingespannt und dieser bei aufrechter Haltung maximal weit. Die hinteren Zwerchfellschenkel reichen bis zum zweiten Lendenwirbel hinab. Wenn die Lendenwirbelkörperreihe gestreckt gehalten wird, hat das Zwerchfell auch einen sicheren und festen Halt, von dem aus es sich kontrahieren, d. h. nach unten zusammenziehen kann. Gäbe die Lendenwirbelkörperreihe in Richtung einer Hohlkreuzbildung nach, verlöre das Zwerchfell seinen Halt am Ansatzpunkt und in sich die Möglichkeit konzentrischer Kontraktion. Es ist das Ziel der Haltung, die Wirbelreihe in Streckstellung federnd zu fixieren, um dem Zwerchfell Halt zu geben.

6. Frederick Husler und Yvonne Rodd-Marling aus ihrem Buch »Singen«

Die Erklärungen von Husler und Rodd-Marling über die richtige »Stütztechnik« resultieren aus deren Kenntnis des gesamten, vielschichtigen Bereiches der Gesangs- und Instrumentalausbildung.

Nach Aussage der medizinischen Spezialisten leidet die gesamte Menschheit zivilisatorischer Länder an schwach entwickelten und schon schwach veranlagten Lungen- und sonstigen Atmungsmuskulaturen, und aus dieser Tatsache allein schon folgert sich ein großer Teil der allgemeinen Schwierigkeiten für den Sänger. (...) Wenn wir in Betracht ziehen, daß Atmungsorgan und Kehlorgan von Anbeginn als eine Einheit, nur eben als eine zweiteilige Einheit angelegt waren, für viele Zwecke, die beide Teile nur gemeinsam erreichen konnten und können, dann müssen wir folgern, daß Atemübungen für den Sänger nur zu einem endgültigen Erfolg führen, wenn die Kehle beim Üben als Trainingspartner hinzukommt – singenderweise also. Das Atmungsorgan braucht zur Gewinnung seiner richtigen und auch genügend kraftvollen Bewegung das Gegenspiel oder Mitspiel der Kehle.

Phonetiker, Arzt und Gymnast machen gerne aus funktionellen Zuständen, die sie beim Atmenden vorfinden – und oft geht es Ihnen bei ihren Untersuchungen fast nur um die Einatmung –, sogenannte »Atemtypen«, wie »Bauchatmung«, »Brustatmung«, »Flankenatmung« usw. (...) Alle diese aufgestellten Typen entstehen doch nur dadurch, daß jeweils irgendwelche Teile des Organs beim Atmen nicht oder vielmehr nur mangelhaft – oder aber umgekehrt: überbetont – mitarbeiten. Die von allen gleichermaßen abgelehnte »Schlüsselbein-Atmung« ist dafür ein besonders krasses Beispiel: sie ist lediglich das mißliche Symptom für die außerordentlich schlechte Innervation beinahe des gesamten Organs. Verzweifelt versucht hier der Atmende sogar durch Muskulaturen, die außerhalb des eigentlichen Atmungsorganes liegen (Heben der Schultern) seiner Not abzuhelfen. Keiner der aufgestellten Atemtypen kann also etwas endgültig »Richtiges« sein. Für den Sänger (und auch für den Nichtsänger) hat *jeder Bezirk dieses weitläufigen Organs seine Aufgabe*, und (was aber noch wichtiger ist) *alle Teile haben als organische Einheit in einem elastischen, federnden Spiel zusammenzuwirken.* Jede Überbetonung eines Teiles ist eine Entgleisung aus dieser Einheit.

(. . .)

Die Mehrheit der Fachleute hat sich für eine »Tiefatmung« entschieden. Die sogenannte »Brustatmung« von ehedem war entlarvt worden als eine eigentlich recht naiv geübte einzige Verkrampfung des Atmungsorgans und des ganzen Körpers (gute Körperhaltung: »Brust heraus, Bauch hinein«). (. . .) Vorübergehend angewandte Entspannungstherapie ist sicherlich von Nutzen, aber es ist nicht die Atmung, und wenn es dabei bleibt, so sind hier (vor allem für den Sänger) die allerwichtigsten Funktionen einfach nicht erkannt und dementsprechend vernachlässigt worden. (. . .) Eine Singatmung, die den Körper mit der Zeit verunstaltet, statt seine Form zu verbessern, muß unbedingt falsch sein (z. B. chronisch vorgewölbter Leib, eine Knickung im Rücken).

(. . .)

Die alte Anschauung: der Atem, der Druck des Atems sei die treibende Kraft bei der Stimmgebung, ist von der neueren wissenschaftlichen Forschung widerlegt worden. Der Gesangsmechanismus ist kein Blasinstrument. Richtig sei vielmehr, »daß die Stimmlippen unabhängig vom Atemstrom schwingen können«.

Bei großem Luftvolumen ist der Zwerchfelltonus gering, das schlaffe Zwerchfell wird in den Brustraum hineingezogen. Bei kleinem Lungenvolumen ist der Zwerchfelltonus groß, die Zwerchfellkuppen sind abgeflacht und stehen tiefer. Die Tonisierung des Zwerchfells wird also automatisch vom Volumen der Lungen gesteuert: »*tonische Atemsteuerung*«.

Wir denken an die Legion von Berufssängern (und haben besonders viele von den Vertretern der »schweren« Rollenfächer im Auge), die ihre Lungen übermäßig mit Luft aufblähen und dann den schließlich erlöschten Tonus zu ersetzen suchen durch eine willkürlich betriebene Über- und Dauerkontraktion des Zwerchfells, oder durch Atempressung und andere rohe Torturen, und so das gesamte Atmungsorgan chronisch vergewaltigen. Ihnen muß das Gesetz von der tonischen Atemsteuerung geradezu als paradox erscheinen.

Die größten unter den Sängern haben sich immer, mit gutem Empfinden für richtige physiologische Verhältnisse, diese Gesetzmäßigkeit im Atmungsorgan bewahrt. Sie, deren Singen so vonstatten geht, daß »*man nicht merkt, wann sie Luft holen*«, bei denen das Beginnen und Beenden einer Gesangsphrase sich völlig geräuschlos vollzieht, denen die Einatmung kein Problem bedeutet.

»*Atmungsgerüst*«

Bedenkt man, in welch feinabgestimmter Dynamik der Ausatmungsvorgang bei der sängerischen Stimmgebung vor sich zu gehen hat, so ergibt sich die Folgerung, daß dem Organ so etwas wie ein *Gerüst* geschaffen sein muß, in dem seine Bewegungen ungehindert, frei beweglich vor sich gehen können. Ein solches Gerüst läßt sich erkennen im *Zusammenwirken* einer Zahl von Rumpfmuskulaturen, an die dieser Atmungsmechanismus gewissermaßen gehängt ist.

Es sind dies in der Hauptsache die *inneren langen Rückenmuskeln (»Rückenstrecker«)*, die von oberhalb des Steißbeins das Rückgrat aufwärts zum Nacken verlaufen und in starken Muskelsträngen bis zur Schädelbasis eine Fortsetzung finden, weiter *die unteren Bauchmuskeln* (etwa vom Gürtel abwärts) und schließlich noch *gewisse Gesäß-muskeln*, die das Becken bei diesem Vorgang nach vorwärts drehen (siehe Abb. 1 + 2).

Diese rückenstreckenden Muskeln und unteren Bauchmuskeln, die ein solches Atmungsgerüst mitbilden sollen, sind bei der hochzivilisierten Menschheit generell schwach entwickelt. (Weniger bei den süd- und osteuropäischen Völkern, woher auch die meisten großen Stimmbegabungen kommen.)

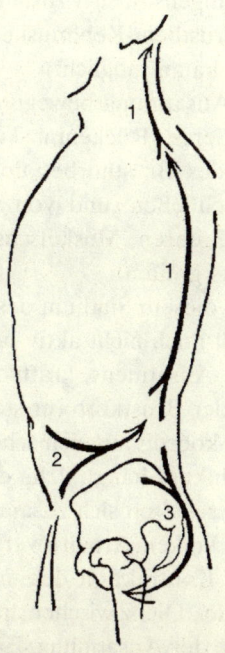

Abb. 1: Die körperstreckenden Bewegungen
»Atmungsgerüst«

Was hier als »Atmungsgerüst« vorgestellt wurde, ist nicht durch eine »Haltung«, es ist nur aus der Bewegung zu gewinnen und ergibt sich dem Sänger im Laufe der Zeit von selbst, wenn der Atmungsakt beim Singen richtig vonstatten geht, so, wie er im folgenden Absatz beschrieben ist.

Die Bewegungen des Atmungsorganes beim singenden Ausatmen
Reine Ausatmungsbewegung

Das *Ausblasen des Atems* geschieht beim Singen durch eine *Einwärts-aufwärts-Bewegung des unteren Rumpfes.* (Geschähe es von oben her durch Sinken der Brust, so fiele der Mechanismus des Singens in sich zusammen. Eine maximale Kontraktion der Brustbein-Kehlmuskeln, also der Kehlsenker, wäre dann z. B. kaum möglich.)

Bewirkt wird diese Ausatmungsbewegung von rückwärts durch die unteren äußeren Rückenmuskeln, die wie ein Mantel die Rückseite des Brustkorbes und teilweise auch noch die Flanken umschließen, und von vorne her durch die obere Bauchwand, deren Muskelschichten über den Brustkorb nach aufwärts greifen.

Die Stimmritze ist in diesem Stadium des Ausatmens weit geöffnet, das Zwerchfell noch nicht aktiv beteiligt.

Durch diese Art des Ausatmens, kraftvoll von unten her betrieben, lockert sich der Brustkorb (er steigt dabei leicht), und das Atmungsorgan koordiniert sich schon mit dem Muskelnetz, in dem der Kehlkopf hängt, d. h., diese beiden Teile eines größeren Ganzen schalten sich zusammen.

Was Sänger unter »Flanken-Arbeit« verstehen, dem liegt in der Hauptsache die Kontraktion der unteren Zwischenrippenmuskeln zugrunde. Die Zwischenrippenmuskeln dienen sowohl der Ein- wie der Ausatmung. Ein Teil der Sänger aktiviert singenderweise durch die Ausatmungstendenz dieser Muskeln die Stimmfaltenschließer (Reflex) – der andere

Teil forciert die Einatmungstendenz, indem er die Flanken »nach auswärts stellt«, um den Atem festzuhalten. – Von diesen Praktiken ist also oben nicht die Rede. (Anm. der Autorin)

Gegenbewegung
Nun würde der Atem, wenn Stimme gegeben werden soll, mit diesem einfachen Ausblasen ziemlich effektlos entweichen, gesellte sich nicht gleichzeitig eine Gegenaktion hinzu, die dem gegensteuert. Diese Gegenaktion geschieht durch die Zusammenziehung (Kontraktion) des Zwerchfells. Das Zwerchfell behält beim singenden Ausatmen seine eigentliche Tendenz, d. h. eine Einatmungs-Tendenz, bei.

Zu einer primären Ausatmungsbewegung, zu einem einfachen, das gesamte Organ erst einmal motorisierenden Ausblasen, kommt also dieser zweite Vorgang hinzu, der den zu schnellen Ablauf jener Bewegung hemmt: das Zwerchfell strebt nun gegen die Aufwärtsbewegung in dementsprechendem Maße nach abwärts. (Zusammen mit diesem Vorgang schließt sich die Stimmritze und dehnen sich die Stimmfalten.)

Diese beiden Kräfte stellen durch ihr Gegeneinanderwirken ein sehr fein wägendes Instrument dar. Mittels dieser »Waage« kann der Atem beherrscht und dosiert ausgegeben werden. Und nicht nur dies: es können damit schließlich die Antriebe, die vom Atmungsorgan auf die Kehle ausgehen, kontrolliert und wechselweise gebraucht werden.

Die stärkste Muskulatur, mit der das Zwerchfell am Brustkorbrahmen haftet, befindet sich am inneren Rücken (»Ursprünge des Zwerchfells«, »Beckenzwerchfell«). Allein schon aus diesem Grund erfolgt darum der Hauptimpuls beim richtigen Singen vom unteren Rücken her (das »Mit-dem-Rücken-Singen« der großen Sänger).

Das Zwerchfell bedarf sonst keinerlei willentlicher Behandlung. Die von vielen Sängern beim Singen betriebene, festgelegte Kontraktion des Zwerchfells oder das Pressen mit dem Atem gegen den vorderen Teil des Zwerchfells (»Bauchzwerchfell«) bei fixierter Bauchwand (wobei zuweilen auch noch eine Bauchbinde »stützend« mitwirken soll), ist völlig abwegig. Sänger, die – leider zu oft – den oberen Teil ihrer Bauchwand versteift halten, denken ganz falsch, wenn sie meinen, sich auf diese Weise einer guten Stütze zu versichern. Eine irrige Ansicht deswegen, weil sie so fälschlich einen Bereich untätig machen, der dazu bestimmt ist, tätig zu sein.

Einatmung

Die Einatmung ist für den Sänger, der beim Singen naturgemäß ausatmet, das geringste Problem. Dies lehrt nicht nur die Erfahrung, es läßt sich folgern aus dem schon vorgetragenen Gesetz von der »Tonischen Atemsteuerung«: »Bei großem Volumen ist der Zwerchfelltonus gering . . . bei kleinem Lungenvolumen ist der Zwerchfelltonus groß . . .« Das Zwerchfell schaltet nach der Ausatmung ganz automatisch um zur Einatmung, es bedarf dazu keiner Aufmerksamkeit, keiner Willensaktion, das würde den gesetzmäßigen Ablauf der Steuerung nur stören.

Man ist demnach versucht zu sagen: wer nicht ergiebig genug auszuatmen versteht, der wird nie richtig einatmen können.

Die Anatomen stellen eine lange Reihe von Muskeln fest, die, wie ausdrücklich gesagt wird, der Ausatmung dienen: Rücken-, Bauch-, Brust-, Zwischenrippen- und Gesäßmuskeln. (. . .)

Die meisten Berufssänger weisen eine Überbetonung der Einatmungsmuskeln auf, eine leichte oder schwere chronische Blähung (Emphysem) des unteren Lungenbereiches und Paralysierung der Flankenmuskulaturen. Sie vermögen nicht

236

mehr kraftvoll genug auszuatmen, um in allen Punkten den nötigen und richtigen Konnex zwischen Atmungs- und Kehlorgan herstellen zu können. Aber nicht nur Sänger, die Individuen der meisten zivilisatorischen Länder leiden an mangelnder Innervation des Rahmens, in dem das Zwerchfell sich bewegt.

Die elementare Kreisbewegung im Atmungsorgan

Das Instrument, mit dem der Sänger singt, ist kein statisches, kein feststehender Mechanismus, es setzt sich erst mit der Stimmgebung aus einer Summe von Muskulaturen und Organen zu einem solchen zusammen.

Da aber nahezu alle diese Teile, aus denen es sich zusammenfügt, fortlaufend zu irgendwelchen lebenswichtigen Vorgängen im körperlichen Haushalt, sprechenderweise auch im Dienste des Intellektes, gebraucht werden, sind sie für diese Zwecke viel mehr geweckt (innerviert) als zum Singen. So ist zu verstehen, warum das Gesangsinstrument im Normalfall immer nur mangelhaft oder gar nicht funktioniert und warum der Stimmerzieher nötig ist.

Es ist jedoch ein elementarer Bewegungsvorgang im Körper möglich, der den Gesangsmechanismus herstellt, indem er alle dazu nötigen Teile mit einem einzigen »Griff« zu einer Einheit zusammenfaßt. Es gleiten so die organischen Teile beinahe plötzlich und von selbst in die »vorgesehene« Funktionalität des Mechanismus hinein (allerdings müssen sich dazu die Kehlmuskeln in einem einigermaßen guten Zustand befinden).

Dieser »Griff«, diese Zusammenfassung ist ein rotierender Prozeß. Seine Teilfunktionen sind:

Der Rahmen, in den das Zwerchfell gelagert ist, bewegt sich nach innen-oben (der rein exspiratorisch betonte Teil des Vorgangs), und das Zwerchfell antwortet auf diese Aufwärtsbewegung mit einer Gegenbestrebung nach unten (eine inspiratorisch betonte Bestrebung). Das Ganze ist sozusagen eine Waage, durch die der Atem auch »gehandhabt« werden kann.

(...)

Dieser sich in einem großen Gegen- und Zusammenspiel ereignende Ausatmungsvorgang beim Singen wirkt aktivierend auf die körperstreckenden Muskulaturen, er löst ihre Funktion überhaupt erst vollends aus, und andererseits ermöglicht diese Körperstreckung erst, daß dieser Vorgang des Ausatmens, in einem Gerüst gleichsam, ungehindert vor sich gehen kann.

Durch die beschriebene Art der Ausatmung schaltet sich auch das Muskelnetz, in dem der Kehlkopf hängt, mit dem Atmungsorgan zusammen, und gleichzeitig treten dabei die Stimmfalten-Schließer und -Dehner in Tätigkeit.

Was an Muskulaturen bei dem ganzen Vorgang im Spiele ist, läßt sich am besten aus der Abb. 2 ersehen.

Die aktive Spannung (Kontraktion) des Zwerchfells während des Singens nimmt im Verlauf der Leistung langsam ab, seine tonische Spannung aber (Tonus ist die Dauerspannung in organischen Körpern) steigert sich während dessen fortlaufend: durch diesen Antrieb erfolgt das Einatmen reflektorisch-automatisch. Dazu ist also keine willentliche Mithilfe nötig.

Der ankurbelnde Impuls zu diesem Prozeß geht vom Rükken aus, von den rückwärtigen Ursprüngen des Zwerchfells und den gemeinsamen Rückenstreckern.

Die Bewegung darf nicht zögernd, sie muß zunächst schnell, abrupt, als ein Überraschungsmanöver und mit rhythmischer Energie ausgeführt werden. So geleistete Kontraktionen geschehen auch bei schlaffen Muskulaturen unversteift, die Muskeln gelangen gewissermaßen zur Selbstbesinnung, überspringen auch angewohnte Haltungen und Einstellungen und heben schlechte Zustände in den Muskelgeweben auf.

Abb. 2: Totales Bewegungs-
schema
Dünne Linien = körperstrek-
kende Bewegung, »Atmungs-
gerüst«:
  1. Rücken- und Nacken-
     strecker (Sacrospinalis)
  2. Untere Bauchmuskeln
     (Transversus abdominis
     u. a.)
  3. Gesäßmuskeln (Levator
     ani – Pyramidalis)
Breite Linien zeigen die eigentliche Atmungsbewegung:
  4. Äußerer schiefer Bauch-
     muskel (Obliquus abdomi-
     nis externus u. a.)
  5. Breitester Rückenmuskel
     (Latissimus dorsi u. a.)
  6. Innerer Brustmuskel
     (Transversus thoracis)
  7. Zwerchfell
4, 5, 6 = Aufwärtsbewegung,
7 = Abwärtsbewegung
  8. Aufhängemechanismus
     des Kehlkopfes

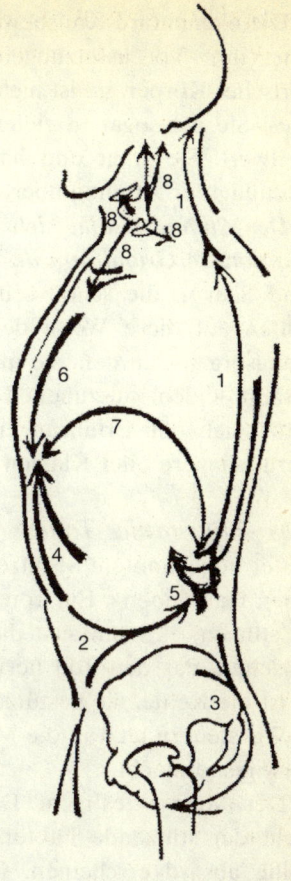

Von rückwärts, wo sich die starken Ursprünge des Zwerchfells
und die Ursprünge der körperstreckenden Muskeln befinden,
von dort her erfolgt die Steuerung der großen Bewegung,
durch die sich der Gesangsmechanismus aufbaut. Vorne aber,
wo Zwerchfell-, Bauchwand- und innere Brustmuskulatur
ineinandergreifen, spielen sich die subtilsten Vorgänge beim
Singen ab. Dieser Bezirk ist ungemein störbar und darf nie-
mals festgelegt werden.

239

Die elementare Kreisbewegung ist eine durchaus animalische, ihre Voraussetzungen liegen in der Beschaffenheit tierischer Körper, sie ist nicht im geringsten etwas Konstruktives. Sie hat sogar in vieler Beziehung einen bedeutenden Heilwert. Sie trägt und hält den Körper. Sie scheint die Ordnung der Atmung überhaupt zu sein.

Der Anfänger sollte sich vor allem anderen erst um diese funktionelle Grundform des Gesangsmechanismus bemühen. Und Sänger, die schon seit längerem beruflich tätig sind, sollten auf diese Weise den geblähten Zustand ihres Atmungsorgans, an dem sie mit nur geringen Ausnahmen insgesamt leiden, auszuheilen versuchen. (Diese Feststellung stützt sich auf Erfahrungen, die an aber Hunderten von Berufssängern aller Klassen gemacht wurden.)

Das »Stützen des Tones«

Unter sogenanntem »Stützen« wird verstanden: »dem Ton einen Halt geben«. Ein Ton, bei seiner Flüchtigkeit, ist nicht zu stützen, es kann sich diese Absicht nur auf das Organ beziehen, das den Ton hervorbringt. Man wird also sagen: es ist die Kehle, die gestützt werden soll.

Wir steuern jetzt in die Mitte dessen, was das Problem so verwirrend macht.

Der Atem ist es nicht. Die vielgerühmte »Atemkraft« ist nicht der stützende Faktor. Vielen mag diese Feststellung völlig absurd erscheinen. Doch – würden das die besten Sänger nicht immer wieder einmal demonstrieren – durch letzte wissenschaftliche Klärungen läßt sich ganz logisch folgern: der Atem strömt zwar beim Singen in komprimierter Form aus, aber er ist kein aktivierendes, die Motorik steigerndes, den Schwingungsvorgang der Stimmfalten intensivierendes Element, er trägt nicht bei, die Elastizität der Stimmfalten zu heben. Zu lange wurde über das Stützen Gegenteiliges gelehrt. Es hieß dann z. B.: »Man kann zwei

Stützarten unterscheiden, je nachdem, ob durch maximale Einatmung aufgestapelte Kräfte zuerst von der Thoraxmuskulatur – oder zuerst vom Zwerchfell freigegeben werden.« Wie der Trugschluß in derartigen Lehren entstehen konnte, läßt sich erklären:

Was durch das sogenannte Stützen erreicht werden soll, z. B. die Aktivierung der Stimmfalten, das wäre ohne weiteres vorhanden, wenn Kehl- und Atmungsorgan sich einfach perfekt koordinieren, sich reibungslos zu *einem* Mechanismus zusammenfinden und in einem sinnvollen Widerspiel zusammenwirken würden. Aber dieses Geschehnis ereignet sich nur in den seltensten Fällen vollkommen, und die vielbegabte Natur dieses Organs behilft sich dann mit dem fremden Element: mit der Atemluft. Ein energisches Antreiben durch den Atem, durch die sogenannte »Luftsäule«, ruft einen spürbaren Widerstand am Kehlkopf hervor, und das erzeugt freilich eine starke, sichere Kontaktempfindung zwischen dem Oben und dem Unten im Organ, es ergibt sich damit das Gefühl, Kehle und Ton würden von unten her »gestützt«.

Der schlecht oder nicht ganz vollkommen geglückte Koordinationsversuch (bei wie wenigen Sängern gelingt es vollkommen) geht also immer Hand in Hand mit einer stärkeren oder leichteren Atempressung unter der Kehle, und diese Begleiterscheinung ließ und läßt sich eben viel deutlicher wahrnehmen als der eigentliche, der wesentliche Vorgang, der sich dahinter verbirgt. So jedenfalls entstand der Trugschluß von der stützenden »Luftsäule«.

Man könnte erneut fragen: Warum ist jener zum Singen nötige Konnex zwischen Kehle und Atmungsorgan überhaupt beinahe generell gebrochen, so daß ihn erst die Atempressung wieder mühsam herzustellen sucht? Welcher Ausfall verschuldet das? Es wurde schon gesagt: mehr als an irgend etwas anderem liegt es offenbar am Versagen der

Muskeln, in die der Kehlkopf eingehängt ist. Sie sollten das direkte und aktive Glied zwischen den beiden Bereichen sein, sind aber normalerweise schlecht innerviert, erschlafft oder sogar atrophiert. Beim Singen ersetzt sich jeder Funktionsausfall im Organ durch Atemdruck oder durch übermäßigen Verbrauch an Atem. Der Atem staut sich an oder entweicht zum Teil ungebraucht (»Überluft«, »wilde Luft«).

Das eine versteift, das andere erschlafft das Organ, und so wird es zu einem gesangsfremden Mechanismus abgewandelt.

»Appoggiare la voce«

Die physiologisch richtige Stützpraktik ist das, was die besten italienischen Schulen seit längerem unter dem Begriff »Appoggiare la voce« lehren. (Man muß leider beinahe schon sagen: lehrten; denn die großen italienischen Schulen von heute beginnen ihre große Tradition mehr und mehr zu verleugnen oder zu vergessen.) Dieses »Appoggiare la voce« deckt sich mit dem, was im vorhergehenden Absatz über das Stützen gesagt ist, nur hat der italienische Sänger seine besondere Vorstellung, durch die er das bewerkstelligt.

In unserem Mechanismus, der eine einzige große Kreisbewegung darstellt, sind die Antriebe wechselbar. Bei einem gut innervierten Stimmorgan kann die Aufmerksamkeit auf irgendeinen Punkt des Organs gerichtet werden, um ihn von dort her mit allen seinen Teilvorgängen in Bewegung zu bringen.

»Appoggiare« heißt anlehnen, gegen etwas stützen. Der italienische Sänger arbeitet mit der Vorstellung, er stütze durch eine *imaginäre Kraft vom unteren Rücken* her gegen die *obere vordere Bauchwand.*

So aktiviert er die gesamten Ausatmungsmuskeln und stellt gleichzeitig den Zusammenhang her zwischen ihnen und den äußeren und inneren Kehlmuskeln. Wie gut er dabei unterscheidet zwischen der kombinierten Muskelar-

242

beit und einer Atempressung, wie gut er das letztere vom ersteren zu trennen versteht, das zeigt er durch eine seiner Übungspraktiken, die er als »Colpo di petto« bezeichnet (»Schlag gegen die Brust«), was gewissermaßen nur eine komprimierte Form seines Appoggiare ist.

Dieser »Colpo« ist eine mit großer Schnelligkeit ausgeführte Zusammenfassung nahezu aller zum Singen nötigen Muskulaturen im Augenblick der Stimmgebung, so wie es unter »Die elementare Kreisbewegung im Atmungsorgan« beschrieben ist. Das wichtigste Ergebnis dabei ist, daß der Stimmechanismus in Gang gebracht wird, *bevor* sich geballte Atemkraft störend dazuschalten kann wie beim Schrei.

Eine gewisse Besonderheit der italienischen Richtung besteht aber auch darin, daß sie bei dieser ihrer Stützpraktik offenbar den inneren Brustmuskel übermäßig aktiviert. Die gesteigerte Tätigkeit dieses Muskels (vielleicht zusammen mit der Lungenmuskulatur?) scheint beizutragen, die internen Muskeln der Stimmfalten und wohl auch die Schließmuskeln zu vitalisieren. Das so entstehende Klangprodukt entspricht dem Geschmack des italienischen Sängers und Hörers, es ist der mehr »offene« Stimmklang (geschlossene Stimmritze bis in die obere Stimmlage im Gegensatz zur »Voix mixte« der ehemaligen großen französischen Schule, bei der die Stimmritze nach oben hin immer geöffnet bleibt).

Hierzu eine Warnung: was dem Südländer bei seinem stärkeren Körpergefühl, bei seinen zweifellos viel besser innervierten und vitaleren Brust-Lungen- und äußeren Kehlkopfmuskulaturen möglich ist – in der nordischen Praxis ist dieses Verfahren der italienischen Schule, wenigstens für den Beginn, nicht ratsam. Es bedarf dazu übenderweise meist erst vieler vorsichtiger Umwege. Der Versuch, gegen die Brust zu stützen, kann allzuleicht einfach nur zu einer Atempressung führen. Und gerade das ist nun mit dem »Appoggiare« gar nicht gemeint. Wir wiederholen: der Atem strömt beim

Singen komprimiert aus, aber diese Komprimierung muß abseits der Kehle erfolgen, und es darf den Stimmfalten immer nur so viel Atem zugeleitet werden, als gerade nötig ist, die Luft zum Klingen zu bringen.

Wirkungen der Ausatmungsvorgänge auf die äußeren und inneren Kehlmuskeln

Wir erinnern noch einmal kurz an die beiden Hauptantriebe, die vom Atmungsorgan auf das Kehlorgan ausgehen, denn, wie wir sahen, antwortet die Kehle auf alle Vorgänge im Atmungsorgan verschieden.

a) Die Zwerchfelltätigkeit aktiviert die Stimmfalten-Dehner (M. crico-thyreoideus), die Stimmritzen-Öffner (Postici), die Kehlkopfsenker (M. sterno-thyreoideus und M. crico-pharyngeus), aber auch die Gaumenmuskeln. Der Raum über den Stimmfalten ist damit verlängert und erweitert. »Gedeckte Stimme«, »Kopfton«.

b) Die Tätigkeit des inneren Brustmuskels (Transversus thoracis), vielleicht zusammen mit der oberen Lungenmuskulatur, aktiviert hingegen die inneren Kehlmuskeln, die Schließer und die Spanner, und den vorderen Kehlheber zwischen Schildknorpel und Zungenbein (M. thyreo-hyoideus). »Offene Stimme«, »Mittelstimme«.

Abhängigkeit des Atmungsorgans von den Kehlfunktionen

In vielen Fällen sind die Vorgänge in der Kehle und um die Kehle allein verantwortlich für das, was Gutes oder Schlechtes beim Singen im Atmungsorgan geschieht. In dem großen Kreisprozeß, durch den das Gesangsorgan erst entsteht, darf kein Teil eine ganz passive oder eine störende Rolle spielen. Fast alle pressenden, stauenden, alle mit dem Atem ringenden Sänger leiden auch an irgendwie schlecht aufgeschlossenen inneren oder äußeren Kehlmuskeln.

244

Mit der Sprache des Sängers gesagt: um gut »stützen« zu können, muß die Stimme auch gut »angesetzt« sein.

Atem-Körper-Koordination

1. Romeo Alavi Kia aus seinem Buch »Stimme – Spiegel meines Selbst« über das Werk von Prof. Hilde Langer-Rühl

Frau Prof. Hilde Langer-Rühl hatte seit 1955 eine Professur an der Hochschule für Musik und darstellende Kunst in Wien inne. Bereits im Ruhestand, betreute sie weiterhin Schüler – in der Regel Profimusiker – bezüglich ihrer physisch-musikalischen Leistungsfähigkeit.

Im September 1990 willigte sie bei einem Gespräch mit Romeo Alavi Kia ein, ihr Lebenswerk in seinem geplanten Buch veröffentlichen zu lassen. Erleben konnte sie das Erscheinen des Buches nicht mehr. Frau Prof. Langer-Rühl starb im Oktober 1990 im Alter von 80 Jahren.

Ihre Arbeit wird heute von dem Wiener Flötisten Robert Wolf und der Sängerin Christa Schwertsik an der Musikhochschule weitergeführt.

Es schienen ihr zwei Aspekte als besonders wesentlich: Atem und Körper. Sie fand heraus, daß Einschränkungen auf körperlicher Ebene (etwa durch einseitige Belastung beim Instrumentalspiel) die Fähigkeit zu einer natürlichen Atemführung einschränken und die Atemkapazität insgesamt vermindern, ferner, daß Atemblockaden (es ist erwiesen, daß bei musikalisch-technisch schwierigen Passagen der Instrumentalist vielfach mit einem Atemstau reagiert) auf längere Sicht die körperliche Funktionalität und Leistungsfähigkeit in extremer Weise beeinträchtigen. Sie stellte also Übungen zusammen – teilweise anderen Systemen (z. B. Yoga) entnommen, größtenteils jedoch von ihr selbst entwickelt, und rich-

246

tete ihr Augenmerk dabei auf die perfekte Synchronizität von Bewegungsablauf und Atemprozeß. Nur in der perfekten Koordination beider Elemente, so Frau Prof. Langer-Rühl, liege die Möglichkeit zu einem Zusammenspiel zwischen einer gesunden körperlichen Funktionalität und einer gesunden und somit musikalisch richtigen Atemführung. Diese formulierten Prinzipien seien gleichermaßen bedeutsam für Sänger und Instrumentalisten. Und sämtlichen Problemen bezüglich der Leistungsfähigkeit beim Musizieren könne durch eine perfekte Atem-Körper-Koordination begegnet werden. (...)

Die Atem-Körper-Koordinationsübungen basieren auf dem Lebenswerk von Prof. Langer-Rühl, die über einen Zeitraum von mehreren Jahrzehnten ein Programm entwickelt hat, das speziell darauf ausgerichtet ist, die physische Leistungsfähigkeit von Sängern und Instrumentalisten zu erhöhen.

Das Körpertraining

Singen ist eine Form der körperlichen Arbeit, und der Körper sollte daher in Form eines Trainings auf die von ihm zu leistenden Aufgaben vorbereitet werden. Die Arbeit des Körpers besteht zunächst einmal in der Bereitstellung der Resonanzfähigkeit (freies Schwingen der Resonanzräume) und darüber hinaus in der Aktivierung des Zwerchfells sowie in der sukzessiven Steigerung einer gesunden körperlichen Funktionalität.

Diesen Erfordernissen kann jedoch nur dann genügt werden, wenn man wenigstens von einem einigermaßen »normalen«, das heißt gesunden Körperzustand ausgehen kann. Das kann jedoch generell nicht vorausgesetzt werden. Wir haben (ich hatte es bereits an anderer Stelle erwähnt) ein perfekt funktionierendes System zur Abpanzerung auf körperlicher Ebene (siehe Seiten 177ff.), was wiederum eine

Beeinträchtigung der körperlichen Resonanzfähigkeit zur Folge hat. Andererseits sei die Möglichkeit zu körperlicher Indisposition erwähnt (z. B. Wirbelsäulendeformationen), welche ihrerseits das Maß einer vollen körperlichen Funktionalität und somit Leistungsfähigkeit reduziert.

Das Körpertraining dient der Wiederherstellung von funktioneller Leistungsfähigkeit und Gesundheit. Das Übungsprogramm umfaßt einen scheinbar passiven und einen scheinbar aktiven Teil. Den Begriff »scheinbar« habe ich deshalb gewählt, da sich in diesem Fall keine einfache Unterscheidung in passiv und aktiv treffen läßt, sondern vielmehr beide Begriffe in jedem Übungsteil enthalten sind. Was bedeutet das?

Der scheinbar passive Teil des Übungsprogramms umfaßt die Massage bestimmter Körperregionen. Das hat eine Auflösung der sogenannten Körperpanzerungen zur Folge, wodurch die Schwingungsfähigkeit der Resonanzräume erhöht wird. Ferner wird durch Entspannung, gerade im Zwerchfellbereich, eine Flexibilisierung des Zwerchfellmuskels erreicht, wodurch die Zwerchfellarbeit erst ermöglicht wird. Dieser passive Übungsteil setzt jedoch auf der Seite derjenigen, die massiert werden, den Akt (Aktivität) der Hingabe, des Sich-Auslieferns voraus, was sie lediglich scheinbar passiv macht.

Der aktive Teil des Übungsprogrammes umfaßt Atem-Körper-Koordinationsübungen, die darauf abzielen, die Funktionalität und Leistungsfähigkeit des Körpers zu erhöhen. Bei diesen Übungen geht es einerseits darum, Deformationen im Bereich der Wirbelsäule auszugleichen (der Körper wird sozusagen ausgerichtet), und andererseits um eine Kräftigung des gesamtkörperlichen Zustandes unter Aufrechterhaltung einer Flexibilität des Zwerchfells. Der scheinbar aktive Aspekt dieses Übungsteiles setzt jedoch voraus, daß sich der Übende nicht über die von seinem Körper gesetzten Grenzen hinweg zwingt, sondern vielmehr durch nachgeben-

248

des Entspannen (Passivität) diese Grenzen mit der Zeit mehr und mehr zu verschieben lernt. Hier hebt sich die ansonsten klar gezogene Trennungslinie zwischen Passiv und Aktiv auf. Beide Aspekte bedingen einander, ja sind einander immanent, wenn das Übungsprogramm effizient sein soll.

Das Massageprogramm enthält Übungen, die auch in der Körpertherapie oder Bioenergetik vorkommen, wobei jedoch immer der Einsatz der Stimme berücksichtigt wird. Der Gebrauch der Stimme ist insofern notwendig, als dem *stimmlichen Ausdruck* während eines Massageprozesses die *Funktion eines Barometers* zukommt. Die Stimme zeigt Veränderungen auf körperlicher Ebene, wie etwa die Erhöhung der Resonanzfähigkeit und damit verbundene erhöhte stimmliche Ausdrucksqualitäten an.

Die Urübung

Die folgende Übung bildet gewissermaßen die Basis des hier vorgestellten Systems. Sie ist leicht durchzuführen und hat auf die Dauer eine sehr nachhaltige Wirkung, da sie die Funktionen der Atemführung und Stimmgebung korrigiert. Eine gesunde Atemführung ist die Voraussetzung für eine gesunde Stimmgebung. Sind die Bedingungen für eine gesunde Stimmgebung gegeben, dann ist eine optimale Umsetzung der Stimmkapazitäten auf jeder Stufe der stimmlichen Entfaltung gewährleistet. Das gilt nicht nur für das Singen, sondern für jede lautliche Äußerung wie Sprechen, Schreien, Jauchzen und so weiter. Es leuchtet ein, daß jeder Stimmausdruck auf eine gesunde Basis gestellt werden muß, da sonst die stimmliche Ausdrucksenergie (etwa beim Schreien) nicht reibungslos umgesetzt werden kann und sich letztlich gegen die Person selbst richtet. Dies geschieht besonders, wenn durch verstärkten Druck auf den Stimmapparat (Kehlkopf- und Stimmlippenbereich) eine gesunde Stimmfunktion nicht mehr möglich ist.

Die Übung steht am Anfang, sie ist die erste Übung des Tages, das »Aufwärmtraining« für das Erbringen stimmlicher Leistung welcher Art auch immer. Sie kann in den verschiedensten Situationen durchgeführt werden. Ich empfehle, sie zunächst liegend zu machen, vielleicht gleich morgens beim Aufwachen, wenn der Körper noch weich (nicht so verspannt) und noch an die Zwerchfellatmung gewöhnt ist, die sich während der Schlafphasen automatische einstellt, um dann im Laufe eines Tages in der Regel mehr und mehr verlorenzugehen. Dieser Verlust der automatischen und gesunden Atemfunktionen durch verschiedene äußere Einflüsse bewirkt, daß auch die an sich automatische und gesunde Stimmfunktion (siehe Babies) nach und nach abhanden kommt. Das muß jedoch nicht so sein!

Jedes Üben gewöhnt den Körper an eine spezifische Situation, und die Erfahrungen aus dieser Situation »schreiben« sich in den Körper hinein. Im Laufe der Zeit wird aus den gesammelten Erfahrungen konkretes körperliches Wissen, das sich immer mehr in die Phasen des Nichtübens hinübernehmen läßt. Das hat zur Folge, daß sich eine gesunde Atemführung und ein gesunder Gebrauch der Stimme automatisieren. Dieses Know-how ist von enormer Bedeutung für die Weiterentwicklung der Stimme, da Atem- und Stimmkapazitäten eingeschränkt werden, wenn die Atemführung nicht in natürlicher, d. h. gesunder Art und Weise ablaufen kann.

Wir liegen gerade und entspannt auf dem Rücken. Die Arme sind entlang des Körpers ausgestreckt. Der Körper selbst ist schwer. Das ist unmittelbar nach dem Erwachen sowieso der Fall. Wird die Übung während des Tages gemacht, können wir den Körper mit jedem Ausatmen mehr und mehr loslassen. Das Ausatmen wird nicht geführt, nicht verlängert, nicht gehalten. Wir atmen durch den Mund aus. Der geöffnete Mund gleicht einer geöffneten Tür, durch die der Wind (der Atem) ungehindert hindurchfließen kann. Jedes Ausatmen bringt mehr Entspannung, Weichheit, Wärme und Wohlgefühl. Unsere Aufmerksamkeit richtet sich nur auf den ausströmenden Atem.

Nach einer Weile, wenn uns das Loslassen beim Ausatmen in Fleisch und Blut übergegangen ist, richten wir unsere Aufmerksamkeit auf die Endphase der Ausatmung. Wir bemerken, wie sich die Bauchmuskulatur (das Zwerchfell) am Ende der Ausatmung spannt. Durch Auflösen dieses Spannungszustandes können wir den sogenannten Einatmungsreflex geschehen lassen. Sind wir also am Ende einer Ausatmung angekommen, gilt es, den Körper im Bauch- und Zwerchfellbereich erneut zu spannen, was ein Ansaugen vom Zwerchfell her zur Folge hat. Der Körper atmet von selbst ein, ohne daß wir willentlich oder aktiv etwas tun müssen. Wir können danach noch bewußt nachatmen, werden aber bald feststellen, daß das gar nicht nötig ist, weil sich der Körper selbst ausreichend mit Luft versorgt. Je weicher und flexibler das Zwerchfell ist, desto mehr Atemluft kann auf diese reflexive Weise angesaugt werden. Üben wir das eine Zeitlang.

Anschließend sollte sich die Aufmerksamkeit auf den Bereich richten, der primär während der Einatmungsphase aktiviert wird: Unterbauch, Bauch, Rücken, Flanken und Becken. Hier wird die wahre Bedeutung des Begriffes »Tiefenatmung« offenbar, der besagt, daß wir mit dem Atem und mit unserer Aufmerksamkeit tief in den Körper hinunter gehen. Das Atemzentrum liegt nun nicht mehr in der Brust, sondern im Bauch-Becken-Rücken-Bereich. Je tiefer man hinunterreicht, desto besser ist es. Später, im Stehen, kann man sich auf diese Weise ausreichend »erden«. Der Körper kann sich so gänzlich von der Brustatmung auf die Zwerchfellatmung umstellen, die mit einiger Übung auch im Alltag nicht mehr verlorengehen wird. Auch hier nicht vergessen, mit jedem Ausatmen loszulassen, aufzugeben und dabei den Mund gut zu öffnen. Das ist die Vorbereitung für das Herausfließenlassen der Stimme.

Wenn der Atem nach außen fließt, können wir uns mit der Stimme an den weiterhin fließenden Atem anlehnen. Beim erlösenden Seufzer passiert das ganz automatisch. Der Ton erklingt, und gleichzeitig hören (oder fühlen) wir das weiter andauernde Ausatmen. Nach kurzer Zeit wird der Ton wieder verklingen, das Ausatmen bleibt jedoch weiterhin hörbar (oder fühlbar). Der Ton selbst ist also ganz in Luft »eingebettet«. Der Atem wird nicht gepreßt, sondern ganz leicht und mit Hingabe geführt. Möglicherweise liegt hier der Schlüssel zu einem neuen Verständnis des von den alten Italienern immer wieder verwendeten Begriffes »Appoggio«, der offensichtlich falsch als »Stütze« verstanden und angewendet wurde. Heute kommt man mehr und mehr davon ab. Verstehen wir Appoggio also als *mit der Stimme an den ausströmenden Atem anlehnen!* Ein ganz wesentlicher Moment, der besondere Beachtung verdient, ist der Augenblick, in dem Atem in Stimme übergeht, wo also die Stimme aus dem Atmen heraus entsteht. Hier ist ganz besonders darauf zu achten, daß dieser Übergang weich und geschmeidig ist und daß kein Bruch oder Sprung zwischen Atemkontinuum und dem Einsatz der Stimme entsteht. Wir üben den weichen Stimmansatz, der ein gutes Aufwärmen des Stimmapparates gewährleistet. Diese Übung für den Stimmansatz wird auch später (beim Einsingen am Klavier) wieder aufgegriffen werden.

Wenn der Stimmansatz leicht und mühelos kommt, können wir mit dem »Aufwärmen« Schritt für Schritt weitergehen. Wenn es auf einem Ton möglich ist, warum dann nicht auch auf zwei Tönen, drei, vier, fünf ...? Nach und nach kommen wir zu einer Melodie. (...)

Die Atem-Körper-Koordinationsübungen

Die nun folgenden Atem-Körper-Koordinationsübungen
stellen zusammen mit den Körpermassagen zum Öffnen der
Resonanzräume den wesentlichen Teil der Körperarbeit dar.
Wie bereits erwähnt, muß der Körper in der Lage sein, die
gesamte für das Singen notwendige Arbeit zu leisten. Dazu
wäre er auch grundsätzlich gern bereit, gäbe es nicht bestimmte Faktoren, die ihn in seiner gesunden physischen
Funktionalität und somit Leistungsfähigkeit einschränken.
Ich habe im Kapitel über die Körperpanzerungen die Wirkungsweise von Blockaden und die daraus resultierenden
Einschränkungen der Resonanzfähigkeit ausführlich beschrieben. Wurde der Körper durch die Massagen erst einmal weich, durchlässig und schwingungsfähig gemacht, so
machen ihn die Atem-Körper-Koordinationsübungen er-
staunlich leistungsfähig, was sich für das Singen als überaus
hilfreich erwiesen hat. Diese Übungsreihe eröffnet außerdem
die Möglichkeit, das tägliche Pensum an Körperarbeit allein
durchzuführen. Man ist also nicht, wie bei den Körpermassagen, auf einen Partner angewiesen.

Die Reihe enthält Übungen im Stehen, Liegen und Sitzen.
Bei der Durchführung der Übungen kommt es besonders
darauf an, daß man der Atemführung seine ganze Aufmerksamkeit schenkt.

Die Effizienz des Übungsprogrammes ist nämlich in erster
Linie von einer vollständigen Atem-Körper-Koordination
abhängig. Es sollen also bestimmte Bewegungsabläufe mit
unbedingter Atemkoordination durchgeführt werden, da sie
andernfalls nicht zu den gewünschten Ergebnissen führen.

(...)

Konkret bedeutet das, daß etwa die Ausatmung nicht vor
einer spezifischen Bewegung abgeschlossen ist, sondern ex-
akt in dem Moment, wo beispielsweise der Arm wieder den
Körper (seinen Ausgangspunkt) erreicht. Es soll jeweils

durch den Mund aus- und durch die Nase (bei geschlossenem Mund) eingeatmet werden. Das Schließen des Mundes beim Einatmen gewährleistet einen Moment der Entspannung für das Zwerchfell. Das Ausatmen geht also nicht direkt in ein aktives Einatmen über, sondern es bleibt Zeit für den Einatmungsreflex des Zwerchfells. Dieses passive Ansaugen der Luft durch den Körper (das Zwerchfell) ermöglicht das Trainieren und später Automatisieren eines musikalisch sehr wesentlichen Momentes, nämlich der Pause. Die Pause eröffnet die Möglichkeit der Erneuerung des musikalischen Organismus, die Rückbeziehung auf sich selbst, und der Körper muß an das Loslassen inmitten von Aktivität gewöhnt werden.

Die Übungen geben uns ferner eine einzigartige Möglichkeit, die Bewegungen des Zwerchfells selbst zu kontrollieren. Obwohl das Zwerchfell der größte Muskel des Körpers ist, haben wir normalerweise keinen Einfluß auf seine Elastizität. Es gibt jedoch einen Zusammenhang zwischen der Gleichmäßigkeit der Atemführung und der Gleichmäßigkeit spezifischer Körperbewegungen. Unregelmäßigkeiten in der Atemführung (und damit der Zwerchfellbewegung) werden wir nicht unbedingt wahrnehmen können. Was wir jedoch sicherlich wahrnehmen werden, sind Unregelmäßigkeiten in unseren körperlichen Bewegungsabläufen. Wenn ich also beispielsweise mit meinem nach oben gestreckten Arm einen Halbkreis abwärts zum Körper hin (bei gleichzeitigem Ausatmen) beschreiben möchte, so werden durch die eventuellen Sprünge im Bewegungsablauf auch die Zwerchfellsprünge und damit die Unregelmäßigkeiten in der Atemführung deutlich. Konzentriere ich mich nun auf eine regelmäßige Atemführung, so wird das nur zu einer noch größeren körperlichen Anspannung (Hals-Kehlbereich oder direkte Zwerchfellkontraktion) führen. Der Atem wird also noch unregelmäßiger. Richte ich meine Aufmerksamkeit jedoch auf einen gleichmäßigen Bewegungsablauf, so wird sich die Zwerchfellbewegung automatisch anpassen, und die Atemführung wird dadurch gleichmäßiger werden. Ich habe hier also eine Möglichkeit, auf den für eine gleichmäßige Atemführung notwendigen gleichmäßigen Bewegungsablauf des Zwerchfells gezielt einzuwirken.

Ein weiterer Vorteil dieser Übungsreihe besteht im Ausrichten der Wirbelsäule. Die meisten Ärzte gehen heute davon aus, daß Wirbelsäulendeformationen irreparabel sind und sich die Betroffenen irgendwie damit abzufinden haben, daß sie nicht mehr so funktionsfähig sind. Leider finden sich viele damit ab! Frau Prof. Langer-Rühl hat in ihrer Arbeit bewiesen, daß diese Auffassung nicht richtig ist. Hierzu folgendes Ereignis: Ein Flötist kam zu ihr in der Sorge, seinen Beruf aufgeben zu müssen, da er eine extreme Verschlechterung seiner Atemtechnik bemerkt hatte und sich eigentlich nicht erklären konnte, wie es dazu kam. Also wurden Röntgenaufnahmen von seiner Wirbelsäule gemacht, und sehr schnell stellte sich heraus, daß der junge Mann sich einen seitlichen Knick im Bereich der Halswirbelsäule eingehandelt hatte. Wenn man sich vorstellt, daß tägliches stundenlanges Flötenspielen in einer nicht optimalen Haltung und ohne entsprechende Ausgleichsübungen einen derartig großen Schaden anrichten kann, sollte man sich eigentlich fragen, welcher Berufsmusiker heute noch gesund ist. Der Mensch ist aufgrund von zu starker einseitiger Beanspruchung in seiner körperlichen Flexibilität und Leistungsfähigkeit extrem eingeschränkt. Besagter Flötist begann mit den Übungen und führte sie konsequent über einen längeren Zeitraum hinweg durch (er macht sie übrigens heute noch, da er in seinem Flötenspiel enorm davon profitiert). Nach etwa zwei Jahren wurden erneut Aufnahmen von seiner Wirbelsäule gemacht. Von einer Deformation war nichts mehr zu sehen. Die Wirbelsäule hatte sich im Hals-

Nackenbereich ausrichten lassen, der Fluß des Atems war nicht mehr behindert, und sein Spiel hatte wieder an Qualität gewonnen.

Wenden wir uns nun den Übungen selbst zu. Es handelt sich hier gewissermaßen um ein Basisprogramm, mit dem natürlich kreativ umgegangen werden kann. Frau Langer-Rühl entwickelte beispielsweise ständig neue Übungen, und zwar aus der Notwendigkeit heraus, für bestimmte Probleme entsprechende Lösungen zu finden. Jedoch empfehle ich, es zunächst mit dem Basisprogramm genug sein zu lassen, denn es ist umfangreich genug. Später können dann Variationen bestehender Übungsabläufe oder gänzlich neue Übungen integriert werden. Die Übungen können ferner beliebig kombiniert werden, wenn man sich zum Beispiel ein indivi-duelles Übungsprogramm für einen längeren Zeitraum zu-sammenstellen möchte. Die Erfahrung hat gezeigt, daß be-sonders schwierige Übungen für die Stärkung des Körpers besonders notwendig sind. Also nicht mogeln und die an-strengenden Bewegungsabläufe übergehen! Jeder einzelne Bewegungsablauf kann drei- bis fünfmal gemacht werden. In der Regel ist das ausreichend, wenn dabei die gesamte Konzentration auf eine optimale Ausführung gerichtet ist. Alle Bewegungen sollten langsam und gleichmäßig durch-geführt werden. Sind einzelne Übungen sehr anstrengend und erschweren daher die Konzentration, empfehle ich, zwi-schen den Abläufen eine kurze Pause einzulegen. Die Be-wegungen selbst immer bis an die Grenzen führen, also nicht überdehnen, aber auch nicht vorher aufhören. Im Laufe der Zeit werden sich die Grenzen erweitern, und Übungen, die vielleicht anfangs als ziemlich schwierig oder gar undurch-führbar empfunden wurden, werden plötzlich leichter gehen. Das ist ein deutliches Zeichen für eine verbesserte körper-liche Kondition, die sich auch in einer gesteigerten Leistungs-fähigkeit beim Singen bemerkbar macht.

Auszüge aus dem Basisprogramm:

Übungen stehend

Wir finden einen guten Stand, indem wir die Knie nicht durchdrücken, das Becken leicht aufrichten und den Kopf in einer neutralen, aufrechten Position halten. Jetzt ist die Wirbelsäule gerade. Dies ist unsere Ausgangsposition.

Stellen wir uns nun etwa auf der Höhe der Ohläppchen zwei gerade nach vorn führende Linien vor. Wir bewegen den Kopf mit dem Ausatmen (durch den Mund) sehr gleichmäßig (ohne Sprünge) auf dieser gedachten Schiene so weit wie möglich nach vorn. Das Gesicht dabei in der Vertikalen halten! Das Ausatmen wird in dem Augenblick beendet, in dem vorn der absolute Bewegungsendpunkt erreicht ist.

Nun den Mund schließen und die Bewegung auf der gedachten Schiene ebenso gleichmäßig mit dem Einatmen (durch die Nase) wieder nach hinten führen. Das Einatmen wird in dem Augenblick beendet, wo hinten der absolute Bewegungsendpunkt erreicht ist. Es ist darauf zu achten, daß der Kopf nicht gekippt wird (das Gesicht immer gerade halten). So werden Deformationen (Löcher und herausstehende Wirbel) im Bereich der Halswirbelsäule ausgeglichen.

Schulterkreisen: Mit dem Einatmen bewegt sich eine Schulter im Halbkreis nach vorn und oben. Zum Ende des Einatmens erreicht sie den höchsten Punkt. Den Kopf dabei gerade halten. Mit dem Ausatmen die Schulter zuerst so weit als möglich nach hinten (kann eventuell schmerzhaft sein) und anschließend im Halbkreis abwärts führen.

Zum Ende des Ausatmens erreicht die Schulter ihren tiefsten Bewegungspunkt. Einige Kreisbewegungen hintereinander und ohne Unterbrechungen durchführen.

Den interessierten Leserinnen und Lesern wird für die Massage- und weitere Körperübungstechniken von Prof. Langer-Rühl das Buch »Stimme – Spiegel meines Selbst« von Romeo Alavi Kia empfohlen.

2. Karlfried Graf Dürckheim aus seinem Buch »Übung des Leibes auf dem inneren Weg«

Professor Karlfried Graf Dürckheim, der Begründer der »Initiatischen Therapie«, starb im Jahr 1988 im Alter von 92 Jahren.

Im Vordergrund des Menschenbildes, das unsere klassische Medizin bestimmt, steht die Vorstellung vom »gesunden Menschen«, der in jeder Hinsicht »fit« ist. Er muß imstande sein, sich in der Welt durchzusetzen und das Leben zu genießen, er muß tüchtig sein zur Leistung und fähig zu dienen; er muß sich anpassen können an seine Mitmenschen, frei im Umgang mit dem anderen Geschlecht und bereit zur Einordnung in die Gemeinschaft. Das ist die »Gesundheit«, um deren Wiederherstellung und Erhaltung die traditionelle Therapie sich bemüht.

Der lebendige Leib des Menschen ist immer ein bewegter Leib. Menschliche Bewegung ist aber mehr als ein rein physischer Vorgang. Sie ist immer Lebensausdruck des ganzen Menschen und dessen, was ihn bewegt. So verstanden ist Bewegung = Gebärde und der Leib nicht ein Körper, den man losgelöst von Seele und Geist wahrnehmen, untersuchen, behandeln und reparieren kann. Der Leib ist vielmehr auch die Person selbst in der Gestalt, in der sie sich in der Einheit von Gebärden in der Welt ausdrückt, darstellt, verfestigt und mehr oder weniger selbst verwirklicht oder aber auch verfehlt! In vorübergehenden Gebärden drückt sich ein vorübergehender Zustand aus, zum Beispiel Schreck, Zorn, Trauer, Verzweiflung usw. In habituell gewordenen Haltungen drückt sich ein mehr oder weniger tief eingefleischter Dauerzustand des ganzen Menschen aus, zum Beispiel in einer habituell gewordenen Verspanntheit eine chronische

Ängstlichkeit, Unsicherheit usw. Solche Dauerhaltungen haben aber für den Therapeuten nicht nur diagnostische Bedeutung, sondern sie bieten auch einen Ansatz zu tiefgreifender Behandlung. So wie eine verfestigte Haltung auch auf den inneren Zustand zurückwirkt und gegebenenfalls auch die innere Entwicklung behindert, so kann auch das Bewußtmachen und die Umstellung der »äußeren« Haltung eine tiefgreifende Bedeutung für die Entwicklung der inneren Gesamtverfassung der Person gewinnen.

(...)

Herkömmliche medizinische Behandlung der schmerzhaften Verkrampfung besteht in Massagen, körperlichen Entspannungsübungen, in schwereren Fällen in Injektionsbehandlungen. »Personale Therapie« sieht in den verspannten Schultern dagegen mehr als eine nur physische Störung, nämlich eine habituell gewordene Fehlhaltung des Menschen. Als Gebärde verstanden ist sie eine Selbstschutzhaltung und Ausdruck eines mangelnden Vertrauens.

(...)

Theoretisch lehrt die Erforschung von Fehlhaltungen, insbesondere von Verspannungen, daß die Voraussetzung der »rechten« Form – das ist diejenige, die sowohl der Anforderung der Welt als dem eigenen Wesen gemäß ist – die Überwindung einer bestimmten Egozentrik ist. Wo im Zentrum ein Ich steht, das immer um eine in der Welt gesicherte und anerkannte Position besorgt ist und zugleich glaubt, alles von sich aus machen zu müssen und machen zu können, da wurzelt der Mensch nicht in der rechten Mitte. In seiner egozentrischen Besorgtheit und Anmaßung verstellt er die tieferen Kräfte und ist daher nie seiner selbst ganz sicher, nie in vollem Gleichgewicht, nie ganz im Lot, weder physisch noch psychisch.

(...) (Kap. »Leib, Seele und Geist als Ganzheit«)

Mit Bezug auf den Leib als Verwirklichungsmedium der

Person lehrt die Erfahrung, daß der Mensch dann in der rechten Mitte ist, daß heißt im Lot, im Gleichgewicht, wenn er seinen Schwerpunkt im Bauch-Becken-Raum findet. Nur wenn er gelassen hier verwurzelt ist, sind die beiden Haltungen, in denen er die Mitte verfehlt, eliminiert: die Verspannung und die Aufgelöstheit. Im ersten Fall hat er den leiblichen Schwerpunkt zu weit oben, im zweiten sackt er nach unten weg. Der Wechsel zwischen Verspanntheit und Auflösung ist typisch für den Menschen unserer Zeit. Wer aber gelernt hat, seinen Schwerpunkt im Bauch-Becken-Raum zu halten, findet hier eine Quelle außerordentlicher Kraft, eine Garantie unerschütterlichen Gleichgewichts und die Wurzel für eine ungehemmte Kontaktfähigkeit.

Warum? Weil mit der Verankerung im Bauch-Becken-Raum von der Haltung her die im falschen Schwerpunkt verkörperte Dominanz des kleinen Ichs ausgeschaltet ist. Dies ist auch eine Grundvoraussetzung zur Gewinnung jener Durchlässigkeit zur eigenen Wesenstiefe, die für den Fortschritt auf dem inneren Wege zum wahren Selbst notwendig ist.

Das Gewinnen und Festigen des Schwerpunktes im Bauch-Becken-Raum (der Erdmitte) ist im Fernen Osten nicht nur Voraussetzung für die Präsenz eines vorhandenen Könnens auf allen Gebieten der Leistung, sondern auch für den Fortschritt auf dem inneren Weg seit langem bekannt. Im Japanischen heißt diese Mitte Hara (Harakiri!), das bedeutet wörtlich Bauch. Im übertragenen Sinne jedoch bedeutet Hara eine Gesamthaltung des Menschen, in der er dank seiner Verwurzelung in der Leibesmitte in sich eine überpersönliche Dimension erschließt, die ihn von der Vorherrschaft des immer besorgten Ichs befreit und in jeder Situation die wirkkräftige Präsenz der ihm unbewußt innewohnenden Kräfte und Fähigkeiten gewährleistet.

Fünfundzwanzig Jahre Erfahrung und Praxis an Hunderten von Patienten und Schülern haben mir gezeigt und bewiesen, daß Hara kein fernöstliches Privileg, sondern die japanische Bezeichnung einer Tatsache von allgemein-menschlicher Bedeutung ist.

(Hara = ki-Kraft, Universalkraft, im meditativen Bogen-schießen, Kyudo genannt, auch Tanden.)

Im Raum der christlichen Kultur kommt Hara als Haltung, die zugleich der Welt und Gott gemäß ist, deutlich auf Dar-stellungen von Christus, wo dieser als Herr der Welt er-scheint, wie auch bei frühgotischen Figuren, zum Ausdruck, im östlichen Raum bei der Darstellung der Buddhas.

Die Bejahung des Bauches – das meint nicht den dicken Bauch, sondern den Schwerpunkt im Unterbauch – findet sich auch ganz selbstverständlich im Leibbewußtsein der Menschen, die nicht durch eine zivilisatorische Entwicklung deformiert wurden. Das Einziehen des Bauches, die Kultur der »Wespentaille«, das Aufblähen der Brust sind typisch für eine Lebensauffassung, die das natürliche Verhältnis zu den Kräften der Erde verneint, sich kopflastig dem Rationalen unterwirft und sich unfromm in eine nur vom Ich genährte Geistigkeit erhebt. In ihr glaubt der Mensch, alles selbst »machen« zu können, und versteigt sich, selbstgerecht, aber ohne Vertrauen in die überpersönlichen Mächte des Himmels und der Erde, in eine Haltung, in der er sich selbst verfehlt und schließlich physisch und psychisch krank wird. Das sich auf Erkenntnis und Übung der Leibesmitte beziehende Ex-erzitium hat daher grundlegende Bedeutung für den syste-matisch gegangenen Weg. Der Erfolg jeder Therapie hängt von der Mitarbeit des Patienten ab. Nur wenn ein Gesund-heitswille da ist und der Patient den Weisungen des Lehrers folgt, kann er auf Heilung hoffen. Die Mitarbeit ist am einfachsten dort, wo die Weisung sich auf das pünktliche Einnehmen von Medikamenten beschränkt. Sie wird dann schwieriger, wenn der Patient oder Schüler seine Lebensfüh-

rung ändern, zum Beispiel weniger arbeiten oder eine unge-
wohnte Haltung einnehmen soll.

(. . .)

Der Mensch, der richtig »da« ist, ist der Welt gegenüber
offen, ohne ihr preisgegeben zu sein; er ist in sich geschlossen,
ohne der Welt gegenüber verschlossen zu sein. Er ist gelöst,
ohne in Gefahr der Auflösung, und in rechter Spannung,
ohne verspannt zu sein. Jedesmal hängt die rechte Weise,
da zu sein, davon ab, daß er in der Mitte, das heißt im rechten
Schwerpunkt da ist.

Die rechte und die falsche Haltung kommen sinnfällig zum
Ausdruck im richtigen und falschen Stehen, Sitzen und Gehen.

Beim verspannten Stehen ist der Schwerpunkt zu weit
oben, beim richtigen steht der Mensch im rechten Schwerpunkt, er hat die Basis, die ihn gleich einem Wurzelstock fest
mit der Erde verbindet, ihn zuverlässig aufnimmt und ihn in
natürlicher Weise aufwachsen und dasein läßt. So ist er den
Stürmen gewachsen und nicht umzuwerfen. Wer im Hara
steht, kommt durch einen Stoß in den Rücken nicht ins
Schwanken. Ohne Hara fällt er um. Im Hara stehend ist er
gelöst, weltoffen und ohne Pose. Er kann dasein, wie
er ist.

(. . .)

Welchen Erfahrungen kann man transzendentale Natur
zusprechen? Es sind die Erfahrungen, in denen der Mensch
in sich Kräften und Mächten begegnet, die die Grenzen
seines gewöhnlichen Erlebens und sein rationales Fassungsvermögen weit überschreiten. Es sind Erfahrungen, die den
Menschen zutiefst ergreifen, zu erschüttern und zu verwan-
deln vermögen. (. . .) Es sind Erfahrungen, die den Menschen
urplötzlich aus den Grundnöten des menschlichen Daseins
befreien. Das Ernstnehmen solcher Erfahrungen ist der
Schlüssel zum Verständnis dessen, worum es heute in der

Vollendung und Überschreitung des technischen Zeitalters geht.

Im Hinduismus heißt sie Samadhi, im Zenbuddhismus Satori, in der christlichen Tradition Gnadenerfahrung. Für den Buddhismus bedeutet sie das Erwachen zur Buddhanatur, für den Hinduismus ist der hier Erscheinende Atman, das Christentum spricht vom Innewerden des inneren Christus.

(...)

Die Grundübung zur Herstellung des rechten Schwerpunktes vollzieht sich in vier Schritten: 1. Sichloslassen in den Schultern im Anfang des Ausatems. 2. Sichniederlassen im Becken am Ende des Ausatmens (im Französischen gibt es den Ausdruck: »n'être pas dans son assiette«, womit man ausdrücken will: nervös, empfindlich, labil, in einem Wort, nicht im Lot sein. Assiette heißt wörtlich Sitz – zum Beispiel zu Pferd, aber auch die Lage eines Schiffes im Wasser. Die Wendung bringt sehr schön den Zusammenhang zwischen richtiger Haltung und richtigem Befinden zum Ausdruck.). 3. Den Unterbauch etwas herauslassen. Dies bedeutet nicht, einen dicken Bauch machen, sondern eben nur den Unterbauch herauslassen. 4. In den Raum unter dem Nabel etwas Kraft hineingeben. Der Anfänger übt das so, daß er eine Faust unter dem Nabel in den Bauch drückt und sie dann mit einem kräftigen Stoß aus der unteren Bauchmuskulatur wieder herauswirft. Man muß die große Kraft spüren, die hier vorhanden ist. Kann man dann fest auf den Unterbauch schlagen, ohne daß es unangenehm ist, dann ist man im Hara und nicht umzuwerfen. – Die hier unter dem Nabel sich sammelnde Kraft ist offenbar mehr als etwas nur Physisches. Der Ferne Osten spricht hier von der »Universalkraft, die Himmel und Erde erfüllt«. Der Japaner bezeichnet diese sich im Hara-Raum sammelnde Universalkraft mit »Ki«. Sie ist etwas anderes als die Kraft, die man mit dem

Willen »macht«. Es ist eine Kraft, an der man teilhat. Man kann aber lernen, sie zuzulassen und einzusetzen. Die japanische Selbstverteidigungskunst »Aikido« bedeutet wörtlich: der Weg (do) des Einswerdens (ai) mit der Universalkraft (ki). Ki gibt die Möglichkeit zu physischen Leistungen, die mit dem Willen allein nicht möglich sind. Die Methode besteht darin, sich vorzustellen, daß die im Hara versammelte Ki-Kraft in den im Augenblick beanspruchten Teil des Leibes einfließt und »ohne menschliches Zutun« das vollbringt, was mit dem Willen allein nicht geleistet werden konnte. Die Ki-Kraft kann sowohl zum Heilen wie zum Vollzug physischer Leistungen eingesetzt werden.

Auf dem Hara-Prinzip beruht auch das alte Spiel der Knaben, sich schwer zu machen, so daß ein anderer einen nicht heben kann. Dieses Experiment ist lehrreich, da ja das physische Gewicht das gleiche bleibt. Ohne Hara kann man leicht emporgehoben werden, mit Hara ist es nicht mehr oder kaum mehr möglich. Ohne Hara, das heißt, wenn man sich nur mit der Brust zu halten versucht, ist man auch von einem Schwächeren, wenn dieser Hara einsetzt, leicht umzuwerfen. Mit Hara hat man keine Schwierigkeit, auch einem Stärkeren lächelnd zu widerstehen. Man nimmt alle Widerstandskraft aus dem Vertrauen in die Hara-Kraft, das Ki.

Die Beispiele zeigen, daß es eine Kraft gibt, die man mit dem Willen »macht«, und eine andere, größere, an der man teilhat und die man, wenn man Hara hat, zulassen und einsetzen kann.

(...)

Wer im Hara verwurzelt ist, der befindet sich immer in der »conditio«, in der ihm das vorhandene Wissen und Können im entscheidenden Augenblick, zum Beispiel bei einem Examen, zur Verfügung steht, während er ohne Hara versagt, weil er, ohne Kontakt mit seiner eigenen Tiefe, kein Grundvertrauen hat. Die Genesung, aus welcher Krankheit es auch

264

sei, wird durch eine Haltung gefördert, die das Vertrauen in die unbewußt wirkenden Kräfte der Natur erhält. Genesung wird erschwert, wo dem Menschen das Grundvertrauen fehlt und er alles mit seinem besorgten Ich selbst machen will.

Meditatives Stehen

Sehr einfach und doch sehr schwer ist die Übung des meditativen Stehens. Wir geben die Beschreibung in Gestalt einer Anweisung: Um leichter Fühlung mit dem Boden zu gewinnen und zu halten: Schuhe ausziehen. Um leichter den rechten Schwerpunkt zu finden und zu wahren: ein Buch auf den Kopf legen. Breitbeinig (in Schulterbreite) hinstellen, Knie nicht durchgedrückt, frei aufrecht, den Blick ins Unendliche. Mit den Füßen den Boden spüren, in den Boden hinein spüren; mit dem Scheitel himmelwärts spüren. Schwerpunkt im Hara. Sich in den Schultern loslassen, mit den Fingern zum Boden hinspüren. Den Atem spüren. Sich im Atem spüren. Ist der Schwerpunkt richtig, verschiebt jedes Ausatmen das Gleichgewicht etwas nach vorn. Im Einatmen schwingt es in die Mitte zurück. Jeder Ausatem verwurzelt einen tiefer in den Boden hinein – in jedem Einatem empfängt man sich neu aus der Erde zurück. Verwurzeln – wachsen.

Augen schließen und noch stärker Himmel und Erde spüren und nun auch den Raum rundherum, und sich in der Mitte zwischen vorn, hinten und beiden Seiten spüren.

Stehen. – Wenn es richtig ist, hat man das Gefühl, daß man stundenlang so stehen könnte. Und dies kann man auch, aber nur, wenn man richtig steht! Im Stehen ganz still werden – ganz unbeweglich still. Das öffnet das innere Ohr.

(Kap. »Die rechte Mitte, der rechte Schwerpunkt – Hara«)

Dritter Teil

Atem-Übungsprogramm
von Margot Scheufele-Osenberg

Bei den nun folgenden Übungen handelt es sich um ein hausinternes Übungsprogramm, das ich seit Jahrzehnten bei den sehr unterschiedlichen Schülern und Patienten, in den letzten Jahren auch bei Instrumentalisten und Sängern, mit großem Erfolg individuell anwende.

Die Diagnostizierung einer Fehlatmung erfolgt nach Dr. med. Parow, indem ich die Person nach dem Laufen, während des Sprechens und in Ruhestellung auf ihre Atemreaktionen prüfe. Hieraus ergibt sich das individuelle Muskeltraining, das sich daran anschließt.

Es betrifft die Streckmuskeln am Vorderbauch, die schrägen Bauchmuskeln an der Seite des Leibes bis zum Rücken, die oft durch eine Geburt überdehnte Beckenbodenmuskulatur – auch Beckenzwerchfell genannt – sowie die durch Hohlkreuz verhärteten Rückenmuskeln, die so wichtig sind für die Beweglichkeit des Zwerchfells, da dieses tief im Rücken angewachsen ist. Dazu kommen die Parowschen Muskeltrainingsübungen des oberen Brustkorbes. Die Rippen lassen sich nur mit Hilfe ihrer an der Wirbelsäule liegenden Hebeelemente heben und senken, wodurch der Durchmesser des Brustkorbes beim Ein- und Ausatmen gewährleistet wird.

Alle weiteren Übungen sind unter Berücksichtigung der Arbeitssituation vor allem von Instrumentalisten

268

und Sängern ausgewählt. Nach Prof. Langer-Rühl sind Wirbelsäulenschäden, besonders auch der Halswirbelsäule, bei dieser Berufsgruppe Anlaß dafür, daß oft schon ab dem 40. Lebensjahr eine Berufsausübung sehr schwer möglich ist.

Mit den Übungen von Graf Dürckheim über die Hara-Kraft-Übung, den Yoga-Stellungen, den kreislaufaktivierenden Schildkröten- und Bauchhirn-Übungen sowie mit dem Beweglichkeitstraining muß sich jeder Künstler täglich konsequent beschäftigen, um seine Gesundheit zu erhalten. Jeder sollte sich eine Auswahl von Übungen zusammenstellen, die speziell für ihn wichtig sind.

Yoga habe ich bei dem bekannten Yoga-Lehrer Jesudian, das autogene Training in verschiedenen Seminaren zu Naturheilverfahren erlernt.

1. Schildkrötenübung und Baby-Übung

Schildkrötenübung

Bei dieser Übung wird die gesamte Wirbelsäule gedehnt, sie führt dem Nacken Energie zu und kräftigt die Schultermuskulatur. Hierdurch wird Müdigkeit sowie Steifigkeit und Schmerzhaftigkeit der Nacken- und Schultermuskeln beseitigt. Außerdem wirkt diese Übung anregend und kräftigend auf die Schilddrüse und die Nebenschilddrüsen und verbessert dadurch den gesamten Stoffwechsel. Wer die Schildkröten-Übung täglich macht, fühlt sich jünger und strahlt eine innere Schönheit aus, was allein auf der harmonischen Funktion der inneren Energiesysteme beruht.

Die Übung wird stehend oder sitzend durchgeführt. Die günstigsten Übungszeiten sind frühmorgens nach dem Aufstehen und unmittelbar vor dem Schlafengehen. Die Übung kann auch immer dann gemacht werden, wenn sich der Nacken, die Schultern und die obere Rückenpartie verspannt oder hart anfühlen.

1. Kinn gegen das Brustbein drücken und gleichzeitig den Kopf nach oben strecken. Dabei langsam einatmen. Sie spüren dabei im Nacken einen Zug nach oben, während die Schultern sich nach unten fallend entspannen.
2. Den Kopf langsam nach hinten schieben, als wollte man mit dem Hinterkopf den Nacken berühren. Während dieser Bewegung langsam ausatmen. Dabei wird das Kinn automatisch hochgezogen und die Kehle leicht gestreckt. Gleichzeitig die Schultern zu beiden Seiten des Kopfes hochziehen, als wollte man mit ihnen die Ohren berühren.
3. Dieser Übungsablauf sollte insgesamt 12mal wiederholt werden. Dabei ist zu beachten, daß keine Bewegung erzwungen wird.

Denken Sie daran, sich ganz auf die Übung zu konzentrieren. Wenn der Geist abschweift, führen Sie ihn sanft zurück.

Baby-Übung
Nur Bauchatmung (»Baby-Atmung«), Nase ein – Mund aus:
bis 15 zählend einatmen,
bis 20 zählend ausatmen.

2. »Bauchhirn«-Übung
Sie betrifft das Sonnengeflecht, das Zwerchfell, den Becken-Rücken-Bereich und den Beckenboden.

Um zu vermeiden, das Gehirn zu überlasten, sollte man möglichst auf die ersten Warnzeichen wie Kopfschmerzen, steifer Hals, verkrampfte Schultern, Verwirrtheit, Fehleinschätzungen, Vergeßlichkeit und Ablenkbarkeit achten. Kopfschmerzen deuten auf geistige Überforderung hin, was wiederum besagt, daß die Harmonie zwischen Kopfhirn und »Bauchhirn« gestört ist. Nacken- und Schultersteifigkeit weisen darauf hin, daß die dem Kopfhirn am nächsten gelegenen Nerven die Überlastung nicht verarbeiten können.

Wenn die genannten Symptome auftreten, sollte die folgende Übung ausgeführt werden. Sie lindert akute und chronische Beschwerden, die durch ein Ungleichgewicht zwischen Kopf- und »Bauchhirn« verursacht werden. Es kann überall und jederzeit geübt werden.

1. Aufrecht sitzend oder stehend beide Hände auf den Magen legen. Geradeaus schauen. Einatmen und spüren, wie sich die Luft im Magen ausdehnt.
2. Ausatmen und dabei mit beiden Händen den Magen nach innen hochdrücken. Während dieser Bewegungen den Kopf mit dem Oberkörper langsam so weit wie möglich nach *links* drehen. Die Augen folgen der Drehung nach links. Gleichzeitig das Becken nach *rechts* drehen.
3. Einatmen und dabei in die Ausgangshaltung mit Blick geradeaus zurückkommen. Langsam die Hände über dem Magen lockern, bis sie ganz leicht der Haut aufliegen.
4. Ausatmen und dabei langsam Oberkörper und Kopf nach rechts drehen. Die Augen folgen der Bewegung. Gleichzeitig den Magen nach innen oben drücken und das Becken nach links drehen.
5. Während der folgenden Einatmung wieder in die Ausgangsstellung zurückkommen und geradeaus schauen.

Die Übung wird 4- bis 36mal wiederholt.

Bei Ausführung dieser Übung sollten Sie sich auf den Sitz des Sonnengeflechts unter dem Herzen und hinter dem Magen konzentrieren. Je größer die Konzentration, desto mehr hilft diese Übung.

Das Auflegen der Hände auf den Bauch fördert die Konzentration, die Kopfdrehung entspannt die Nerven in Nacken und Schultern sowie die Nervenzellen des Gehirns.

3. »Schniefen«

Wir beginnen nun mit einer Kräftigung der Atmungsmuskulatur, besonders des Zwerchfells. Dazu legen wir die Hände seitlich auf Rippen und Unterbauch, senken das Kinn ein wenig und konzentrieren uns auf die Nasenspitze.

Das Schniefen ist ein ganz kurzes, schnelles Einatmen durch die Nase, wobei deren Flügel ruckartig angesaugt werden und die Nasenspitze stark verengen, so daß dort das als »Schniefen« bekannte Geräusch entsteht. Zur Not wird die Bewegung der Nasenflügel durch Herunterziehen der Haut mit den Fingern unmittelbar neben oder über der Nasenspitze gefördert. Die Taille dehnt sich ebenso ruckartig, wie der Atem mit der Nasenspitze eingesaugt wird; es ist mit der Hand zu kontrollieren.

Die Schultermuskeln dürfen sich selbstverständlich nicht mitbewegen. Auch darf die Taille nicht etwa durch Beugen der Wirbelsäule oder Senken des Brustkorbes herausgedrückt werden, eine Gefahr, die anfangs sehr naheliegt. Auf Stillhalten der Wirbelsäule und des Brustkorbes ist daher besonders genau zu achten.

Die Haut über dem knöchernen Nasenbein, vorn, beiderseits des Nasenrückens, wird mit zwei Fingerkuppen über die untere Kante des Nasenbeins (sie ist leicht zu ertasten) parallel zum Nasenrücken in Richtung auf die Nasenspitze hin geschoben oder gezogen. Dazu genügt das »Gewicht der Fingerkuppen«, die vorn dicht am Nasenrücken bleiben.

Dabei soll die Verengung genau an der Stelle entstehen, die an der Atemsteuerung in der Nase normalerweise maßgeblich beteiligt ist.

Der Kräftezustand der Atemmuskulatur ist an der Größe des Widerstandes – der »Schärfe« des Einatmungsgeräusches – zu ermessen, den diese bewältigen kann, ohne von den korrekten Atembewegungen abzuweichen.

4. Nasenputzübung

Besonders im Liegen fließen die Hauptschleim- und Schmutzanteile durch die langen Wege in den Magen und werden dort erstklassig »entsorgt«, d. h. von der Magensäure aufgelöst. (Wichtig ist allerdings, daß während des Essens nicht zuviel Flüssigkeit zu sich genommen wird, da sonst die Magensäure verdünnt und die Verdauung verzögert wird.)

Beim Naseputzen nach vorn kommt es auf den Bauchdruck an, d. h. Bauch schnell und kräftig einziehen, damit die in den Kiefer- und Stirnhöhlen sitzenden Bakterien mit der Ausatmungsluft herausgeschleudert werden. Wenn man mit vielen Menschen zusammen war (z. B. Schule), ist es ratsam, die Kinder oder sich selbst über das Waschbecken zu stellen und vom Bauchdruck her die Nase zu reinigen. Frühere Kaiser und Könige nahmen Schnupftabak, um den Kopf klarer zu bekommen.

Bei Schnupfen ist es ratsam und neuerdings wieder »in«, die Sekrete zurückzuziehen, statt sie durch die geschwollenen Nasenwege nach außen zu bringen und somit die Entzündung zu verstärken.

Beim Husten wird durch kräftiges Baucheinziehen und bei geöffnetem Mund mit entfernt vorgehaltener Hand oder Taschentuch mit 3 kurzen, dann einem starken Stoß der Schleim herauskatapultiert.

5. Autogenes Training I und II
Autogenes Training I

Wir üben das autogene Training im Sitzen. Der Kopf wird hinten angelehnt (nicht mehr, wie früher, hängend). Die Arme werden angebeugt, als hätte man Blei in den Armgelenken. Die Handflächen liegen auf den Oberschenkeln (nicht zwischen den Beinen). Um sich, ohne auf die Uhr zu schauen, über die Intervalle zwischen den einzelnen Formeln besser orientieren zu können, zählt man seine Ausatmung. Also:

»Ich bin ruuuhig«, 4–6mal das Ausatmen zählen,
»Ich bin ruuuhig«, 4–6mal das Ausatmen zählen,
»Ich bin ganz ruuuuhig«, 4–6mal das Ausatmen zählen.
»Mein rechter Arm ist schwer«, 4–6mal das Ausatmen zählen,
»Mein rechter Arm ist schwer«, 4–6mal das Ausatmen zählen,
»Mein rechter Arm ist ganz schwer«, 4–6 al das Ausatmen zählen.

Es ist ratsam, nur bis hierher zu üben, da bei *echter* Schwere sich die Wärme automatisch einstellt.

Nun »erweckt« man sich dadurch, daß man sich zuerst einmal den Satz vorspricht: Hände fest, Arme beugt, Hände lösen, Arme fallen lassen, und dieses dann 3mal ausführt (»zurücknehmen«).

Die andere Körperseite wird in keinem Fall angesprochen, da sie bei gesundem Zustand des Übenden automatisch mitreagiert. Beispiel: ein Arm ist in Gips, man übt über den gesunden Arm und hat dieselbe Wirkung auf den eingegipsten Arm, was dessen Durchblutung und Heilungsprozeß sehr fördert.

Als Vorübung sollte man beide Arme vorstrecken und so lange hochhalten, bis man sie fallen lassen muß. Auf diese Weise lernt man, Schwere zu erleben.

Dann nimmt man mit beiden Händen das rechte, dann das linke Bein im Kniegelenk hoch, erfühlt das Gewicht des Beines und läßt es wieder fallen.

Das AT wird nur einmal (auf keinen Fall mehrere Male hintereinander) ausgeführt, möglichst immer im selben Raum und am selben Platz, aber öfters am Tag.

Abends im Bett ist es dann kein Üben mehr, sondern ein Einschlafmittel, aber dann ohne »Zurücknehmen«.

Das autogene Training im Sitzen darf nicht nach dem Mittagessen ausgeführt werden!

Autogenes Training II
Nun wird das autogene Training wiederholt, dieses Mal nach dem »Ich bin ruhig« mit den Formeln
»*beide* Arme sind schwer«
»*beide* Arme sind warm«,
nachdem wir beim ersten Mal die einfache Formel des AT angewandt, d. h. mit einer Körperseite gearbeitet haben, weil wir wissen, daß sich die Anweisungen an den einen Arm über die Nerven in der Wirbelsäule zur anderen Seite vermitteln und daß die Wärmeanweisung eigentlich nicht nötig ist; denn eine echte Schwereempfindung führt automatisch zur Wärme.

Dieses Mal geben wir auch dem Herzen die Anweisung »mein Herz schlägt ruhig und gleichmäßig«, was beim ersten Mal weggelassen wurde, da nervöse Patienten bei dieser Formel leicht Herzklopfen bekommen.

Nach »es atmet mich« und

»Sonnengeflecht warm – warm – strömend warm« folgt nun auch die Formel »Stirn ein Hauch kühl«.

Danach die Rücknahmeformel 3mal *denken*, dann erst tun: energisch Hände fest, Arme beugt, Hände lösen, Arme fallen lassen, Augen auf, tief durchatmen, sich recken und strecken.

6. Kopfstand

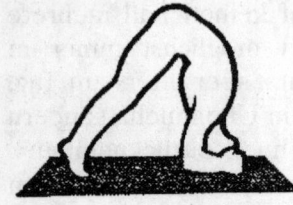

1. Beine bleiben gestreckt. Gleichmäßige Belastung des »Dreiecks«. Blick durch die Füße, damit die Körpersymmetrie hergestellt wird.

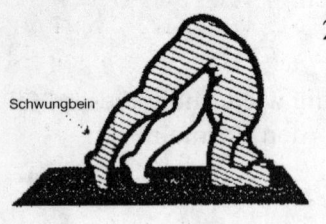

Schwungbein

2. Das »Sprungbein« wird etwas angezogen (linkes Bein), das »Schwungbein« bleibt gerade!
Gewicht auf das angezogene Sprungbein und das Dreieck verlegen!

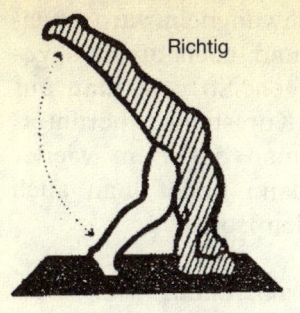
Richtig

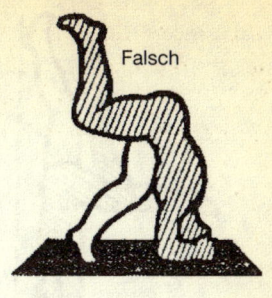
Falsch

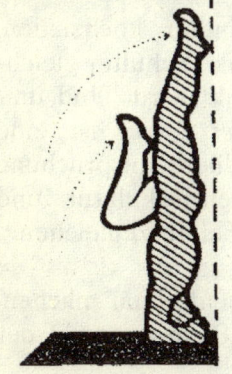

3. Das »Schwungbein« wird gestreckt hochgeworfen. Nur ein gestrecktes Bein verleiht den Schwung!
Nur ein Bein soll die Wand erreichen!

4. Beinschwingen wird mehrmals geübt, dann Auflösung der Stellung.

5. Das »Schwungbein« berührt die Wand, das »Sprungbein« wird langsam nachgezogen. Leichtes Hohlkreuz machen! Druck auf die Ellenbogen! Gleichmäßige Verteilung des Gewichtes auf das Dreieck.

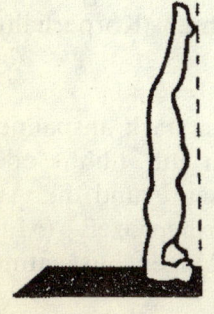

6. Kopfstand, mit Anlehnung an die Wand, 10–20 Sek. zum Anfang.

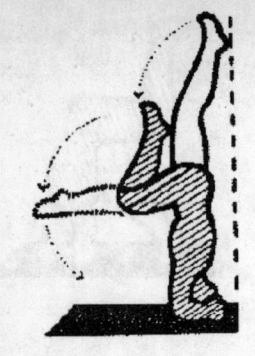

7. Das Schwungbein wird angezogen und nach abwärts ge-
schwungen: So geht man aus
dem Kopfstand herunter!
Wenn man das Bein wieder
sieht, dann findet man auch
leicht den Boden.

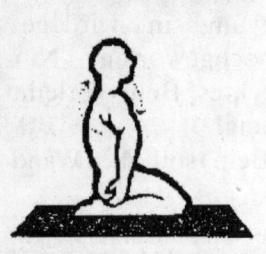

8. Schultern rollen! (im Dia-
mantsitz)
Rechte Schulter hochziehen,
während linke Schulter gleichzeitig gesenkt wird. Und umgekehrt. Der Zweck ist, eine
mögliche Überbeanspruchung
der Schultermuskulatur und
Rückenwirbel auszugleichen.

Man soll den Kopfstand zwei- oder dreimal machen,
jedesmal die Schultern rollen und dann etwas in der
Sammlungsatmung ruhen.

7. Isometrik und Entspannungsatmung
Isometrik: Spannungs- und Lösungs-Training
Man liegt auf dem Rücken. Bei dieser Übung werden
sämtliche Muskelgruppen der rechten Körperhälfte
zusammengezogen:

1. Fußspitze hochstellen, Fußgelenk stark anspannen
mit ständig hörbarem Ausatmen auf »hhhh« oder
»schschsch«, wobei die Kohlensäure und die Ab-
baustoffe, die durch diesen »Wringprozeß« (Muskelspannung) in die Blutbahn gelangen, ausgeatmet
werden.

2. Nun auch rechte Wade, Knie und Oberschenkel durchspannen, Pobacken anspannen, rechte Hand zur Faust ballen, Arm spannen im Beugen oder Strecken, Gesichtsmuskeln zusammenziehen, Kopf an die Unterlage andrücken, dabei immer stark atmen und die linke Körperhälfte locker lassen.
3. Spannung erhöhen und dann Fuß, Arm und Kopf 2 cm heben. Spannung durchhalten, stärker atmen. Danach von oben nach unten lösen: Gesicht, Arm, Hand, Bauch, Gesäß, Oberschenkel, Knie, Wade, Fuß.

Welcher Tonusunterschied ist jetzt zwischen der rechten, kontrahierten und der nicht kontrahierten Seite festzustellen?

Ist die rechte Seite wärmer, kribbelig, lebendiger?

Danach macht man das Spannungs-Lösungs-Training mit der linken Körperhälfte, wobei die rechte Hälfte locker bleiben muß. Nie die zweite Hälfte vergessen, sonst ergibt sich eine vegetative Disregulation.

Entspannungsatmung
Wir denken unphysiologisch, daß die Ausatmungsluft an der Wirbelsäule herunter und unten herausströmt und zum Schluß noch 2–3 Sekunden unhörbar weiterläuft. Letzteres ist die Aufladephase des Gehirns. Daraus ergibt sich beim Atmen ein Dreierrhythmus. Nun lassen wir das Einatmungszentrum die Einatmung beginnen, greifen den Impuls bewußt auf, um diese Einatmung zur Vollatmung zu erweitern (Bauch, Rippen, Brust).

Bei der Vollatmung darf ausnahmsweise durch den Mund aus- und durch die Nase eingeatmet werden. Dabei immer erst mit der Ausatmung beginnen! Die

Lunge hat einen ständigen Inhalt von 1 ½ l. (Siehe auch 1. Teil unter »Der Schädel«.)

8. Entspannungstest

Dies ist eine Partnerübung im Liegen. Eine Person liegt, die zweite knict links daneben und nimmt den Kopf in die rechte Hand, hebt ihn vorsichtig an, bewegt ihn vorsichtig seitlich. Bewegungen des Kopfes nur während des Ausatmens der liegenden Person durchführen. Der Liegende soll seinen Kopf ganz in die Hand des Partners abgeben.

Nun wird die Entspannung an den Armen getestet. Der Kniende nimmt die 3 mittleren Finger des Liegenden, hebt den angewinkelten Arm vorsichtig hoch, erfühlt sein Gewicht, pendelt ihn, streckt ihn, schüttelt ihn und legt ihn vorsichtig hin. Nun wird der andere Arm getestet. Der Liegende hat natürlich immer die Augen geschlossen.

Dann wird die Entspannung der Beine getestet. Bein anheben, dabei rechte Hand unter den Oberschenkel und linke Hand unter die Wade legen, Knie leicht beugen.

Danach findet Partnerwechsel statt.

Schließlich wird die gleiche Übung im Sitzen durchgeführt, wieder im Wechsel mit dem Partner.

Sinn dieser Übung ist es zu testen, ob der Liegende festhält oder ob er geschehen lassen kann.

9. Meditation und Schrägkerze

Richtiges Sitzen zur Meditation

1. Sitzen am Boden

Man setzt sich auf ein kleines Kissen, damit die Knie tiefer sind als das Becken. Die Beine sind gestreckt. Nun wird das rechte oder linke Knie gebeugt und zu Boden gelegt. Die Ferse ist in Höhe des unteren Körperausgangs. Das andere Knie wird auch angebeugt, aber der Fuß aufgestellt; beide Hände werden um das hochstehende Knie gelegt, um die Wirbelsäule besser gerade halten zu können.

2. Sitzen auf dem Stuhl
   Sich nicht anlehnen, Füße und Knie im selben Abstand (ungefähr Hüftabstand), Unterschenkel senkrecht. Hände auf die Oberschenkel legen (nicht zwischen den Beinen hängen lassen, damit sich die Schultern nicht vorziehen können).
   Möglichst auf dem Sitzdreieck sitzen, d. h. auf den Beckenknochen, aber nicht vollständig auf dem After.
   Bei Müdigkeit oder Schmerzen im Rücken wird kein Kissen in das sogenannte Hohlkreuz gelegt; denn dieses fixiert nur die Unbeweglichkeit der Lendenwirbel und vergrößert die Schmerzen nach dem Aufstehen. Sollte die Rückenlehne nach hinten geneigt sein, wird ein Kissen in Höhe der Schulterblätter den Oberkörper senkrecht und die Lendenwirbel beweglicher halten.

Beim Meditieren zu Hause achten wir streng darauf, daß, wenn wir am Boden sitzen, die Knie tiefer sind als das Becken, um den Blutfluß in der Leistengegend nicht zu behindern. Wenn wir auf einem Stuhl sitzen, müssen die Füße im festen Kontakt mit der Erdkraft sein, und wir müssen auf dem Sitzdreieck (2 Po-Knochen und Steißbein) und nicht auf dem After absitzen.

Meditationsarten

Es gibt 2 Meditationsformen, die gegenständliche Meditation und die nichtgegenständliche Meditation.

Bei der gegenständlichen Meditation wird über ein Bild oder Vorbild, z. B. Christus oder Buddha, meditiert.

Bei der nichtgegenständlichen Meditation soll man sich nichts vorstellen. Sie ist nach unserer und Pater Lassalles Auffassung ein noch besserer Weg, da nichts in uns hineingeholt oder -gewünscht wird, sondern wir versuchen, uns sozusagen leer zu machen.

Zunächst die Gedanken ruhig ablaufen lassen und nicht krampfhaft wegschieben, sondern die Gewohnheit annehmen, die Gedanken wie eine Karawane am Horizont vorbeiziehen zu lassen, ohne ihnen nachzugehen. Diese Umstellung kann auch bei längeren Übungszeiten bis zu einem Jahr dauern.

Wir »lassen es atmen« und stellen uns dabei vor, daß unsere Ausatmungsluft von Mund oder Nase aus innen an der Wirbelsäule entlang herunterfließt, und haben sehr darauf zu achten, daß wir die Länge des Ausatmens nicht manipulieren; denn die Ausatmungszüge sind unterschiedlich lang und deuten uns unsere momentane Gefühls- oder Erregungslage an. Indirekt erfahren wir auch etwas über uns, ob wir uns im Heute, Jetzt und Hier gut niederlassen und loslassen können. Wir werden konfrontiert mit uns selbst, und zwar bei jeder Meditation in anderer Weise. Sollten uns doch noch Gedanken »belästigen«, wird die Meditation sozusagen unterbrochen, indem wir uns diese Gedanken bewußt machen, denn Gedanken sind positive oder negative Kräfte, die uns zerstören können.

Eine Variante ist die Meditation über den unbewußten Atem und den damit verbundenen Dreierrhythmus.

Für den Dreierrhythmus nehmen wir das Beispiel des Herzens, das pro Tag und Nacht 16 Stunden arbeitet und 8 Stunden Pause macht, zählt man alle Ruhepausen zusammen. Auch bei der Atmung haben wir eine Ruhepause, und zwar in Verlängerung der Ausatmung.

Der Dreierrhythmus ist in allen Körperfunktionen enthalten, z. B. auch in der Peristaltik (Zusammenziehen, Lösen, Pause) des Magens und des Darmes.

Bei unserer Meditation im Sitzen ist darauf zu achten, daß man nicht die Einatmung selbst tätigt, wie man es vielleicht im Alltag allzu oft macht, sondern sich vollständig seinem Atemzentrum hingibt:

ein – aus – Pause –

Es ist erlaubt, beim Nicht-Durchhalten der Betonung auf »aus« mit anschließender Pause auf Einatmungsbetonung umzuschalten.

Den Einatem zu betonen, ist über kleinere Strecken bei längeren Meditationszeiten oft hilfreich, wenn der Kreislauf müde werden sollte und man sich nun aufbauen möchte.

Es gibt eine weitere Meditationsform, bei der die Ausatmungszüge gezählt werden. Wir beginnen dabei mit 1, und wenn wir beim 10. Atemzug angekommen sind, beginnen wir erneut mit 1. Ganz unphysiologisch stellen wir uns dabei das Ausatmen so vor, daß die Luft innen an der Wirbelsäule ins knöcherne Becken abfließt. Diese Ausatmung ist unterschiedlich lang und darf *nicht* in einen gleichmäßigen Rhythmus gebracht werden! Bei der Einatmung muß der Impuls des Atemzentrums abgewartet werden. Hierdurch erlernt der Patient das Geschehenlassen der Atmung, was ins Leben übersetzt heißt, daß er auch nicht alles selbst tätigen muß.

Baummeditation

Die Baummeditation ist die Identifikation mit einem Baum. Sie führt über den Winter des Baumes mit seinen Kräften im Wurzelbereich weiter ins Frühjahr mit dem Nachempfinden der Kräfte und Säfte, die aus dem Wurzelbereich durch den Stamm bis in die feinen Äste schießen, dem Austreten der Blätter und Blüten. Schließlich empfinden wir das Kommen der Früchte im Sommer, sodann den Herbst mit dem Abfallen der Früchte und Blätter und dem Ausgesetztsein des Baumes in Wind, Regen und Sturm, dem Zurückfließen der Säfte in die Wurzeln, die sich in der Winterzeit vergrößern und den Durchmesser des Baumes erweitern lassen. Dieses Jahr um Jahr immer wiederkehrende Geschehen ist mit der menschlichen Wiedergeburt und seiner persönlichen Weiterentwicklung vergleichbar.

Diese Meditation ist besonders dazu geeignet, dem oft unbewußt lebenden Menschen das Unsterbliche des menschlichen Geistes ins Gefühl und in den Verstand zu bringen.

Wenn wir ein Meditationsbänkchen benutzt haben, geschieht das Aufstehen wie folgt: mit der rechten Hand das Bänkchen wegnehmen, auf die rechte Seite stellen. Die rechte Hand darauf abstützen, das linke Knie vorziehen, anbeugen und den Fuß aufsetzen. Nun die linke Hand auf dem Knie abstützen und sich durch Abstützen der rechten und linken Hand hochdrücken, da die Füße wahrscheinlich eingeschlafen sind. Ist dies der Fall, dann stampft man mit den Füßen auf.

Schrägkerze

Becken gut abstützen, Kinn weg von der Brust, Mund leicht öffnen, bis der Blutandrang vorbei ist (siehe

Abb. a). Einige Minuten so verharren. Beim Zurück-
gehen, Wirbelsäule abrollend, das Gesäß auflegen,
Beine noch gestreckt hochhalten (siehe Abb. b), in
der Luft mit den Füßen kreisen, Beine strecken und
lösen, 3–10mal, dann erst Füße abstellen, Beine ablegen und sich durchstrecken.

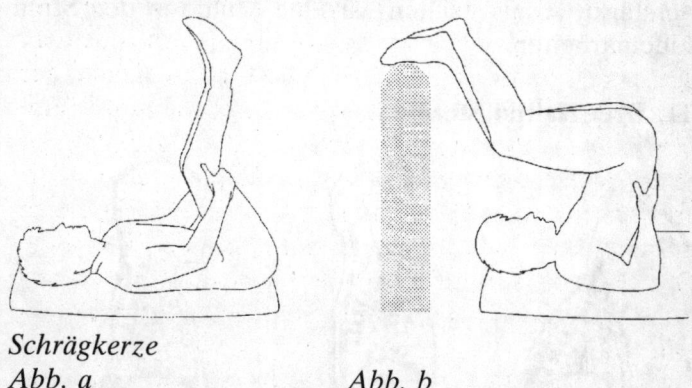

Schrägkerze
Abb. a   *Abb. b*

10. Beckenbodengymnastik

Auf einem Hocker sitzend, die Hände unter die Pobak-
ken legen, diese auseinanderziehen und wieder einziehen. Der Beckenboden weitet und verengt sich dabei.

Es folgt das sogenannte »Bündeln«. After, Scheide,
Blasengegend nacheinander zusammenziehen und sich
vorstellen, daß diese an Bändern hängen. Die Bänder
zusammenraffen und in Richtung Wirbelsäule ziehen,
ohne dabei ganz auf dem After abzusitzen, also eine
leichte Kippe des Beckens nach hinten durchführen.

Dasselbe kann erreicht werden durch »Boden-
stampfen«, d. h. mit den Füßen einen Druck auf den
Boden ausüben, der sich als Spannung über die Oberschenkel bis ins Becken fortsetzt, wodurch ebenfalls
eine kleine Kippe des Beckens nach hinten entsteht.

Nun folgt das sogenannte »Töpfern«. Das Becken erst nach links und rechts wiegen, dann kreisen. Hierbei die Arme über dem Kopf gestreckt anheben, die Hände aneinander legen, dies auch, um den Oberkörper gerade zu halten. Während des Beckenkreisens wird der Druck auf die harte Stuhlunterlage rollend verstärkt, so als wollten wir eine Mulde in den Stuhl hineinarbeiten.

11. Drei Haltungsformen

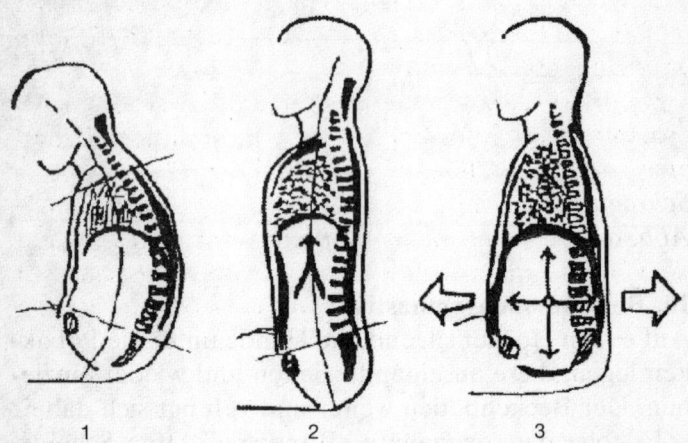

1   2   3

Wir betrachten das Bild mit den 3 Haltungsformen:
1. auf dem After sitzender Mensch mit krummem Rücken, Magen und Sonnengeflecht eingedrückt: Erschlaffung, Unbeteiligtsein, lediglich periphere Reflexe
2. innerlich aufgeregter, brustatmender Mensch, übermäßig gestreckt: Anspannung, Willkürhaltung
3. richtige Sitzhaltung – auf dem Sitzdreieck, After frei, wie zuvor beschrieben:

286

Eutone Balance.
Bei dieser richtigen Sitzhaltung darf nie ein Kissen ins Kreuz gelegt werden. Sollte die Rückenlehne des Stuhles nach hinten geneigt sein, wird ein Kissen in Höhe der Schulterblätter den Oberkörper senkrecht und die Lendenwirbel beweglicher halten.

Was heißt »Eutone Balance«?
Ein Zustand zwischen Erschlaffung und Überspannung (siehe Abb. 1 und 2), d. h. ein körperliches und seelisches Gleichgewicht, das zu ungeahnten Kräften über lange Zeit verhilft.

Ich weise darauf hin, daß beim Parowschen Lehrprogramm das Allerwichtigste ist, die richtige Sitzhaltung, richtige Stehhaltung, das richtige Gehen mit *in den Alltag* zu nehmen. Allerdings ist es sehr schwer, Altgewohntes abzubauen; denn das mit dem Intellekt schnell Verstandene ins Körperliche umzusetzen ist für den heutigen Menschen ein mühsames Unterfangen, weil er im allgemeinen wenig oder gar kein Körperbewußtsein hat.

12. Erfahren des Hara-Punktes
Dies sind Übungen, mit denen man den Hara-Punkt, das Tanden, erspüren, körperlich fühlbar konkret erfahren kann.

Der Hara-Punkt liegt etwa 3 cm unterhalb des Bauchnabels und ist somit ohne Schwierigkeit aufzufinden. Mit einer Übung kann man diese kleine Stelle bemerken. Man atmet etwas Luft aus, ohne vorher einzuatmen, d. h. daß nur wenig Luft in den Lungen bleibt. Nun versuchen Sie, kurz und leise – zu lachen. Und sofort wird sich ein bestimmter Punkt des Unterleibes/Unterbauches leicht spannen und eine wohltuende Wärme bzw. Energie entwickeln. Das Meer des Atems, oder das Tanden, ist lokalisiert, und man kann sich beim weiteren Atmen darauf konzentrieren.

Eine andere, ebenso einfache Methode ist folgende: Man atmet ruhig aus (keine Brustatmung) und erzeugt dabei eine angenehme, stabilisierende Spannung im Unterleib. Etwa 20 % der Luft soll in den Lungen verbleiben. Nun versucht man, etwas Speichel zu schlucken, und spürt, daß sich automatisch die Muskeln des Unterbauches spannen, um den Vorgang des Schluckens stattfinden zu lassen. Das Zentrum dieser leichten Spannung ist wiederum die Hara, das Tanden.

Man kann beide Methoden nacheinander anwenden, um festzustellen, ob man beim ersten oder zweiten Mal auch wirklich denselben Punkt getroffen hat. Während man sich nun weiter auf diesen Mittelpunkt von Körper und Geist konzentriert, atmet man ruhig, aber tief mit Hilfe des Zwerchfells ein und verhält den Atem kurz, sobald Rücken, Flanken, Bauch und Lungen gefüllt sind. Das kurze Innehalten bei nicht unterbrochener Konzentration verstärkt die Ansammlung von kosmischer Feinenergie im Tanden. Während des anschließenden Ausatmens kann die spürbar gewonnene Vitalenergie in die durch die gerade ausgeübte Tätigkeit besonders zu versorgenden Körperteile geleitet werden, indem man sein inneres Auge auf diese Teile richtet. Das Ausatmen, ebenfalls mit Hilfe des Zwerchfells, das sich dabei leicht nach oben drückt (Brust hebt sich), soll etwa doppelt so lange dauern wie das Einatmen. Ist die Luft entlassen, hält man wieder kurz inne und empfindet dabei, wie vom Tanden ausgehend eine herrlich erfrischende, wohltuende Ruhe Körper und Geist durchfließt und dabei angenehm erwärmt.

Auf die Einatmung braucht man nicht zu achten. Die Muskeln lösen sich – Rücken, Seiten, Bauch – und die Luft strömt in den Unterdruck hinein; denn beim Ausatmen schiebt das sich hochwölbende Zwerchfell mit dem daraufliegenden Herzen die Luft hinaus, es folgt eine Sekunde der totalen Ruhe (beim Dreierrhythmus die 3. Phase) und durch das Lösen, das sich absenkende Zwerchfell und das selbständige Mittun sämtlicher Muskelgruppen, die sich im gesamten Rumpfbereich erweitern, fließt die Luft von allein hinein. Das Zwerchfell ist eine Druck- und Saugpumpe. Die Ausatmung soll ein natürliches, gleichmäßiges Fließen sein, ohne Verkrampfung, ohne äußeres Wollen, ohne übertriebene Anstrengung, aber kraftvoll unter tiefer geistig-körperlicher Sammlung vonstatten gehen.

Die konkrete Ansammlung aller geistigen und körperlichen Kräfte, ihre Materialisierung geschieht örtlich betrachtet kurz unter dem Nabel, also im Tanden. Hier verwirklicht, materialisiert sich die Leere auf höchst aktive Weise. Das Tanden oder der Hara-Punkt ist demnach der Kern des individuellen menschlichen Wesens, der Sitz des wirklichen Seins jedes Menschen. Die Zwerchfellatmung gewährleistet, daß die geistig-körperliche oder kosmische Vitalenergie beim Einatmen nicht durch den Nabel hinaus einseitig in den Oberkörper fließt. Dadurch würden Ober- und Unterkörper getrennt, was jeden Versuch, Körper und Geist in ein harmonisches Verhältnis zu bringen, sofort zum Scheitern verurteilen würde. Die Energie wird vielmehr mit dem Tanden, mit der Hara-Kraft als Zentrum, gleichmäßig nach oben und unten verteilt, und so bewahren untere und obere Körpersektion ihre natürliche Einheit.

13. Bewegungstraining für das Brustbein

Auf dem Rücken liegend, Beine aufstellen (kein Hohl-kreuz!), Rippen festhalten, oberen Brustkorb im Aus-atmen in 1–3 Schüben anheben, beide Zeigefinger auf das Brustbein legen und andrücken, den Druck halten und dabei die starren Brustbeinmuskeln im Ausatmen heben und senken lernen.

14. Muskuläre Umstellung von der Brust- auf Zwerchfellatmung

Nun beginnen wir mit den *richtungsändernden Maß-nahmen.* Beim Brustatmen hebt sich der Brustkorb beim Einatmen und der Bauch zieht sich ein, und beim Ausatmen senkt sich der Brustkorb und der Bauch wölbt sich vor.

Bei der Zwerchfellatmung ist es genau umgekehrt. Wir orientieren uns an der Zwerchfellbewegung und beginnen bei der Ausatmung. Beim Ausatmen wölbt sich das Zwerchfell, auf dem das Herz sitzt, in den Brustkorb hoch, wobei sich der Brustkorb hebt. Zum Einatmen senkt sich das Zwerchfell, flacht ab, drückt die Bauchorgane zusammen in den Beckenraum hin-ein, und der Brustkorb senkt sich minimal. Somit sind die am Körper sichtbaren Atembewegungen genau anders herum als bei der Brustatmung.

Auch wird beim Einatmen und Senken des Zwerch-fells die Luft hereingesogen und nicht – wie bei der Brustatmung – »hereingeholt«. Das bei der Brust-atmung gewohnte »Selbsteinatmen« in den Brustkorb muß also vollkommen abgestellt werden.

Die Ausatmung richtet uns auf und läßt uns selbst-bewußter werden (wir sinken bei der Ausatmung nicht in uns zusammen). Danach lösen wir den unteren Raum und nehmen die Einatmung aus dem Hara-

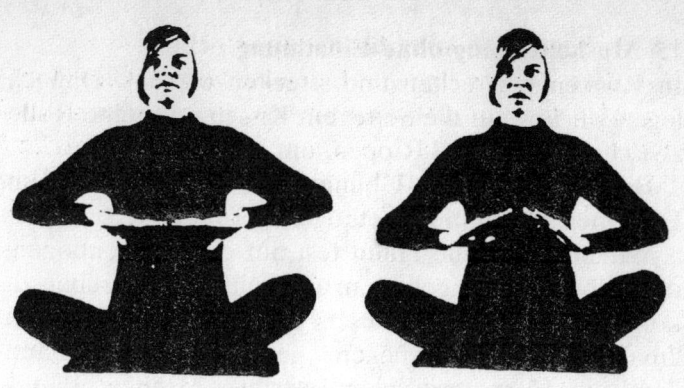

Die Zwerchfellatmung

Zentrum. Sie hat eine den ganzen Rumpf dehnende, nach oben füllende, aufsteigende Kraft.

Da im allgemeinen der Mann einen »Tonnenbrustkorb« aufweist, d. h. seine Mitte ständig erweitert ist und unbeweglich wird, ist bei dem nun folgenden Muskeltraining darauf zu achten, daß sich beim Mann die Rippen zur »Wespentaille«-Form verengen und wieder erweitern wie Flügel.

Dagegen ist bei der Frau, die im Schnitt eine engere Taille hat, darauf zu achten, daß die eng stehenden Rippen, vom Rücken beginnend, sich heben und erweitern lernen.

Die beweglichen Hebeansätze der Rippen befinden sich an der Wirbelsäule. Das Brustbein ist unbeweglicher und steifer.

Das Üben mit diesen Muskeln ist der Beginn der Parowschen Muskelarbeit ohne Atmung, d. h., die Muskeln werden trainiert ohne Zuhilfenahme der Ein- und Ausatmung.

15. Muskeltraining ohne Einatmung

In Rückenlage recken und strecken wir uns. Danach legen wir uns auf die Seite, ein Kissen oder eine Rolle zwischen Matte und Rippen, um diese zu fixieren.

Bei allen folgenden Übungen gilt das Prinzip, nie im Einatmen Muskeln zu betätigen!

Wir drücken eine Hand fest auf den Rippenbogen, der Ellbogen ist angehoben, um mehr Kraft ausüben zu können. Wir lockern diesen Rippenbogen durch ein 2maliges Herunterdrücken, geringes Heben, dann 3maliges Herunterdrücken, geringes Heben, dieses mit weichem Ausatmen auf »Sch«. Während des kurzen Hebens soll keine Luft eingeatmet werden. Es wird nur ein wenig Luft hereingelassen.

Wir stellen fest, daß die beiden Körperseiten, besonders hinsichtlich der Rippenbögen, eine unterschiedliche Beweglichkeit haben, was von der unterschiedlichen Bewegungshäufigkeit in unserem Alltag herrührt.

Nun legen wir uns wieder auf den Rücken, tasten die Streckmuskeln des Bauches ab und beginnen mit dem *Beckenbodentraining*. Genitalorgane nacheinander zusammenziehen und langsam lösen. Dann den Teil der unterhalb des Nabels befindlichen Streckmuskeln einziehen, Fäuste hineindrücken und mit Druck von innen wegstoßen. Dann den Teil oberhalb des Nabels von innen unten einziehen, Fäuste darauflegen und hinausdrücken, schließlich unter dem Brustbein von unten Mitte nach oben einziehen, Fäuste hineindrücken und dann die gesamten Streckmuskeln nach außen wegstoßen.

Beim *Bauchrollen* wird ebenfalls in 3 Stufen von unten nach oben der Bauch eingezogen. Dabei die Lendenwirbel nach außen wölben. Dann den Bauch von oben nach unten herausdrücken und dabei ein Hohlkreuz machen.

Diese Übung läßt sich morgens, am Waschbecken stehend, sehr gut durchführen.

Nun werden die *schrägen Bauchmuskeln* erst einmal erfühlt und dann von innen angespannt. Die Fäuste werden hineingedrückt und mit Druck von innen wieder hinausgedrückt. Das Becken ist dabei leicht nach hinten gekippt.

Die lange Rückenmuskulatur

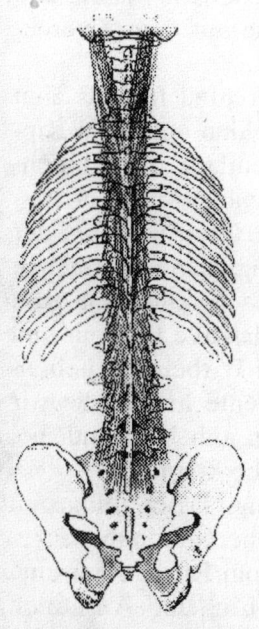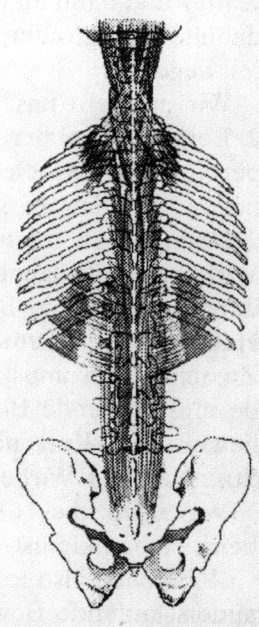

Die meisten Muskeln für Rippenhebung und -senkung liegen vor der Wirbelsäule. Zur Atemführung gehört eine entsprechende Feststellung der Wirbelsäule.

Die Bedeutung der Zwischenrippenmuskulatur wird erweitert durch ihre aktive Beteiligung bei der Einatmungsphase. Die langen Rückenstrecker sind imstande, die Rippen fächerartig voneinander zu entfernen, zu »spreizen«. Dabei wird der Brustraum erweitert, vergrößert.

Prinzipiell soll man die Luft nicht hereinholen, sondern durch Erweitern der Muskeln *hereinlassen*, also nicht mit der Luft »den Raum weiten«.

Wir liegen in Seitenlage und legen den Handrücken auf den Rücken, so hoch es geht zwischen die Schulterblätter und dann an die Stelle, von der wir wissen, daß dahinter die größten Lungenanteile auf dem Zwerchfell liegen.

Wir erinnern uns, daß das Zwerchfell fast bis zum 2. Lendenwirbel herunterreicht, an den untersten Rippen im Rücken befestigt ist und entlang der Rippenbögen bis oben am Schwertfortsatz angewachsen ist.

Danach stellen wir eine leichte Herauswölbung der Wirbelsäule (Katzenbuckel) her, beginnend am Becken durch eine leichte Beckenkippe nach hinten bis zum Halswirbel, und bemerken dabei, daß alle Rippen- und Zwischenrippenmuskeln nur an der Wirbelsäule hebende und senkende Bewegungselemente haben, die wir bewußt bei Katzenbuckelstellung anheben und bei Streckung der Wirbelsäule absenken können.

Wir üben dies ohne Einatmung, lassen hingegen beim Heben kleinste Luftmengen hereinkommen.

Wir stellen also fest, daß auch vom Rücken her eine anders laufende Bewegung beim Ein- und Ausatmen getätigt werden muß, als dies bisher gewohnheitsmäßig geschieht.

Der Brustatmer zieht den Rücken ein und hebt die Brust beim Einatmen, er senkt die Brust und dehnt den

Rücken beim Ausatmen. Umgekehrt ist es bei der Zwerchfellatmung, d. h., beim Einatmen heben wir die Rippen, erweitern den Rücken und lassen die Luft in die großen Rückenlungen einfließen. Beim Ausatmen ziehen wir den Rücken ein, heben die Brust hoch und lassen das Zwerchfell mit dem daraufsitzenden Herzen in den Brustkorb hochsteigen und sozusagen die Luft herausdrücken.

Wir wiederholen die Übung einige Male und erweitern sie dann, indem wir die freie Hand auf den Brustkorb legen und nun beobachten, ob sich der Brustkorb altgewohnt beim Ausatmen absenkt oder – wie neu gelernt – nach oben wölbt.

Ich möchte noch einmal daran erinnern, daß sich das Becken beim Ausatmen minimal vorkippt, der Bauchraum sich zuerst einzieht, dann die Rippen und zum Schluß der Brustkorb gehoben ist und während der Leerphase oben stehenbleibt. Erst dann lösen wir alle Muskeln, kippen das Becken leicht nach hinten und beginnen die Einatmung mit der tiefsten Rückendehnung ellipsenartig, so daß auf keinen Fall der Vorderbauch sich allein vorwölben kann. Zum Ende der Einatmung, wenn der Brustkorb sich hebt, darf auf keinen Fall der Bauch schon oder überhaupt eingezogen werden. Erst wenn wir nach der Ausatmung alle Muskeln lösen, kommt der Bauch wieder in die gelöste Einatmungssituation hinein.

Dieser Vorgang ist besonders wichtig bei Sprechern und Bläsern, die dadurch energisch von einer Vorderbauchatmung und -stütze abgehalten werden können.

16. Rücken erspüren

Wir nehmen die Bauchlage ein und legen uns einige kleine Kissen unter den Bauch, so daß sich die Wirbelsäule streckt. Diese Lage läßt uns bei tiefer Einatmung durch die Nase (evtl. ein Nasenloch abgedeckt) besonders deutlich eine starke Flankenbewegung und einen Zug in der Rückenmuskulatur spüren. Auf der Höhe der Einatmung lassen wir bei geweitetem unteren Brustkorb (Flanken und Rücken verharren in Inspirationsstellung, somit bleibt auch das Zwerchfell mehr oder weniger herabgezogen) die Luft durch eine kleine Lippenöffnung auf »f« ausfließen.

17. Rücken und Rille und Beckenübungen zum richtigen Gehen

Rücken und Rille

Anhand der Tiefe und Länge der eingezogenen Wirbelsäule, auch als Rille bekannt, kann die individuelle Fehlhaltung erläutert werden.

Eine weit nach oben, bis fast zu den Schulterblättern gehende Rille weist auf die Gewohnheit hin, den Oberkörper im Alltag oft zurückzuneigen, wobei sich die Schulterblätter zu sehr nähern und die großen Rükkenlungen durch diese fixierte Stellung nicht mehr benutzt werden können, ebensowenig die Zwerchfellplatte im Rückenbereich.

Beckenübungen zum richtigen Gehen

Nun wird die richtige und falsche Beckenbewegung während des Gehens geübt, und zwar zunächst im Liegen. Es ist wichtig zu beachten, daß der Antrieb des Gehens aus der Hüfte und nicht aus den Knien erfolgen muß.

Wir liegen auf dem Rücken, die Fingerspitzen unter dem Hohlkreuz. Das rechte, gestreckt am Boden liegende Bein wird in der Hüfte gekürzt und dabei das Becken nach hinten gekippt, so daß die Fingerspitzen angedrückt werden. Beim Nach-unten-Schieben und Verlängern dieses Beines hebt sich der Rücken wieder zum Hohlkreuz. Nun dieselbe Übung mit dem linken Bein, dann wieder mit dem rechten usw. im Wechsel.

Danach wird derselbe Ablauf im Gehen geübt. Das gestreckte Bein, aber mit angebeugtem Knie, Becken nach hinten gekippt, ist Beginn des Gehvorgangs. Das Absetzen dieses Beines als Schritt ergibt wieder im Becken das Hohlkreuz. Das hintere Bein wird aus der Hüfte mit angebeugtem Knie vorgeholt, dabei wird das Becken aus der Hohlkreuzstellung wieder nach hinten gekippt, der Fuß aufgesetzt, danach wieder Hohlkreuzstellung.

Zusammengefaßt wird das Becken beim Gehen nicht mehr seitlich wiegend bewegt mit festgehaltener Lendenwirbelgegend und die Bewegung nicht nur aus den Knien geholt, sondern aus der Hüfte, Becken nach hinten und vorn kippend.

Nach längerem Üben im Alltag wird aus diesem Vor- und Zurückkippen ein vorsichtiges Kreisen.

18. Die »Drei-Ellipsen«-Atmungsübung

Wir reden bei unserer Arbeit von »drei Ellipsen« und gehen dabei vom Beckenoval aus. Durch diese Ausdrucksform versuchen wir, der Vorstellung von etwas Rundem entgegenzuwirken. Allerdings läßt man bei der sogenannten Bauchatmung ja eine Hälfte, nämlich das Rund im Lendenwirbelbereich, unberücksichtigt. Ebenso handelt es sich im mittleren und oberen Körperbereich um ein Oval, also eine Ellipse.

Bei den drei Ellipsen liegt immer die Betonung auf der Ausatmung und bewußten Muskelverengung. Das bedeutet bei der ersten Ellipse, daß Beckenboden, schräge Bauchmuskeln und der untere Teil der Bauchstreckmuskeln zusammengezogen werden, daß beim Lösen dieser Muskeln und Erweitern des Raumes die Luft sozusagen »hereinfällt«. Die zweite Ellipse betrifft die unteren Rippenbögen, die es lernen müssen, sich wie eine Ziehharmonika zu verengen und zu erweitern, wobei die Rippen durch ihre Hebeelemente an der Wirbelsäule von hinten nach vorn bewegt werden. Die dritte Ellipse betrifft den oberen Brustkorb. Schließlich müssen alle drei Ellipsen miteinander arbeiten, um als »Rumpfstütze« dienen zu können.

Zuerst üben wir die »*untere Ellipse*«, erst allein, dann zu zweit (einer kniet hinter dem anderen). Die Bewegung in den unteren Räumen oberhalb der Hüftknochen und oberhalb der Rippenbögen werden durch Anlegen der eigenen Hände bzw. der Hände des Partners fühlbar gemacht. Dabei immer mit Ausatmen auf »FUUU« beginnen. Beim Ausatmen ganz wenig das Becken vorkippen, nach dem Lösen das Becken leicht nach hinten kippen, ohne auf den After abzusitzen, und dann beim Einatmen durch den Mund (Luft hineinfallen lassen wie Wasser in ein Becken) den gesamten unteren Raum erweitern.

Bei diesem Geschehen werden in der Ausatmung auch die Oberschenkel- und Beckenbodenmuskeln als angespannt erfahren. Bei der Einatmung lösen sich die Oberschenkelmuskeln, und der Beckenboden verhält sich antagonistisch zum Zwerchfell.

Danach einzeln und zu zweit die »*zweite Ellipse*« üben, dabei Handballen mit Druck auf die Rippenbögen legen, die Finger nach unten sind im Kontakt mit den sich bewegenden Zwischenrippenmuskeln.

Bei der »*dritten Ellipse*« drückt der Kniende seine Hände dem Sitzenden neben der Wirbelsäule auf den oberen Teil des Rückens, um dem »Schüler« die Möglichkeit zu geben, die Erweiterung seines Rückens zu erfahren. Dabei ist es wichtig, nicht den Bauch einzuziehen, sondern die Erweiterung gleichmäßig oberhalb des Nabels zum Rücken und zu den Seiten hin auszuüben. Die Verengung dieser Räume beim Ausatmen hat ebenfalls gleichmäßig zu geschehen.

Die 3 Ellipsen werden einzeln geübt, aber sie müssen später als organische Einheit in einem elastischen, federnden Spiel zusammenwirken. Danach aufstehen, recken und strecken. Nun dieselbe Studie im Stehen bei richtiger Beinstellung, Beckenstellung, Nackenband- und Kopfhaltung, einzeln und zu zweit.

Bei diesen Übungen im Sitzen und Stehen ist es besonders wichtig, den Dreierrhythmus zu halten und das Einatmen kommen zu lassen.

Wir sprechen bei dieser Atemübung nicht von Bauchatmung, sondern von *Ellipsenatmung*. Wir achten besonders darauf, daß beim Einatmen das Becken gekippt bleibt und sich der untere Rückenbereich gegen die Unterlage anschmiegt. Der Bauch bleibt locker.

Beim Ausatmen lassen wir Beckenboden, vordere Streckmuskeln und seitliche schräge Bauchmuskeln sich wieder zusammenziehen.

Es wird durch den Mund ein- und ausgeatmet. Wichtig ist es, nur so tief zu atmen, daß wir die Atmung in diesem untersten Bereich erleben und daß nicht durch ein tieferes Einatmen bis unter die Rippen oder vielleicht noch höher hinauf alles außer Kontrolle gerät.

19. Die Stütze
Das Ziel der Stütze ist Führung und Regulierung des Ausatmungsluftstromes.

Muskeltraining für eine unverkrampfte Stütze
Für den Künstler geht es darum, eine unverkrampfte
Stütze möglichst lange zu halten, also die Luft in aller-
kleinsten Mengen abzugeben. Die schrägen Bauchmuskeln und die Rückenmuskeln dürfen sich während des
Sprechens usw. nur langsam zusammenziehen, die dadurch zusammengepreßten, inneren Organe schieben
sich unter das Zwerchfell und dieses wölbt sich unter
diesem Druck zu einem Hut, auf dem das Herz sitzt,
nach oben in den Brustraum und schiebt die Luft
hinaus. Das Lösen der Bauch- und Rückenmuskeln
bringt ein Erweitern des Bauchraumes mit sich, wodurch sich das Zwerchfell abflacht und die inneren, mit
Blut und Abfallstoffen beladenen Organe nach unten
zusammendrückt. Gleichzeitig wird durch den im Brustraum entstandenen Unterdruck die Außenluft angesaugt.

Übungen zum Stützvorgang
Das Zwerchfell selbst kann nicht stützen, also einer
Kraftentfaltung abwärts nicht dienen. Es sind die schrägen, an den Rippenbögen angewachsenen Bauchmuskeln, die das Zwerchfell geweitet halten. Diese elastische Spannhaltung, die wir als Offenhalten empfinden,
nennen wir Stütze. Falsch ist es also, wenn sich bei der
Tonbildung die Taille allein zusammenzieht.

Der *unverkrampfte* Stützvorgang entwickelt sich automatisch aus der Tiefatmung bei durchgestreckter
Wirbelsäule. Er ist also von der *gesamten* körperlichen
Einstellung, d. h. Haltung, nicht zu trennen, ist kein
isoliertes körperliches Geschehen.

Man läßt nach dem Einatmen etwas Luft durch eine
ganz kleine Lippenöffnung entweichen. Den Rest des
Atems hält man einige Sekunden zurück, um dann

wieder einen kleinen Teil durch die Lippen herauszulassen. Dieses wiederholt man so lange, bis die ganze Atmungsluft herausgelassen ist. Die Lippen müssen während der Unterbrechung der Atmung geschlossen sein. Die Luft darf weder gestoßen noch hinausgeschoben werden. Die Einatmung kann mit Schnüffeln, also mit »Duft-Saugen« geübt werden.

Man gewinnt den Eindruck, als ob die ellipsenartig geweitete Becken-Flanken-Rücken-Partie den Atem gleichsam festhalten bzw. nur ganz allmählich ausfließen lassen würde. Das Becken bleibt leicht nach hinten gekippt. Es darf kein An- und Zurückhalten des Atems unter Druck, kein Stemmen und Stauchen, d. h. Drücken gegen einen Widerstand, sein. Hals, Kehle und Mundraum dürfen keinen Druck erfahren.

Danach im Sitzen unter leicht nach hinten gekipptem Becken und hierdurch leicht gespannter Vorderbauchstelle (Hara) in den Lendenwirbelbereich einatmen, d. h. die Luft »hereinfallen« lassen, und beim Ausatmen das Becken ganz wenig vorkippen. Ausatmung auf »F« durch leichtes Einziehen der untersten Bauchwand (Blasengegend).

Diese Übung wird zunächst nur ganz kurz im untersten Beckenschalenbereich durchgeführt.

Nach einer Atempause 2mal »einschnüffeln«, und, bevor nun im S-Strom ausgeatmet wird, Augen schließen. Ausatmen im S-Strom, – S-Sch-u-ß – Pause, d. h. nach der Ausatmung in dem gelösten Zustand mit geschlossenen Augen so lange verharren, wie dieses Gefühl bzw. die Pause als angenehm empfunden wird.

Bei der nun folgenden Partnerübung sitzt einer auf dem Hocker, der Partner kniet dahinter.

Nun erfolgt Arbeit an der Stützfunktion, wobei die Füße (½ m auseinander stehend) mit der Innenkante auf den Boden gepreßt werden und die Knie offenstehen. Die Hände des Knienden legen sich seitlich um das Becken des Sitzenden. Gesäß gut absitzen lassen. Nun einen leichten Druck gegen die umklammernden Hände geben, wobei das Becken wieder leicht nach hinten gekippt wird und die Luft in die unterste Lendenwirbelgegend hineinfällt. Der ganze Körper ist zu vergleichen mit einem Rohr oder einer Flasche, in die wir die Luft hineinfallen lassen. Evtl. den rechten, gestreckten Arm hochhalten und die Einatmungsluft, wie an einem Klingelzug, herunterziehen, wobei die Luft erst einmal in den unteren Raum fällt (wie Wasser).

Vorarbeit zur Stützfunktion
Wiederholung einer Übung zum Erfahren der Stütze

Wir haben ausgeatmet, warten in einer kleinen Pause den Einatmungsimpuls ab und lassen die Luft durch die Nase einströmen, und zwar erst in den Rücken, dann in den Rippenraum, den Bauch und zuletzt in die Brust (dreidimensional). Nach einer Pause von einigen Sekunden, in der der Atem mit der *Muskulatur, nicht mit den Stimmlippen,* gehalten wird, läßt man einen kleinen Teil der Luft durch eine ganz kleine Lippenöffnung entweichen. Den Rest des Atems hält man wieder einige Sekunden, um dann wieder einen kleinen Teil durch die Lippen herauszulassen, und dies wiederholt man so lange, bis der ganze Atemzug heraus ist. Die Lippen müssen während der Unterbrechungen der Ausatmung geschlossen und beim Entweichen der Luft ganz locker sein.

Wir führen die angegebenen Übungen nicht bis ins letzte aus, da sie auf den einzelnen abgestimmt werden müssen. Dies läßt sich am besten von Mensch zu Mensch vermitteln.

20. Wirbelsäulengymnastik

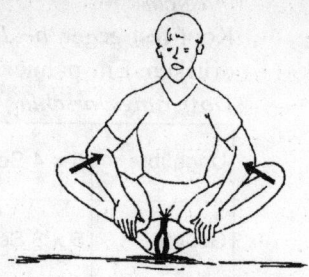

Kräftigung und Dehnung der Hüftinnenseite
Erst Knie gegen die Unterarme drücken (Kräftigung). Anschließend mit den Unterarmen die Knie nach außen drücken (Dehnung). Entspannen. Neubeginn.

Dosierungsvorschlag

Ungeübte	je 5x 5 Sek. kräftig nach innen und außen drücken
Geübte	je 5x 5 Sek. kräftig nach innen und außen drücken
Persönliche Dosierung	

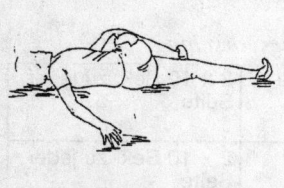

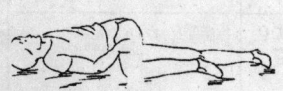

Streckung (Extension) des Sakralgelenks
Beide Schultern auf dem Boden lassen. Rechtes Knie nach links auf den Boden ziehen. Später umgekehrt üben. (Jeweils im Ausatmen)

Dosierungsvorschlag

Ungeübte	2 x 10 Sek. links und rechts
Geübte	2 x 20 Sek. links und rechts
Persönliche Dosierung	

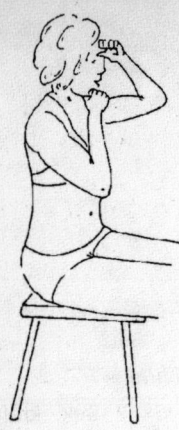

Kräftigung der vorderen Hals-
muskeln
Kopf fest gegen *beide Hände*
drücken. Entspannen. Neubeginn.
Dosierungsvorschlag

Ungeübte	5 x 4 Sekunden
Geübte	5 x 8 Sekunden
Persönliche Dosierung	

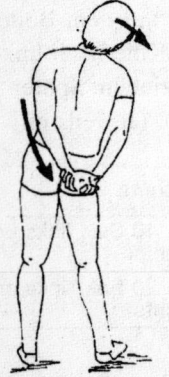

Dehnung der seitlichen
Halsmuskeln
Linken Arm nach unten ziehen.
Kopf nach rechts neigen. Wech-
sel. (Jeweils im Ausatmen)

Dosierungsvorschlag

Ungeübte	2 x 10 Sek. zu jeder Seite
Geübte	2 x 10 Sek. zu jeder Seite
Persönliche Dosierung	

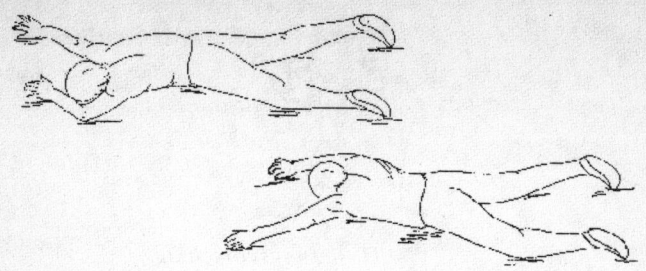

Streckung (Extension)
der Wirbelsäule
Räkeln.
Später auch in Rücken-
lage räkeln!

Dosierungsvorschlag

Ungeübte	20 Sekunden
Geübte	20 Sekunden
Persönliche Dosierung	

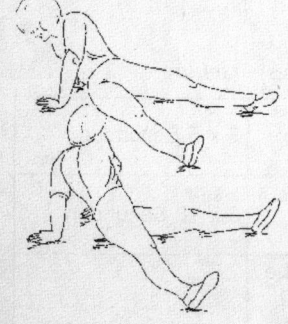

Dehnung der seitlichen
Rumpfmuskeln
Im Grätschsitz so weit wie mög-
lich herumgreifen. Halten. (Im
Ausatmen)
Das Gesäß bleibt auf dem Boden!
Nicht bei akuten Rückenbe-
schwerden ausführen!
Dosierungsvorschlag

Ungeübte	2 x 5 Sek. nach links und rechts
Geübte	2 x 10 Sek. nach links und rechts
Persönliche Dosierung	

305

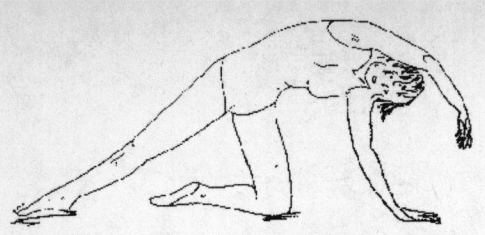

Dosierungsvorschlag

*Dehnung der seitlichen
Rumpfmuskeln*
Rumpf im Kniestand
weit zur Seite beugen.
Nicht nach vorn oder
hinten ausweichen!

Ungeübte	je 1 x 10 Sekunden nach links und rechts
Geübte	je 2 x 10 Sekunden nach links und rechts
Persönliche Dosierung	

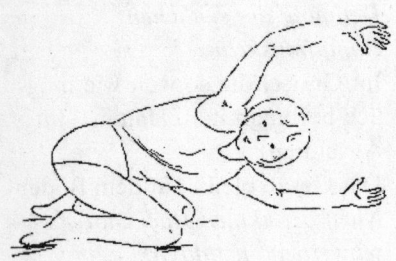

Dosierungsvorschlag

Ganzkörperkräftigung
Rumpf im Wechsel
nach links und rechts
drehen. (Im Ausatmen)
*Nicht bei akuten Rük-
kenbeschwerden aus-
führen!*

Ungeübte	3 x 5 Sekunden
Geübte	3 x 10 Sekunden
Persönliche Dosierung	

306

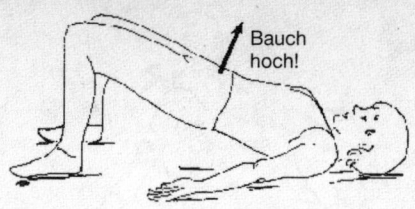

Bauch
hoch!

Ganzkörperkräftigung
Nackenbrücke.
Oberschenkel, Becken
und Brust bilden eine
Linie. Beim Heben
ausatmen.
Mehrere Sekunden hal-
ten, dann entspannen.

Dosierungsvorschlag

Ungeübte	5 x 5 Sekunden
Geübte	5 x 10 Sekunden
Persönliche Dosierung	

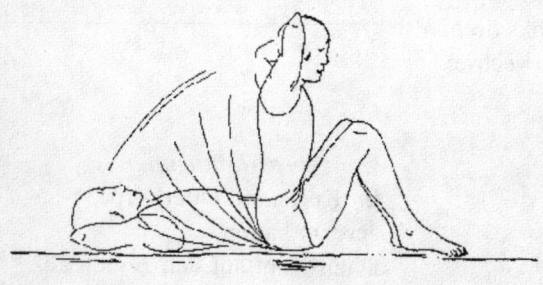

*Kräftigung der geraden
Bauchmuskeln und der
Hüftvorderseite (Hüft-
beuger)*
Rumpf mit rundem
Rücken Wirbel für
Wirbel auf- und abrol-
len. Beim Aufrollen
ausatmen.

Dosierungsvorschlag

Ungeübte	3 x 5 Wiederholun-gen (Arme auf der Brust)
Geübte	5 x 10 Wiederholun-gen (Arme wie auf der Abbildung)
Persönliche Dosierung	

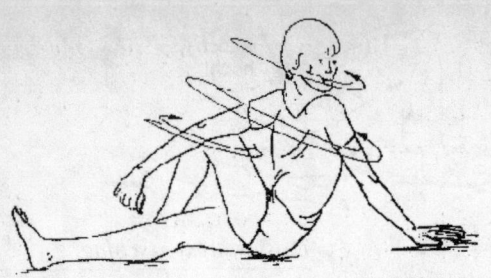

Streckung (Extension)
des Sakralgelenks
Linkes Bein gebeugt
über das gestreckte
rechte Bein stellen.
Mit rechtem Arm gegen
das linke Knie drücken.
Dabei ausatmen.
Kopf nach links drehen.
Später Seitenwechsel.

Dosierungsvorschlag

Ungeübte	4 x 5 Sekunden links und rechts
Geübte	2 x 10 Sekunden links und rechts
Persönliche Dosierung	

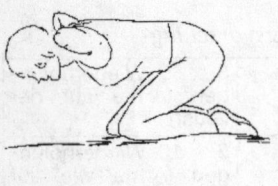

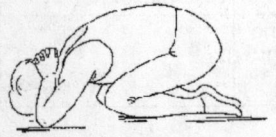

Ganzkörperkräftigung
Im Kniestand Oberkörper waa-
gerecht halten.
Dann Kopf auf den Boden ab-
senken, entspannen.
Ellenbogenhaltung beachten!
Dosierungsvorschlag

Ungeübte	3 x 5 Sekunden
Geübte	3 x 10 Sekunden
Persönliche Dosierung	

308

Alle folgenden Übungen sind ruhig und gleichmäßig auszuführen.

Übungen für die Halswirbelsäule

1. Aufrecht auf einem Hocker sitzen, das Kinn etwas an den Hals heranziehen, dadurch streckt sich die gesamte Wirbelsäule. Die Hände übereinander an den Hinterkopf legen, gegen diesen Druck der Hände den Kopf nach hinten spannen. 10 Sekunden halten, lockern, 5mal wiederholen.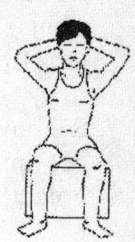

2. Beide Hände übereinander an die Stirn legen, Stirn gegen die Hände drücken, 10 Sekunden halten, lockern, 5mal wiederholen.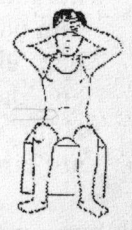

3. Die rechte Hand seitlich gegen den Kopf drücken, Kopf dagegenspannen, 10 Sekunden halten, 5mal wiederholen.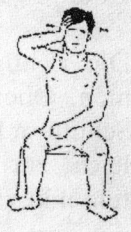

4. Dasselbe auf der linken Seite.

5. Beide Arme sind neben dem Körper nach außen gedreht (Daumen zeigen nach hinten), den Kopf nach vorne beugen, das Kinn langsam nach rechts und links über die Schulter ziehen. 5mal wiederholen.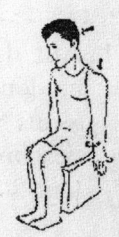

6. Die rechte Hand über dem Kopf ans linke Ohr legen, den Kopf zur rechten Schulter ziehen, die linke Hand zieht seitlich am Körper unten. 10 Sekunden halten.

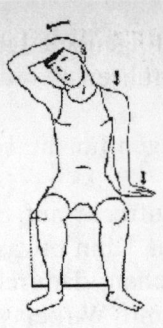

7. Seitenwechsel. Beide Übungen im Wechsel 5mal wiederholen.

8. Das Kinn etwas an den Hals herannehmen, den Kopf langsam nach rechts und links drehen, über die Schulter schauen, darauf achten, daß das Kinn während der Drehung auf einer Ebene bleibt.

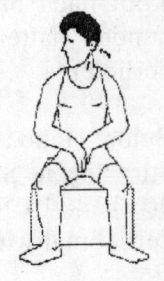

Übungen für den Schultergürtel

Die richtige Sitzhaltung einnehmen. Oberkörper aufrichten, die Schultern locker fallen lassen und leicht zurücknehmen, den Scheitelpunkt zur Decke strecken.

1. Auf dem Hocker sitzen. Mit beiden Armen einen großen Kreis von vorne nach hinten beschreiben. 5mal wiederholen.

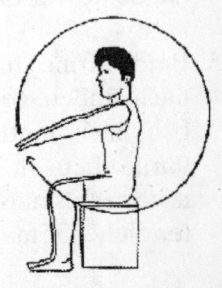

Literaturverzeichnis

Dr. Stephen Chang: Das Handbuch ganzheitlicher Selbstheilung. Handgriffe des medizinischen Tao-Systems. Ariston Verlag, Genf 1992

Karlfried Graf Dürckheim: Meditieren – wozu und wie. Die Wende zum Initiatischen. Herder Verlag, Freiburg 1993

ders.: Übung des Leibes auf dem inneren Weg. Lurz Verlag, München 1981

Dr. Heinrich Egenolf: Die menschliche Stimme. Paracelsus Verlag o. J.

ders.: Wunder des Atmens. Hippokrates Verlag, Stuttgart o. J.

Frederick Husler/Yvonne Rodd-Marling: Singen. Die physische Natur des Stimmorgans. Anleitung zum Aufschließen der Singstimme. B. Schott's Söhne, Mainz 1978

Dr. Otto Isbert: Der volle Joga (Purna Joga). Ein Entwicklungsweg zum vollständigen Menschen für Selbststudium und Unterricht. Freiburg i. Br. – Basel – Wien 1976

Romeo Alavi Kia: Stimme – Spiegel meines Selbst. Ein Übungsbuch zur ganzheitlichen Stimmbildung. Aurum Verlag, Braunschweig 1991

Leo Kofler: Die Kunst des Atmens. Bärenreiter Verlag, Kassel 1986

Dieter Kruber: Wirbelsäulengymnastik und Fußgymnastik. Pohl Verlag, Celle 1989

Ilse Middendorf: Der erfahrbare Atem. Eine Atemlehre. Junfermann Verlag, Paderborn 1985

Dr. Julius Parow: Funktionelle Atmungstherapie. Haug, K. F., Verlag, Heidelberg 1988

ders.: Die Heilung der Atmung. Hippokrates Verlag, Stuttgart 1981

ders.: Stimmschulung (vergriffen)

Wilhelm Reich: Charakteranalyse. Kiepenheuer und Witsch, Köln 1989

Dr. Johannes Schmitt: Atemheilkunst. Humata Verlag, Bern 1987

Hans Joachim Stein: Die Kunst des Bogenschießens. Rowohlt Taschenbuch Verlag, Reinbek 1990

Klara Wolf: Integrale Atemschulung. Humata Verlag, Bern und Bad Homburg 1983

Adreßverzeichnis

Atemschulen

- Schule Schlaffhorst-Andersen für Atmung und Stimme
  Staatlich anerkannte Ersatzschule/Berufsfachschule
  Jugenddorf Bad Nenndorf
  Bornstr. 20
  3052 Bad Nenndorf
  Schulleitung: Torsten Bessert-Nettelbeck
  Studienleitung: Margarete Saatweber

- Lehrinstitut für Atempflege und Atemmassage
  Straßburger Straße 25
  7290 Freudenstadt/Schwarzwald
  Leitung: Prof. Dr. med. Volkmar Glaser
  Zentrum für die Fortbildung in Atem- und Bewegungstherapie Psychotonik von Glaser.

- Ilse Middendorf-Institut für den Erfahrbaren Atem
  Viktoria-Luise-Platz 9
  1000 Berlin 30

- Institut für Atemtherapie, Atemunterricht und Ganzheitliches Heilen (Lehrinstitut der AFA)
  Leitung: Veronika Langguth, Atemtherapeutin und Heilpraktikerin

Dipl.-Ing. Helge Langguth, Atemtherapeut und Heilpraktiker
Postweg 23
6124 Beerfelden-Falken-Gesäß (südlicher Odenwald)
Dieses Institut arbeitet wie das Berliner Institut von Frau Prof. Middendorf.

* Max-Reinhard-Seminar
Prof. Dr. phil. Horst Coblenzer
A-1140 Wien
Diese Hochschule für Musik und darstellende Kunst in Wien bietet Stimm- und Sprecherziehung an, außerdem Lehrgänge im Sommer (8tägig, in Boldern am Zürichsee und in Loccum).
Diese Schule wird von Pädagogen, Lehrern, Schauspielern und Logopäden bevorzugt.

* Atemschule Wolf
Wildenrainweg 20
CH-5200 Brugg
Begründerin der Methode – Klara Wolf
Leiterin der Schule – Maja Wolf

* Institut für Atemtherapie, Atemunterricht und Sprechtechnik
Bruchstraße 13–15
4000 Düsseldorf
Leiterin: Margot Scheufele-Osenberg
Lehrmethode nach Dr. med. Julius Parow
Funktionelle Atmungstherapie für Atemwegskranke. Atem- und Stimmschulung für Sänger, Blasinstrumentalisten sowie Pädagogen für Gesang und Bläsermusik. Berufsbegleitende Weiterbildung in

Funktioneller Atemtherapie/-schulung für Menschen mit verwandten Berufen.

- Atmungsorthopädisches Sanatorium
  von Frau Christa Lehnert-Schroth
  6553 Sobernheim
  Die Behandlungsmethode von Frau Lehnert-Schroth hat erstmals bewirkt, Buckelbildung zu verringern, die verschiedenen Einsenkungen des Brustkorbs aufzufüllen und somit den verunstalteten Rücken optisch zu ebnen. Sie ist als die Methode Schroth bekannt.

- Lösungs- und Atemtherapie
  von Frau Alice Schaarschuch
  Frau Schaarschuch arbeitet leider nicht mehr selbst. Die Arbeit wird von Schülern weitergeführt. Informationen können von Frau Anneliese Martens
  Marienallee 39
  2390 Flensburg
  eingeholt werden.

- Schule für Personale Therapie
  nach Dürckheim und Graubner
  Atem – Leib – Stimme – Tonfeld – Meditation
  Giselastraße 12
  8000 München 40

- Institut für Atempädagogik und Atempsychotherapie Freiburg – Berlin
  Leitung:

  Stefan Bischof   Dr. med. Wolfgang Schilling
  Rotlaubstraße 3a   Finckensteinallee 32a
  7800 Freiburg   1000 Berlin 45

- Gerda-Alexander-Schule e.V.
  Ausbildungsinstitut für Eutonie-Gerda-Alexander
  Leitung: Sekretariat:
  Karin Sackmann-Schaefer   Ursula Cremer
  25, rue des Orphelins   Bahnhofstraße 33
  F-67000 Strasbourg   3178 Calberlah

- Institut für Atemlehre Berlin
  Erika Kemmann
  im Paul-Gerhard-Stift
  Müllerstraße 56–58
  1000 Berlin 65
     Arbeitsweise Middendorf

Weitere Adressen:

Dr. med. Hans-Rochus Walter
Bruchstr. 13–15
4000 Düsseldorf 1

Karoline von Steinaecker
Kaiser-Friedrich-Str. 17
1000 Berlin 10

AFA-Geschäftsstelle
Heike Brandt-Hebert
Grabenstr. 39
1000 Berlin 45

Prof. Ilse Middendorf
Victoria-Luise-Platz 8
1000 Berlin 30

Quellennachweis

Aus folgenden Werken wurde mit freundlicher Genehmigung der genannten Verlage zitiert:

Romeo Alavi Kia, Stimme – Spiegel meines Selbst. Aurum Verlag, Braunschweig

Karlfried Graf Dürckheim, Übung des Leibes. Lurz Verlag, München

Dr. Heinrich Egenolf, Die menschliche Stimme. (Wir danken Frau Brigitte Kienle, Gablingen, für die freundliche Genehmigung.)

Dr. Heinrich Egenolf, Wunder des Atmens. Hippokrates Verlag, Stuttgart

Frederick Husler/Yvonne Rodd-Marling, Singen. Die physische Natur des Stimmorgans. B. Schott's Söhne, Mainz

Dieter Kruber, Wirbelsäulengymnastik und Fußgymnastik. Pohl Verlag, Celle

Franziska Martienssen-Lohmann, Der Wissende Sänger. Gesangslexikon in Skizzen. Atlantis Musikbuch Verlag, Zürich

Dr. Julius Parow, Stimmschulung. (Wir danken Frau Anneliese Parow, Lenzkirch, für die freundliche Genehmigung.)

Wenn Sie Fragen zum Buch haben, wenden Sie sich bitte an:
Margot Scheufele-Osenberg
Institut für Atemtherapie, Atemunterricht und Sprechtechnik
Bruchstr. 13–15
4000 Düsseldorf